北京劳动保障职业学院国家骨干校建设资助项目
总主编 王建民
新编21世纪高等职业教育精品教材·智慧健康养老服务与管理系列

老年人营养与膳食

第二版

主 编◎臧少敏 隋海涛 石金武
副主编◎杜 庆 武燕燕
参 编◎龙飞鸿 邹泽宇 裘 云

中国人民大学出版社
·北京·

北京劳动保障职业学院国家骨干校建设资助项目

总序

我国老龄化趋势日趋严峻，养老服务人才严重短缺，为了加快养老服务人才培养步伐，北京劳动保障职业学院联合兄弟院校、行业企业专家，于2014年共同启动编写了国内首套“老年服务与管理”专业系列教材。

第一，本套教材的推出是促进专业发展的“及时雨”。随着我国老龄社会的快速到来，老年服务业开始成为“夕阳事业中的朝阳产业”，老年服务人才已经成为老年服务企业竞相争抢的对象。面对老年服务人才短缺的现状，不少具有战略眼光的职业院校纷纷开设老年服务类专业。然而，教材的短缺却成为制约专业教学发展的重要瓶颈之一。在当时推出本套教材，正可谓“好雨知时节”“久旱逢甘霖”，某种程度上可以说填补了国内空白，很好地满足了老年服务类专业教学的迫切需要，发挥了其应有的作用。

第二，本套教材是真正以能力为导向的项目化教材。项目化教材是“坚持能力为重”的最好体现。职业教育改革的实践证明，能力不是教师“讲”出来的，不是学生“听”出来的，而是靠学生自己动手、动脑“练”出来的，而项目和任务是训练能力的最好载体。本套教材打破了传统的“知识体系”，确立了现代职业的“能力体系”；改变了惯常的“章、节”编写体例，创建了以项目和任务贯穿始终的新体例。每个项目和任务都是根据具体的工作情境设计出来的，是一套真正意义上坚持能力导向的项目化教材。使用本套教材的学生，会成为学习的真正主体，在教师的引导下，靠项目和任务的驱动去学习知识、创新方法，在完成一系列项目和任务的过程中提高分析问题和解决问题的能力。

第三，本套教材是学校、企业、行业多方合作的结晶。在本套教材编写团队中，既有企业实践一线的业务骨干和管理者，又有养老行业的知名专家。企业专家贡献他们的实践经验，为教材提供真实的案例；行业专家发挥他们的战略思维优势，为教材开发指明方向。教材中涉及的学习项目和典型工作任务都是专业教师和行业、企业专家一起从实际工作中提取出来的，切合实际，便于教与学。

第四，本套教材是北京劳动保障职业学院国家骨干校建设结出的硕果。北京劳动保障职业学院2011年被评为国家骨干高职建设院校，其中项目化课程改革是骨干校建设的一项重要内容。经过多年努力，学院不仅在办学硬件方面提升了一个档次，而且在专业建设方面也打磨出了一批精品专业。其中“老年服务与管理”专业成为学院的品牌专业，在北京市乃至全国高职院校中都享有一定的知名度。该专业的所有核心课程都完成了项目化课程改革，并随之产生了相应的项目化校本教材。有观念的改变和课程改革经验的积累，才能编出优秀的教材。

本套教材共16本，涵盖了“老年服务与管理”专业所有专业基础课和专业核心课，这是一项浩大的工程。自2015年陆续出版以来，本套教材在推动专业教育教学改革、更新知识体系、提高人才培养质量等方面取得了较好成效，得到了广泛认可。2021年，教育部发布《职业教育专业目录（2021年）》，“老年服务与管理”专业更名为“智慧健康养老服务与管理”，我们同时启动了系列教材的修订再版工作，愿这套教材能够为全国有志于为老年事业服务和奉献的同行们提供教学和培训参考，为促进中国养老事业健康发展贡献自己绵薄的力量！

智慧健康养老服务与管理系列教材编委会

2022年10月10日

前　言

随着老龄化社会的快速到来，我国已成为世界上老年人口最多的国家，巨大的养老服务需求与专业化服务提供不足的矛盾日渐凸显。“民以食为天”，人类为了维持生命与健康，必须每天从食物中获取人体所必需的各种营养物质。老年人伴随衰老进程有其特殊的营养需求，为实施“健康老龄化”策略，需要结合老年人的生理特点和营养需求，给予合理营养和平衡膳食，以维护和促进老年人群健康，减少家庭和社会的负担，维持社会稳定。

为适应我国老龄事业发展的新情况和新趋势，本教材在编写过程中较上一版更注重对新观点、新成果、新案例的整理与运用。教材调整重点集中在涉老食物食用价值评定、营养食谱编制、膳食调查和慢性病老人营养餐制作等方面。修改后的教材以实际工作情境为依据设置教学项目，基于具体情境，采用任务驱动法、小组合作法、案例分析法等，引导学生围绕任务展开学习，如“老年人膳食原料如何选择和加工?”“涉老食谱编制和调整的原则和方法如何掌握?”“调研报告怎样撰写?”，最后以任务的完成情况检验和总结学习过程。新版教材在秉承了原有严谨、科学、实用，注重对学生实践技能的培养等优点的基础上，深度融合行业特点，把老年营养学的基础知识与老年营养服务的操作技能巧妙结合，着重培养社会急需的老龄营养服务工作人员，为尽快实现集营养管理和营养服务于一体的老年营养照护行业目标尽一份力。同时，新版教材以党的二十大精神为指引，深入贯彻落实习近平总书记关于职业教育工作和教材工作的重要指示批示精神，积极应对人口老龄化，力求成为适应时代要求的精品教材。

本教材可以作为职业院校智慧健康老年服务与管理专业教材，为该专业学生学习后续课程及从事老龄健康服务工作奠定基础；也可以作为老龄服务企业员工及老龄营养工作人员培训学习和考评的资料使用。作为高等职业院校智慧健康老年服务与管理专业教材使用时，建议学时数为72学时。

本教材由臧少敏（中国老年学和老年医学学会养老人才发展专委会总干事，北京养老行业协会监事）任第一主编，隋海涛（山东商业职业技术学院副教授、专业负责人）任第二主编，石金武（钟山职业技术学院健康管理与康复学院院长助理、养老系主任、讲师）任第三主编。杜庆（重庆城市管理职业学院智慧健康养老服务与管理专业教研室主任、讲师）和武燕燕（北京劳动保障职业学院讲师）任副主编。龙飞鸿（山东商业职业技术学院工程师）、邹泽宇（山东商业职业技术学院助理工程师）、裘云（江苏经贸职业技术学院讲师）参与教材的编写。具体分工如下：项目一的任务一到任务四由武燕燕负责，任务五到任务七由龙飞鸿负责；项目二由石金武负责；项目三由隋海涛负责；项目四由邹泽宇负责；项目五由杜庆负责；项目六由裘云负责。编者均具有丰富的教学经验和实践经验，以认真负责的态度和高度的热情如期完成本教材的编写工作。在编写过程中，得到各位编者所在单位的大力支持和宝贵意见，在此表示诚挚感谢。同时，本书编写过程中还参考引用了相关书籍和文献，在此一并表示谢意。

由于编写体例改革幅度较大、编者学识有限，难免出现疏漏和不妥之处，敬请同行专家、广大师生和读者朋友不吝赐教。

臧少敏　隋海涛　石金武

目 录

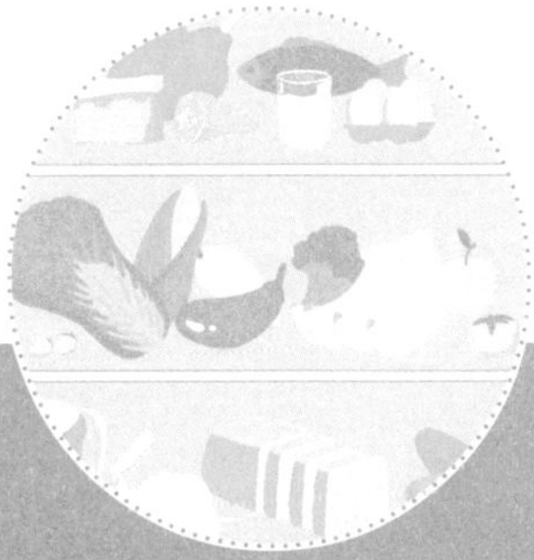

项目一

老年人营养素及能量需求认知

学习目标

知识目标

1. 能够简述中国居民膳食营养素参考摄入量的内容
2. 能够说出各种营养素的生理功能及营养评价方法
3. 能够说出各种营养素的主要食物来源和参考摄入量

能力目标

1. 能够运用中国居民膳食营养素参考摄入量对营养状况进行评价
2. 能够对食物所含的蛋白质、脂肪的营养价值进行评价
3. 能够计算老年人的能量需要量

任务一

营养素摄入量认知

情境导入

膳食营养素参考摄入量（Dietary Reference Intakes，DRIs）是为了指导人们从膳食中合理摄入营养素，避免营养缺乏和过量，减少某些慢性病的发生风险，由营养学术团体提出的健康人每日营养素摄入量的一组数值。2017 年 9 月 14 日，中华人民共和国卫生和计划生育委员会发布修订版《中国居民膳食营养素参考摄入量》（第 1 部分：宏量营养素）（WS/T 578.1—2017）（简称《中国居民 DRIs》），于 2018 年 4 月 1 日正式实施。这是继 2013 版 DRIs 正式发布后，根据中国居民饮食结构的改变及国内外营养学界最新科研成果，对中国 DRIs 相关数据做出的修订。

资料来源：中国营养学会．中国居民膳食营养素参考摄入量．（2019 - 10 - 31）[2022 - 03 - 24]．https：//www.cnsoc.org/policys.

任务描述

请描述《中国居民膳食营养素参考摄入量》的内容，分析 2017 版做出改变的理由，在进行膳食质量评价及计划膳食中合理使用 DRIs。

相关知识

人类为了保持健康和正常的生活和劳动，必须每天从膳食中获取各种各样的营养物质，从而保证从膳食中摄取数量及质量适宜的营养素。如果某种营养素长期供给不足或过多，就可能产生相应的营养不足或营养过多的危害。

为了能科学地指导人们合理地获取均衡的营养，衡量特定人群的营养状况，许多国家都根据各国的具体情况制定了营养素需要量和供给量（Recommended Dietary Allowance，RDA）。RDA 基本上是根据预防缺乏病提出的参考值，没有考虑预防慢性疾病，也没有考虑过量的危害，于是许多国家提出了“膳食营养素参考摄入量（DRIs）”这个概念，中国营养学会根据国际上的趋势，结合我

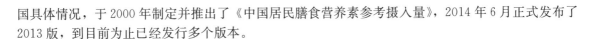

国具体情况，于2000年制定并推出了《中国居民膳食营养素参考摄入量》，2014年6月正式发布了2013版，到目前为止已经发行多个版本。

一、营养素需要量

营养素需要量是指维持机体正常生理功能所需要的各种营养素数量。这是针对健康的个体而言，由于每个人的生理状况、劳动程度和环境条件不同，对营养素的需要量也不相同，即使在同一状态的不同个体，需要量也有差异。低于或高于需要量，都将对机体产生不利影响。

（一）营养素生理需要量

个体对某种营养素的需要量是机体为维持“适宜营养状况”，即处于并能继续维持其良好的健康状况，在一定时期内必须平均每天吸收该营养素的最低量，有时也称“生理需要量”。生理需要量受年龄、性别、生理特点、劳动状况等多种因素的影响，即使在一个个体特征很一致的人群内，由于个体生理的差异，需要量也各不相同。

（二）不同水平的营养素需要量

鉴于对“良好的健康状况”的标准不同，因而机体维持健康对某种营养素的需要量也可以有不同的水平。为此联合国粮食及农业组织（FAO）/世界卫生组织（WHO）联合专家委员会提出3个不同水平的需要量：基本需要量、储备需要量和预防明显的临床缺乏症的需要量。

1. 基本需要量（Basal Requirement）

即为预防临床可察知的功能损害所需要的营养素量，达到这种需要量时机体能够正常生长和发育，但机体的组织内此种营养素储备很少甚至为零，所以如果短期内膳食供给不足就可能造成营养素缺乏。

2. 储备需要量（Normative Requirement）

即维持机体组织中储存一定水平该营养素的需要量，这种储存用来在必需时满足机体的基础需要以免造成可察知的功能损害。虽然一般认为保持适当的储存可以满足身体在某些特殊情况下的需要，但个体究竟应当储备多少营养素还是个未解决的问题。

3. 预防明显的临床缺乏症的需要量

出于实用的目的，对于某些营养素还可以使用“预防明显的临床缺乏症的需要量”的概念，如预防贫血对铁的需要。这是一个比基础需要量更低水平的需要。

营养素需要量是制定膳食营养素供给量（RDA）和膳食营养素参考摄入量（DRIs）的基础，可通过动物实验、人体代谢实验、人群观察研究和随机性临床实验研究来确定。

二、营养素供给量

营养素供给量（RDA）是指在生理需要的基础上，综合考虑人群个体差异、应激状态、烹调损失、食物消化率、营养素间的相互影响，以及社会条件、经济条件而提出的一日膳食中应供给的能量与各种营养素种类和数量的建议。供给量针对群体而言，是在营养素需要量的基础上，为确保满足群体中绝大多数个体需要而提出的一个较安全的数量。由于存在个体差异，供给量比需要量更充裕。

为了帮助人们合理地摄入各种营养素，许多国家制定了本国的推荐营养素供给量标准，并且每4～5年修订一次，我国自1955年开始制定“每天膳食中营养素供给量（RDA）”，并于1963年、1981年和1988年进行修订。由于DRIs概念的发展，RDA已经不能适应当前多方面的应用需要。为了便于理解及避免在使用时与RDA混淆，我国已经不再使用“推荐的每日膳食营养素供给量（RDA）”，而用“推荐的营养素摄入量（RNI）”来表达。

三、中国居民膳食营养素参考摄入量

膳食营养素参考摄入量的基本概念是为了保证人体合理摄入营养素而设定的每日平均膳食营养素摄入量的一组参考值。随着营养学研究的发展，DRIs的内容逐渐增加。2000年第一版包括四个参数：平均需要量、推荐摄入量、适宜摄入量、可耐受最高摄入量。2013年修订版增加了与慢性非传染性疾病（Noninfectious Chronic Disease，NCD）有关的三个参数：宏量营养素可接受范围、预防非传染性慢性病的建议摄入量和某些膳食成分的特定建议值。

（一）平均需要量（Estimated Average Requirement，EAR）

EAR是指某一特定性别、年龄及生理状况群体中个体对某营养素需要量的平均值。按照EAR水平摄入营养素，根据某些指标判断可以满足某一特定性别、年龄及生理状况群体中50%个体需要量的水平，但不能满足另外50%个体对该营养素的需要。EAR是制定RNI的基础，由于某些营养素的研究尚缺乏足够的人体需要量资料，因此并非所有营养素都能制定出其EAR。

（二）推荐摄入量（Recommended Nutrient Intake，RNI）

RNI是指可以满足某一特定性别、年龄及生理状况群体中绝大多数个体（97%～98%）需要量的某种营养素摄入水平。长期摄入RNI水平可以满足机体对该营养素的需要，维持组织中有适当的储备以保障机体健康。RNI相当于传统意义上的RDA。RNI的主要用途是作为个体每日摄入该营养素的目标值。RNI是根据某一特定人群中体重在正常范围内的个体需要量而设定的。对个别身高、体重超过此参考范围较多的个体，可能需要按每千克体重的需要量调整其RNI。

估计能量需要量（Estimated Energy Requirement，EER）是指能长期保持良好的健康状态，维持良好的体型、机体构成及理想活动水平的个体或群体，达到能量平衡时所需要的膳食能量摄入量。群体的能量推荐摄入量直接等同于该群体的能量EAR，而不是像蛋白质等其他营养素那样等于EAR加2倍标准差。所以能量的推荐摄入量不用RNI表示，而直接使用EER来描述。

EER的制定须考虑性别、年龄、体重、身高和体力活动的不同。成人EER的定义为：一定年龄、性别、体重、身高和身体活动水平的健康群体中，维持能量平衡所需要摄入的膳食能量。儿童EER的定义为：一定年龄、体重、身高、性别（3岁以上儿童）的个体，维持能量平衡和正常生长发育所需要的膳食能量摄入量。孕妇的EER包括胎儿组织沉积所需要的能量；对于乳母，EER还需要加上泌乳所需的能量需要量。

此次提出EAR和RNI的营养素有蛋白质，总碳水化合物，维生素A、D、B_1、B_2、B_6、B_{12}、C，烟酸，叶酸，钙，磷，镁，铁，锌，碘，硒，铜，钼，水，膳食纤维。

（三）适宜摄入量（Adequate Intake，AI）

当某种营养素的个体需要量研究资料不足而不能计算EAR，从而无法推算RNI时，可通过设定 AI 来提出这种营养素的摄入量目标。AI 是通过观察或实验获得的健康群体某种营养素的摄入量。例如纯母乳喂养的足月产健康婴儿，从出生到 4～6 月，他们的营养素全部来自母乳，故摄入母乳中的营养素数量就是婴儿所需各种营养素的 AI。此次提出 AI 的营养素有：亚油酸、亚麻酸、EPA+DHA、维生素 E、泛酸、生物素、钾、钠、氯、氟、锰、铬。

（四）可耐受最高摄入量（Tolerable Upper Intake Level，TUIL）

UL 是营养素或食物成分的每日摄入量的安全上限，是一个健康人群中几乎所有个体都不会产生毒副作用的最高摄入水平。对一般群体来说，摄入量达到 UL 水平对几乎所有个体均不致损害健康，但并不表示达到此摄入水平对健康有益。对大多数营养素而言，健康个体的摄入量超过 RNI 或 AI 水平并不会产生益处。因此，UL 并不是一个建议的摄入水平。目前有些营养素还没有足够的资料来制定 UL，所以没有提出 UL 的营养素并不意味着过多摄入这些营养素没有潜在的危险。此次提出 UL 的营养素及膳食成分有：维生素 A、D、E、B_6、C，叶酸，烟酸，胆碱，钙，磷，铁，锌，硒，氟，锰，钼，叶黄素，大豆异黄酮，番茄红素，原花青素，植物甾醇，L-肉碱，姜黄素。

（五）宏量营养素可接受范围（Acceptable Macronutrient Distribution Ranges，AMDR）

AMDR 指蛋白质、脂肪和碳水化合物理想的摄入量范围，常用占能量摄入量的百分比表示。蛋白质、脂肪和碳水化合物都属于在体内代谢过程中能够产生能量的营养素，因此被称为产能营养素（Energy Source Nutrient）。它们属于人体的必需营养素，而且三者的摄入比例还影响微量营养素的摄入状况。另外，当产能营养素摄入过量时可能会导致机体能量储存过多，增加 NCD 的发生风险。因此有必要提出 AMDR，以预防营养素缺乏，同时减少摄入过量而导致 NCD 的风险。传统上 AMDR 常以某种营养素摄入量占摄入总能量的比例来表示，其显著的特点之一是具有上限和下限。如果个体的摄入量高于或低于推荐范围，可能引起必需营养素缺乏或罹患 NCD 的风险增加。

（六）预防非传染性慢性病的建议摄入量（Proposed Intakes for Preventing Non-Communicable Chronic Diseases，PI-NCD，简称建议摄入量，PI）

膳食营养素摄入量过高导致的 NCD 一般涉及肥胖、高血压、血脂异常、中风、心肌梗死以及某些癌症。PI-NCD 是以 NCD 的一级预防为目标，提出的必需营养素的每日摄入量。当 NCD 易感人群某些营养素的摄入量达到 PI 时，可以降低发生 NCD 的风险。此次提出 PI 值的有维生素 C、钾、钠等。

（七）特定建议值（Specific Proposed Levels，SPL）

近几十年的研究证明传统营养素以外的某些膳食成分，具有改善人体生理功能、预防 NCD 的生物学作用，其中多数属于植物化学物，特定建议值（SPL）是指膳食中这些成分的摄入量达到这个建议水平时，有利于维护人体健康。此次提出 SPL 值的有：大豆异黄酮、叶黄素、番茄红素、植物甾醇、氨基葡萄糖、花色苷、原花青素。

对于老年人群，在制定各类营养素的参考摄入量时，应根据其生理特点与健康要求考虑如下问题：

（1）老年人的能量摄入应与其代谢活动相适应，以保持适宜体重，防止能量过剩引起的体脂蓄积形成超重和肥胖以及一些慢性疾病的多发。

（2）脂肪不宜过多，热能比应适宜，并应注意饱和脂肪酸，单不饱和脂肪酸和多不饱和脂肪酸的相互适宜比例。

（3）对于蛋白质，老年人的代谢因分解大于合成，应需充裕的蛋白质，但过高又会增加器官的负担，故总的原则是要求适量蛋白质。

（4）对老年人要注意膳食纤维的供给，可有利于降低血脂和排便，以防心血管疾病和肠癌。

（5）老年人的钙供给量要充足，因其吸收能力下降，骨钙丢失有增多，故为预防骨质疏松，尤其是绝经后的老年妇女需要较多的供给量，并应注意与磷、镁及其他元素的适宜比例。

（6）一些抗氧化微量营养素，如维生素 A 等也应适当考虑其供给量的增减。

四、膳食营养素参考摄入量的应用

DRIs 的主要用途是供营养专业人员对不同人群或个体进行膳食评价和膳食计划，也可以应用于营养政策和标准的制定，以及营养食品研发等领域。

（一）在评价和计划膳食中的应用

在膳食评价工作中，以 DRIs 作为一个尺度，来衡量人们实际摄入营养素的量是否适宜；在膳食计划工作中，用 DRIs 作为适宜的营养状况目标，建议人们如何合理摄取食物来达到这个目标。本部分只对 DRIs 的不同指标分别适用的膳食评价和计划工作进行简要说明，具体的应用则需要参照《中国居民 DRIs（2017 版）》介绍的程序和方法并根据具体情况实施。

1. 平均需要量（EAR）

EAR 可用于评价或计划群体的膳食摄入量，或判断个体某营养素摄入量不足的可能性。针对群体，EAR 可用于评估群体中摄入不足的发生率；针对个体，可检查其摄入不足的可能性。EAR 不是计划个体膳食的目标和推荐量，当用 EAR 评价个体摄入量时，如某个体的摄入量远高于 EAR，则此个体的摄入量有可能是充足的；如某个体的摄入量远低于 EAR，则此个体的摄入量很可能为不足。

2. 推荐摄入量（RNI）

RNI 是个体适宜营养素摄入水平的参考值，是健康个体膳食摄入营养素的目标。

RNI 在评价个体营养素摄入量方面的用处有限。如果某个体的平均摄入量达到或超过了 RNI，可以认为该个体没有摄入不足的危险。但是当某个体的营养素摄入量低于其 RNI 时，并不一定表明该个体未达到适宜营养状态，只是提示有摄入不足的危险。摄入量经常低于 RNI 可能提示需要进一步用生化试验或临床检查来评价其营养状况。

3. 适宜摄入量（AI）

AI 是某个健康人群能够维持良好营养状态的平均营养素摄入量。它是通过对群体而不是个体的观察或实验研究得到的数据。AI 与真正的平均需要量之间的关系不能肯定，只能为营养素摄入量的评价提供一种不精确的参考值。AI 的主要用途是作为个体营养素摄入量的目标。当健康个体摄入量达到 AI 时，出现营养缺乏的危险性很小。

AI 和 RNI 的相似之处是两者都可以作为群体中个体营养素摄入量的目标，可以满足该群体中几乎所有个体的需要。但值得注意的是，AI 的准确性远不如 RNI，且可能高于 RNI，因此，使用 AI 作为推荐标准时要比使用 RNI 更加小心。

4. 宏量营养素可接受范围（AMDR）

AMDR 指脂肪、蛋白质和碳水化合物理想的摄入量范围，常以某种营养素摄入量占摄入总能量的比例来表示。摄入量达到 AMDR 的下限可以保证人体对营养素和能量的生理需要，而低于其上限则有利于降低慢性病的发生危险。

5. 建议摄入量（PI）和特定建议值（SPL）

PI 的主要用途是 NCD 的一级预防，对于 NCD 危险人群而言，某些营养素的摄入量应该超过身体的基本需要量，即 PI 高于 RNI 或 AI，例如维生素 C、钾等；而另一些营养素则需要限制其摄入量，使其低于目前居民的平均摄入水平，例如钠。SPL 的提出主要考虑植物化学物的生物学作用，当 NCD 易感人群通过膳食途径摄入的植物化学物接近或达到 SPL 时，有利于维护健康、降低某些 NCD 的发生概率。

需要指出的是，将 DRIs 实际应用到 NCD 预防时，应当把计划当作是几年或更长时间实施的工作。而且，不应该局限于以一种营养素或膳食成分的计划实现慢性病的预防，而要充分考虑与此慢性病相关联的其他危险因素，从综合角度制定预防措施。

6. 可耐受最高摄入量（UL）

UL 的主要用途是检查个体摄入量过高的可能，避免发生中毒。在大多数情况下，UL 包括膳食、强化剂和添加剂等各种来源的营养素之和。当摄入量低于 UL 时，可以肯定不会产生毒副作用。当摄入量超过 UL 时，发生毒副作用的危险性增加。但达到 UL 水平对健康人群中最敏感的成员也不至于造成危险，所以应慎重使用 UL 评估人群发生毒副作用的危险性。在制订个体和群体膳食计划时，应使营养素摄入量低于 UL，以避免营养素摄入过量可能造成的危害。

（二）在其他领域的应用

DRIs 不仅对于专业人员评价和计划个体及群体的膳食营养起着重要作用，而且在社会生产和生活的许多领域可以得到应用。

1. 在制定营养政策中的应用

制定营养政策的目的是保证居民的营养需求，使各类人群尽可能达到营养素参考摄入量，保持人体健康状态。因此，制定营养政策时都会直接或间接地应用《中国居民 DRIs》。我国国务院先后于 1990 年、2000 年和 2014 年制定发布了《中国食物与营养发展纲要》，《中国食物与营养发展纲要（2021—2035 年）（送审稿）》于 2021 年 12 月通过专家论证。对中国农业生产、食品加工和消费起到了重要的引领作用。这些纲要的起草都是根据《中国居民 DRIs》中有关数据，结合我国居民目前食物消费的模式，推算出粮食、肉类、乳品、蔬菜等各种食物的需求量，以便指导食物生产和加工的合理发展。

2. 在制定《中国居民膳食指南》中的应用

《中国居民膳食指南》是以食物为基础制定的文件，其中包括了有中国特色的“平衡膳食宝塔”。该宝塔将五类食物分别置于其中的五层内，而且为每类食物列出了推荐的摄入量。这些食物的摄入量，是根据 DRIs 推荐的营养素摄入量推算而来。因此可以说《中国居民膳食指南》和“平衡膳食宝塔”就是《中国居民 DRIs》在食物消费领域的体现。

3. 在制定食品营养标准中的应用

许多国家食品标准涉及人体每日需要摄入的营养素，例如《食品安全国家标准 婴儿配方食品》（GB 10765—2021）、《食品安全国家标准 婴幼儿罐装辅助食品》（GB 10770—2010）、《食品安全国家标准 食品营养强化剂使用标准》（GB 14880—2012）、《食品安全国家标准 预包装食品营养标签通则》（GB 28050—2011）、《食品安全国家标准 特殊医学用途配方食品通则》（GB 29922—2013）等。这些标准要求各种营养素的含量既要满足人体的营养需求，又不能超过可耐受最高摄入量，在制定时均以《中国居民 DRIs》作为科学依据。

4. 在临床营养中的应用

DRIs 的适用对象主要是健康的个体及以健康人为主构成的人群。另外，也适用于那些患有轻度高血压、脂质异常、糖尿病等疾病，但还能正常生活，没有必要实施特定的膳食限制或膳食治疗的病人。其中 AMDR 和 SPL 对于某些疾病危险人群的膳食指导尤为重要。

5. 在研发和评审营养食品中的应用

近年我国食品企业对其产品的营养性能给予越来越多的关注，满足不同人群的营养素需要已经成为食品企业在研发、生产、销售过程中的重要目标，因此《中国居民 DRIs》也成为食品企业的研发依据，以及国家有关部门对营养食品研发成果进行审批的依据。

同步训练

根据情境导入案例，教师引导学生查阅 2017 版《中国居民膳食营养素参考摄入量》，并分组讨论能量推荐摄入量与其他营养素推荐摄入量相比具有什么特点，指出 2017 版《中国居民膳食营养素参考摄入量》与 2013 版的不同之处，分析做出改变的原因。

任务二

蛋白质认知

情境导入

王女士，65 岁，近期自觉乏力，容易感冒生病。经询问，王女士从两个月前改变了饮食习惯，每餐饮食以蔬菜、水果为主，主食主要为红薯、南瓜等，米饭、面食摄入量较少，每日均无肉类、奶制品的摄入。经检查，王女士身高 160cm，体重 40kg，下肢有凹陷性水肿。化验结果提示：血红蛋白 80g/L，白蛋白 25g/L，前白蛋白 0.15g/L。

任务描述

1. 王女士出现了什么样的营养问题？
2. 王女士的饮食应如何进行调整？

相关知识

“蛋白质”一词来源于希腊语“proteios”，是“头等重要”的意思。蛋白质是由多种氨基酸组成的高分子有机化合物，其化学结构复杂，由碳、氢、氧、氮等元素组成，有的蛋白质还含有硫、磷、镁、铁、碘等元素。蛋白质是生物体的重要成分之一，占人体全部体重的16%～18%，一切细胞和组织都是由蛋白质组成的。蛋白质是生命的物质基础，是构成人类组织的基本材料，与人类的生长、发育和健康有着密切关系，没有蛋白质就没有生命，由此可见，蛋白质在人类营养中占有非常重要的地位。

一、蛋白质的生理功能

蛋白质是组成一切器官的细胞的重要成分之一，它除了提供机体部分的能量外，还参与体内的一切代谢活动，也是机体所需氮的唯一来源。

（一）构成机体，修补组织

蛋白质是组成机体所有组织、细胞的重要成分，占人体质量的16%～18%。人体内的神经、肌肉、内脏、骨骼，甚至指甲和头发，没有一处不含蛋白质。人体的生长发育、组织细胞的新陈代谢，都离不开蛋白质，尤其对于幼儿、儿童、青少年、孕妇和乳母等特殊人群，蛋白质缺乏可以是致命的，如果体内蛋白质丢失超过20%，生命活动就会停止，这种情况可见于严重恶病质的病人。

（二）调节体液渗透压和维持酸碱平衡

正常情况下，机体细胞内、外体液的渗透压必须保持平衡，这种平衡是由电解质和蛋白质的共同调节而实现的。当人体摄入蛋白质不足时，血浆蛋白浓度降低，渗透压下降，导致水在细胞间隙内积聚，从而出现水肿。同时，为维持细胞生命所必需，也要使体液的pH或氢离子浓度保持正常，酸碱之间必须保持平衡。氢离子浓度高时体液呈酸性，为酸中毒；氢离子浓度低时体液呈碱性，为碱中毒。蛋白质是两性物质，能与酸或碱进行化学反应，起到维持体液酸碱平衡的作用。

（三）构成生理活性物质

机体内许多具有重要生理作用的物质也是由蛋白质构成的，如果没有蛋白质的参与，就不能起作用。酶是蛋白质，它参与了机体内环境的各项生命活动；运输氧气的血红蛋白及人体的免疫物质的形成也需要蛋白质的参与；一些维生素也可以由蛋白质转变而来；酪蛋白磷酸肽可促进钙、铁的吸收；降压肽可帮助机体控制血压；另外，血液的凝固、视觉的形成、人体的肌肉运动等，无一不与蛋白质有关。

（四）供给能量

蛋白质在体内的主要功能并非供给能量，但它也是一种能源物质。人体能量的主要来源为糖和脂肪。当它们供应不足时，机体即会动用蛋白质氧化分解提供能量。正常情况下，每天有一部分蛋白质氧化分解，向机体提供的能量占每天所需总能量的10%～15%。每克蛋白质在体内产生4kcal（16.7kJ）的能量。利用蛋白质作为能量来源是不经济的。

（五）维护皮肤的弹性和韧性

胶原蛋白是人体结缔组织的组成成分，有支撑、保护作用。在人的皮肤中，胶原蛋白含量高达9%，维护着人类皮肤的弹性和韧性。如长期缺乏蛋白质会导致皮肤的生理功能减退，使皮肤弹性降低，失去光泽，出现皱纹。除此之外，蛋白质作为自由基清除剂，可保护细胞膜，使之免遭氧化破坏，防止红细胞溶血及促进高铁血红蛋白的还原。

二、必需氨基酸与氨基酸模式

（一）必需氨基酸概述

人体对蛋白质的需要实际上是对氨基酸的需要。人体蛋白质含有 20 种氨基酸，从人体营养学角度可将氨基酸分为三大类，即必需氨基酸、半必需氨基酸和非必需氨基酸。

1. 必需氨基酸

不能在人体内合成，或合成速度很慢，远不能满足机体的需要，必须由食物蛋白质来供给，这类氨基酸我们就称为“必需氨基酸”。组成蛋白质的 20 种氨基酸中有 8 种属于这类氨基酸，它们包括异亮氨酸、亮氨酸、赖氨酸、蛋氨酸、苯丙氨酸、苏氨酸、色氨酸、缬氨酸。对于生长发育的婴儿，还要加上组氨酸。

2. 半必需氨基酸

半必需氨基酸又称条件必需氨基酸，主要是指半胱氨酸和酪氨酸，它们在体内分别由蛋氨酸和苯丙氨酸转变而来，如果膳食中能直接提供这两种氨基酸，则人体对蛋氨酸和苯丙氨酸的需要分别降低 30%和 50%。在计算食物必需氨基酸组成时，往往将蛋氨酸和半胱氨酸、苯丙氨酸和酪氨酸合并计算。

3. 非必需氨基酸

这类氨基酸也是机体所必需的，但能在体内合成，也可以由必需氨基酸转变而来，不一定通过食物来供给，通常包括 9 种：丙氨酸、精氨酸、天冬氨酸、天冬酰胺、谷氨酸、谷氨酰胺、甘氨酸、脯氨酸、丝氨酸。

（二）氨基酸模式概述

1. 氨基酸模式

氨基酸模式是指某种蛋白质中各种必需氨基酸的构成比例。即根据蛋白质中必需氨基酸含量，以含量最少的色氨酸为“1”计算出的其他氨基酸的相应比值。人体和几种常见食物蛋白质氨基酸模式如表 1－1 所示。

表 1－1　人体和几种常见食物蛋白质氨基酸模式

氨基酸	人体	全鸡蛋	牛奶	牛肉	大豆	面粉	大米
异亮氨酸	4.0	3.2	3.4	4.4	4.3	3.8	4.0
亮氨酸	7.0	5.1	6.8	6.8	5.7	6.4	6.3
赖氨酸	5.5	4.1	5.6	7.2	4.9	1.8	2.3
蛋氨酸＋半胱氨酸	3.5	3.4	2.4	3.2	1.2	2.8	2.8
苯丙氨酸＋酪氨酸	6.0	5.5	7.3	6.2	3.2	7.2	7.2
苏氨酸	4.5	2.8	3.1	3.6	2.8	2.5	2.5
色氨酸	1.0	1.0	1.0	1.0	1.0	1.0	1.0
缬氨酸	5.0	3.9	4.6	4.6	3.2	3.8	3.8

2. 限制氨基酸

人体所需蛋白质来源于多种食物，凡蛋白质氨基酸模式与人体蛋白质氨基酸模式接近的食物，其必需氨基酸在体内的利用率就高，反之则低。例如，动物蛋白质中的蛋、奶、肉、鱼以及大豆蛋白质的氨基酸模式与人体蛋白质氨基酸模式较接近，从而所含的必需氨基酸在体内的利用率就较高，因此被称为优质蛋白质。其中鸡蛋蛋白质的氨基酸模式与人体蛋白质氨基酸模式最为接近，在比较食物蛋白质营养价值时常作为参考蛋白质。而食物蛋白质中一种或几种必需氨基酸含量相对较低时，导致其他必需氨基酸在体内不能被充分利用而使蛋白质营养价值降低，这些含量相对较低的氨基酸称为限制氨基酸。即由于这些氨基酸的不足，限制了其他氨基酸的利用。其中，含量最低的称第一限制氨基酸，余者类推。植物蛋白质中，赖氨酸、蛋氨酸、苏氨酸和色氨酸含量相对较低，所以营养价值也相对较低。

三、蛋白质的消化吸收和代谢

蛋白质首先在胃内开始消化，然后在小肠内蛋白酶作用下分解为氨基酸，氨基酸在小肠内被小肠黏膜所吸收，吸收后经小肠绒毛内的毛细血管而进入血液循环，通过血液运输到各组织细胞，为主动转运过程，并且需要 Na^+ 存在。天然蛋白质被蛋白酶水解后，其水解产物大约 1/3 为氨基酸，2/3 为寡肽，这些产物在肠壁的吸收远比单纯混合氨基酸快，而且吸收后大部分以氨基酸形式进入门静脉。近些年，有研究发现小肠对一些寡肽有强吸收作用。有时少量的完整蛋白质也会被吸收而引起过敏，甚至再次摄入该蛋白质时发生哮喘和皮疹。

蛋白质的代谢也就是氨基酸的代谢，其代谢概况如图 1－1 所示。

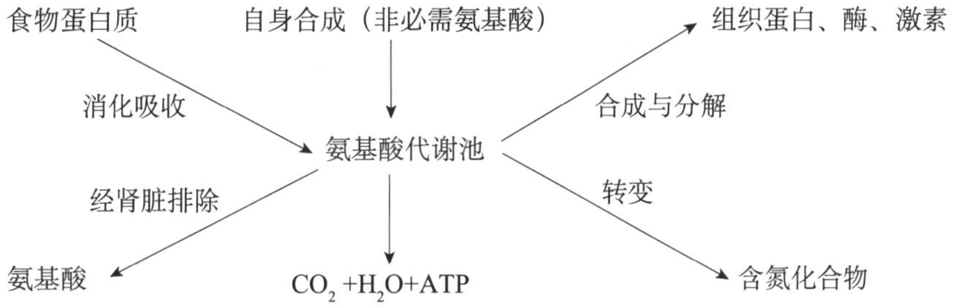

图 1－1 氨基酸代谢概况

氨基酸代谢可归纳为三条基本途径：一是部分存在于组织内的氨基酸，可能再次被利用合成新的蛋白质；二是部分氨基酸进行分解代谢；三是部分氨基酸用于合成新的含氮化合物，包括非必需氨基酸。氮平衡能够反映组织蛋白分解代谢与合成代谢的动态平衡状况。通过测定摄入氮与排出氮，了解机体对食物蛋白质利用的情况和评价人体蛋白质营养状况，其公式如下：

$$B=I-(U+F+S+M)$$

式中：B 表示氮平衡状况；I 表示食物摄入氮；U 表示尿氮；F 表示粪氮；S 表示皮肤排出氮；M 表示其他排出氮。若摄入氮等于排出氮，表示机体处于氮平衡状态；若摄入氮大于排出氮，表示机体处于正氮平衡状态；若摄入氮小于排出氮，表示机体处于负氮平衡状态。热能供给不足，活动量大，蛋白质摄入过低以及精神紧张都可以使氮平衡趋向于负氮平衡。

四、蛋白质营养价值的评价

不同的食物蛋白质含量不同，蛋白质的氨基酸组成也不相同。评价一种食物蛋白质的营养价值，一方面要从“量”的角度，即食物中含量的多少来考虑；另一方面则要从“质”的角度，即根据其必需氨基酸的含量及模式来考虑。因此，食物蛋白质的营养价值可以从蛋白质含量、蛋白质消化率（被消化吸收的程度）及蛋白质的利用率（被人体利用的程度）三方面来评价。

（一）蛋白质含量

评定一种食物蛋白质的营养价值，应以含量为基础。如食物中蛋白质含量太低，即使摄入的能量超过人体需要，也不能满足机体需要。食物蛋白质含量的测定一般可通过凯氏定氮法测定，多数蛋白质的平均含氮量为16%，所以测得的含氮量乘以6.25（100/16），即为蛋白质的含量。日常食物中，每500g食物中含蛋白质为：谷类40～56g，豆类110～170g，蔬菜5～10g，肉类100g，蛋类60～64g，鱼类70～90g，奶类15～20g。

（二）蛋白质消化率（Digestibility，D）

蛋白质消化率是指食物蛋白质被消化酶分解、吸收的程度。消化率越高，被机体利用的可能性就越大，营养价值也就越高。食物蛋白质的消化率用该蛋白质中被消化、吸收的氮量与其蛋白质含氮总量的比值表示，公式表示为：

$$D(\%)=\frac{\text{吸收氮}}{\text{摄入氮}}\times100\%$$

其中，吸收氮应用摄入氮减去粪氮（是指粪便中排出的氮量，表示食物中不能被消化吸收的氮）求得。粪氮中绝大部分是来自消化吸收的食物氮，也包括粪代谢氮，即消化道脱落的上皮细胞、消化液及微生物等所含的氮。粪代谢氮是机体在完全不吃含蛋白质食物时粪便中的含氮量。它来自脱落的肠黏膜细胞和死亡的肠道微生物，并非来自未被消化吸收的蛋白质，因此，不能计算在未被消化吸收的氮量中。一般成人24h内粪代谢氮为0.9～1.2g。

根据是否考虑内源粪代谢氮因素，消化率可分为表观消化率（Apparent Digestibility，AD）与真实消化率（True Digestibility，TD）：

$$AD=\frac{\text{摄入氮}-\text{粪氮}}{\text{摄入氮}}\times100\%$$

$$TD=\frac{\text{摄入氮}-(\text{粪氮}-\text{粪代谢氮})}{\text{摄入氮}}\times100\%$$

表观消化率的测定方法简单，对蛋白质的消化吸收估计较低，具有较大安全性，应用时安全系数较大，被较多采用。

蛋白质消化率受人体和食物等多种因素的影响，前者如全身状态、消化功能、精神情绪、饮食习惯和对该食物感官状态是否适应等；后者有蛋白质在食物中存在形式、结构、食物纤维素含量、烹调加工方式、共同进食的其他食物的影响等。

通常，动物性蛋白质的消化率比植物性的高。如鸡蛋和牛奶蛋白质的消化率分别为97%和95%，而玉米和大米蛋白质的消化率分别为85%和88%。这是因为植物蛋白质被纤维素包裹，不易被消化酶作用。但经过加工烹调后，包裹植物蛋白质的纤维素被去除、破坏或软化，可以提高其蛋白质的消化率。例如食用整粒大豆时，其蛋白质消化率仅约60%，若将其加工成豆腐，则可提高到90%。

按一般烹调方法，几类食物蛋白质消化率如表1-2所示。

表1-2　几类食物蛋白质消化率

食物名称	消化率（%）	食物名称	消化率（%）
奶类	97～98	油脂	81～98
肉类	92～94	谷类	66～82

续表

食物名称	消化率（%）	食物名称	消化率（%）
蛋类	98	薯类	70～74
鱼类	98	豆类	69～96

（三）蛋白质的利用率

蛋白质的利用率是指食物蛋白质被消化、吸收后在体内利用的程度。衡量食物蛋白质利用率的指标和方法很多，各指标分别从不同角度反映蛋白质被利用的程度。这里主要介绍生物价（Biological Value，BV）、蛋白质净利用率（Net Protein Utilization，NPU）和氨基酸评分（Amino Acid Score，AAS）三个指标。

1. 生物价（BV）

蛋白质的生物学价值简称生物价，也称生理价值，它是评定食物蛋白质营养价值高低的常用方法，是表示食物蛋白质被机体消化吸收后在体内的利用率，是机体的氮贮留量与氮吸收量之比。某种蛋白质的生物价的值越高，表明其被机体利用的程度越高，最大值为100。计算公式如下：

$$生物价=\frac{贮留氮}{吸收氮}\times100\%$$

吸收氮＝食物氮－（粪氮－粪代谢氮）

贮留氮＝吸收氮－（尿氮－尿内源性氮）

尿内源性氮是机体在无氮膳食条件下尿中所含有的氮，来自体内组织蛋白质的分解。蛋白质生物价值的高低取决于必需氨基酸的含量和比值，食物蛋白质的必需氨基酸比值与人体组织蛋白质中氨基酸比值越接近，该食物蛋白质生物学价值越高，食物蛋白质中氨基酸被机体利用的程度越高。

各种食物蛋白质的生物学价值各不相同，一般动物性食物比植物性食物要高。常用食物蛋白质的生物学价值如表1-3所示。

表1-3　常见食物蛋白质的生物价

食物蛋白质	生物价（%）	食物蛋白质	生物价（%）	食物蛋白质	生物价（%）
鸡蛋黄	96	牛肉	76	玉米	60
全鸡蛋	94	白菜	76	花生	59
牛奶	90	猪肉	74	绿豆	58
鸡蛋白	83	小麦	67	小米	57
鱼	83	豆腐	65	生黄豆	57
大米	77	熟黄豆	64	高粱	56

2. 蛋白质净利用率（NPU）

蛋白质净利用率表示摄入的蛋白质被机体利用的程度，即机体利用的蛋白质占食物中蛋白质的百分比，它既反映了摄入的蛋白质被机体贮留的程度，同时也体现出各种蛋白质的不同消化率。

$$蛋白质净利用率=\frac{贮留氮}{摄入氮}\times100\%$$

以上公式可简化为：

NPU＝生物价×消化率

3. 氨基酸评分（AAS）

为了便于评定一种蛋白质的营养价值，通常将鸡蛋蛋白质中所含有的氨基酸相互比例作为参考标准。因为它的生物价最接近100，即在人体内将近100%可以利用。根据鸡蛋所含有氨基酸的构成比例提出一个暂定参考氨基酸的构成比例，即为参考蛋白质中各种氨基酸的相互比例。评定一种蛋白质的营养价值时，可将其必需氨基酸的含量逐一与参考氨基酸构成比例相比较，并按下列公式计算其氨基酸构成比例评分。

$$AAS=\frac{每克待评蛋白质中某种必需氨基酸的量(mg)}{每克参考蛋白质中相应必需氨基酸的量(mg)}\times100\%$$

通过上式计算出蛋白质中每种氨基酸的评分值后，取分值最低的氨基酸的评分值即第一限制氨基酸的评分值作为该蛋白质的氨基酸评分。

有关食物的蛋白质营养价值评价指标如表1-4所示。

表1-4　有关食物蛋白质营养价值评价指标

食物蛋白质	蛋白质含量（g/100g）	消化率（%）	生物价（%）	蛋白质净利用率（%）	氨基酸评分	限制性氨基酸
鸡蛋	13	99	94	94	100	无
牛乳	4	97	85	82	61	蛋氨酸、胱氨酸
鱼类	19	98	83	81	75	色氨酸
牛肉	18	99	76	74	69	缬氨酸
小鸡	21	95	74	70	67	缬氨酸
猪肉	12	—	74	—	68	蛋氨酸、胱氨酸
明胶	86	—	—	3	0	色氨酸
大豆	34	90	64	66	46	蛋氨酸、胱氨酸
花生	26	87	59	48	43	蛋氨酸、胱氨酸
啤酒酵母	39	84	67	56	45	蛋氨酸、胱氨酸
全粒小麦	12	91	67	90	48	赖氨酸
全粒玉米	9	90	60	54	40	赖氨酸
精稻米	7	98	64	63	53	赖氨酸
马铃薯	2	89	73	65	48	蛋氨酸、胱氨酸

五、蛋白质的互补作用

不同食物蛋白质中氨基酸的含量和比例关系不同，其营养价值不一，若将两种或两种以上的食物适当混合食用，使它们之间相对不足的氨基酸互相补偿，从而接近人体所需的氨基酸模式，可提高蛋白质的营养价值，这称为蛋白质的互补作用（Protein Complementary Action）。例如豆腐和面筋蛋白质在单独食用时，其生物价（BV）分别为65和67，而当两者以42∶58的比例混合食用时，其BV可提高至77。这是因为面筋蛋白质中缺乏赖氨酸，蛋氨酸较多，而大豆蛋白质中赖氨酸含量较多，可是蛋氨酸不足。两种蛋白质混合食用则互相补充，从而提高其营养价值。这种提高食物营养价值的方法实际上早已被人们在生活中采用，并且在后来的实验中得到验证。几种食物混合后蛋白质的生物价如表1-5所示。

表 1－5 几种食物混合后蛋白质的生物价

蛋白质来源	混合食用所占份数	生物价	
		单独食用	混合食用
玉米 大豆（熟）	3 1	60 64	76
小麦 小米 大豆 豌豆	7 6 3 3	67 57 64 33	74
玉米 小米 大豆	2 2 1	60 57 64	73
小麦 小米 牛肉（干） 大豆	4 6 2 1	67 57 76 64	89

在膳食中为充分发挥食物蛋白质的互补作用，要提倡荤素搭配，粮、豆、菜混食，粗细粮混合等调配方法，对提高蛋白质的营养价值具有重要的实际意义。应遵循三个原则：

（1）食物的生物学种属越远越好，如动物性和植物性食物之间的混合比单纯植物性食物之间的混合要好。

（2）搭配的种类越多越好。

（3）食用时间越近越好。因为单个氨基酸在血液的停留时间约为 4h，然后到达组织器官，再合成组织器官的蛋白质。而合成组织器官蛋白质的氨基酸必须同时到达才能发挥互补作用。

六、蛋白质缺乏与过量

（一）蛋白质缺乏

蛋白质缺乏在成人和儿童中均有发生，但处于生长发育阶段的儿童更为敏感，属蛋白质-能量营养不良（Protein-Energy Malnutrition，PEM）型，大多数是因条件贫困长期处于饥饿状态引起，有些与疾病和营养不当有关。对成年人来讲，蛋白质摄入不足会引起体重减轻、肌肉萎缩、容易疲劳、贫血，对疾病抵抗力降低，创伤和骨折不易愈合，病后恢复缓慢。

（二）蛋白质过量

蛋白质，尤其是动物性蛋白质摄入过多，对人体同样有害。一方面，过多的动物蛋白质的摄入，就必然摄入较多的动物性脂肪和胆固醇。另一方面，蛋白质过多本身也会产生有害影响。正常情况下，人体不贮存蛋白质，所以必须将过多的蛋白质进行脱氨分解，氮由尿液排出体外，这一过程需要大量水分，从而加重了肾脏的负担，若肾功能本来就不好，则危害更大。过多的动物蛋白的摄入，也造成含硫氨基酸摄入过多，这样会加速骨骼中钙的流失，易产生骨质疏松。

七、蛋白质的食物来源和参考摄入量

（一）蛋白质的食物来源

蛋白质广泛存在于动物和植物体内，蛋白质数量丰富且质量良好的食物主要为动物性食物，包括畜肉、禽肉、鱼、奶类、蛋类等，以及植物性食物中的豆类。畜、禽肉类和鱼肉蛋白质含量一般为16%～20%，鲜奶为2.7～3.8%，蛋类为11%～14%，干豆类为20%～24%。其中，大豆蛋白质含量高达40%，氨基酸组成也比较合理，在体内的利用率较高，是植物蛋白质中非常好的蛋白质来源。谷类含蛋白质一般为7%～10%。虽然谷类蛋白质生理价值不如动物性蛋白质和干豆蛋白，但因中国人民每日摄入谷类数量相对较大，因此谷物食品仍是膳食中重要的蛋白质来源。

一些常见食物的蛋白质含量如表1-6所示。

表1-6　常见食物的蛋白质含量（g/100g）

食物	蛋白质含量	食物	蛋白质含量	食物	蛋白质含量
小麦粉（标准粉）	11.2	豆浆	1.8	小白菜	1.5
小麦粉（特二粉）	10.4	豌豆	23.0	番茄（西红柿）	0.9
小麦粉（富强粉）	10.3	蚕豆（去皮）	25.4	柿子椒	1.0
大米	7.7	荞麦	9.3	苦瓜	0.9
玉米（白）	8.8	芝麻（白）	18.4	南瓜	1.0
玉米（黄）	8.7	芝麻（黑）	19.1	丝瓜	1.0
玉米（鲜）	4.0	花生（炒）	21.9	南瓜子（炒）	36.0
小米	9.0	花生（生）	25.0	苹果	0.2
甘薯（红心）	1.1	核桃（干）	14.9	梨（鸭梨）	0.2
甘薯（白心）	1.4	白果（银杏）	13.2	鸡蛋（白皮）	12.7
马铃薯	2.0	木耳（黑木耳）	12.1	鸡蛋（红皮）	12.8
青豆（青大豆）	34.6	银耳（白木耳）	10.0	松花蛋（皮蛋）	14.2
黄豆（大豆）	35.1	发菜	22.8	鸭蛋	12.6
豆腐干	16.2	鸡肉	20.3	武昌鱼	18.3
牛肉（肥瘦）	18.1	鸭肉	15.5	鳜鱼	19.9
牛肉（瘦）	20.2	牛乳	3.0	黄鳝	18.0
牛肉干	45.6	牛乳（原料奶）	4.1	鱿鱼（干）	60.0
羊肉（肥瘦）	19.0	羊乳粉（全脂）	18.8	鱿鱼（水浸）	18.3
羊肉（瘦）	20.5	鲤鱼	17.1	海参（水浸）	6.0
猪肝	19.3	鲫鱼	17.6	海参	50.2
猪肝（卤煮）	26.4	草鱼（白鲩）	16.6	虾米（海米）	43.7
猪肉（肥瘦）	13.2	鲢鱼（鲢子鱼）	17.8	甲鱼	17.8
猪肉（瘦）	20.3	鳙鱼（胖头鱼）	15.3	蛇	15.7
猪肉（里脊）	20.0	大黄鱼（大黄花鱼）	17.7	燕窝	49.9
猪肉松	23.4	小黄鱼（小黄花鱼）	17.9	紫菜	26.7
猪蹄筋	35.3	带鱼	17.7	金针菜（黄花菜）	19.4
豆腐	8.1	大白菜	1.7		

（二）蛋白质的参考摄入量

世界各国对蛋白质的供给量没有一个统一的标准，一般对人体需要量的衡量依照年龄的不同有不同的方法。依照中国的饮食习惯和膳食构成以及老年人的蛋白质的代谢特点，中国营养学会 2017 年提出的《中国居民膳食营养素参考摄入量》中，针对 18 岁及以上人群的蛋白质推荐摄入量以男性每日 65g、女性每日 55g，蛋白质供给的热量占总热量的 10%～15%为好，并且优质蛋白质每日应不低于供给量的 1/3。

同步训练

教师引导学生分组讨论蛋白质对于老年人的重要性，分析应提供哪些食物作为老年人膳食中蛋白质的主要来源，蛋白质供给量应达到什么标准。

任务三

脂类认知

情境导入

《中国居民营养与慢性病状况报告（2020 年）》显示，18 岁及以上成人高血压患病率为 27.5%，糖尿病患病率为 11.9%，高胆固醇血症患病率为 8.2%。《中国心血管健康与疾病报告 2021》显示，我国大于等于 35 岁居民的血脂异常总体患病率为 34.7%。这些慢性病与长期膳食不平衡和油盐摄入过多密切相关。

任务描述

请根据脂类的生理功能，分析脂类的摄入水平与血脂异常的关系。老年人大多数有心脑血管慢性疾病，在他们的膳食中对于油脂应如何选择？

相关知识

脂类是人体的重要组成成分，体脂平均占人体体重的 14%～19%。脂类是脂肪和类脂的总称，是一大类具有重要生物学作用的化合物，由碳、氢、氧三种元素组成，能溶于有机溶剂而不溶于水。食物中的脂肪是为人体提供能量的三大产（热）能营养素之一，是食物中产热最高的营养素。在膳食中，脂肪摄入量的多少都将影响人类健康，因此，其重要性越来越受到人们的重视。通常将常温时呈液态的叫“油”，呈固态的叫“脂”，通称油脂。油脂与胆固醇、磷脂又统称为脂类。脂类是一类重要的营养物质，它以各种形式存在于人体的各种组织中，具有重要的生理作用。

脂肪由一分子甘油与三分子的脂肪酸组成，称为甘油三酯，其中甘油的分子比较简单，而脂肪酸的种类和长短不同，脂肪的性质和特点主要取决于脂肪酸。脂肪酸分为饱和脂肪酸（Saturated Fatty Acids，SFA）、单不饱和脂肪酸（Monounsaturated Fatty Acids，MUFA）、多不饱和脂肪酸（Polyunsaturated Fatty Acids，PUFA）。含饱和脂肪酸较多的脂肪通常在常温下呈固态，称为“脂”，如动物性油脂，猪油、牛油、羊油；含不饱和脂肪酸较多的脂肪通常在常温下呈液态，称为“油”，如植物脂肪，大豆油、花生油等。

类脂是一类性质类似于油脂的物质，也是由碳、氢、氧三种元素组成，有的还含有磷、氮、硫等元素。在营养学上特别重要的是磷脂、脂蛋白和固醇类等化合物，它们是构成细胞膜的重要成分，也是合成人体类固醇激素的原料。固醇类又分为胆固醇和类固醇。胆固醇是脂肪酸盐、维生素 D_3 以及类固醇激素合成的原料，对于调节机体脂类物质的吸收，尤其是脂溶性维生素（A、D、E、K）的吸收以及钙、磷代谢等均起着重要作用。人体内的胆固醇有些已酯化，即形成胆固醇酯。这些酯类在血浆脂蛋白、肾上腺皮质和肝中都大量存在。在动脉粥样硬化病灶中，堆积在动脉壁的脂类以胆固醇酯最多。

一、脂类的生理功能

（一）甘油三酯

人体内的甘油三酯主要分布于腹腔、皮下和肌肉纤维之间，其主要功能有：

1. 构成人体的重要成分

细胞膜中含有大量的脂肪酸，是细胞维持正常结构和功能所不能少的重要成分。

2. 供给机体能量

脂肪是人体能量的主要来源之一，平均每克脂肪在体内彻底氧化可提供 37.6kJ（9.3kcal）的热能，相当于碳水化合物和蛋白质的两倍多。脂肪每天向人体提供的热能占热能总摄入的 20%～30%。若机体摄食能量过多，则过多的能量将以脂肪的形式储存在体内，久而久之就会使人发胖；若长期摄食能量不足，则人就消瘦。

另外，体内脂肪细胞的储存和供应能量有两个特点：一是脂肪细胞可以不断地储存脂肪，至今还未发现其吸收脂肪的上限，所以人体可以不断地摄入过多的热能而不断积累脂肪，导致越来越胖；二是机体储存的脂肪酸不能转化成葡萄糖，因此，不能为脑和神经细胞以及血细胞提供能量。而蛋白质可通过糖原异生作用转化成葡萄糖，所以人在饥饿的时候，就必须消耗组织中的蛋白质和糖原来满足机体的能量需要，节食减肥的危害之一也在于此。

3. 提供必需脂肪酸，促进脂溶性维生素的吸收

必需脂肪酸多存在于植物油中，动物脂肪含有必需脂肪酸较少。机体重要的营养成分维生素A、维生素 D、维生素 E、维生素 K 等为脂溶性维生素，当机体摄取脂肪时，才能随脂肪被摄取到体内。此外，脂肪在消化道内可刺激胆汁分泌，从而促进脂溶性维生素的消化吸收。

4. 维持体温，保护脏器

脂肪主要分布于皮下、腹腔、肌肉间隙、脏器周围，对各组织器官有缓冲机械冲击、固定位置的保护作用。脂肪不易导热，皮下脂肪有保温作用。

5. 改善食品的感官性状，促进食欲

膳食脂肪能改善食品的感官性状，促进食欲，增加饱腹感。

（二）磷脂

磷脂是除甘油三酯以外体内含量最多的脂类，主要存在于脑和其他神经组织、骨髓及心肝、肾等器官中，蛋黄、植物种子及大豆中也含有丰富的磷脂。磷脂的主要功能有：是细胞膜的构成成分，可以帮助脂类或脂溶性物质顺利通过细胞膜，促进细胞内、外的物质交流；作为乳化剂，可以使体液中的脂肪悬浮在体液中，利于其吸收、转运和代谢；在胆汁中与胆盐、胆固醇形成微胶粒，利于胆固醇的溶解和排泄；为机体提供能量。如果机体缺乏磷脂会造成细胞膜结构受损，出现毛细血管脆性增加和通透性增加，皮肤细胞对水的通透性增高引起水代谢紊乱，产生皮疹等。

（三）胆固醇

胆固醇是细胞膜、细胞器、脂蛋白的组成成分，是增强生物膜韧性的有关成分，在神经组织和肾上腺中含量非常多，在脑组织中约占固体物质的17%，在肝、肾、表皮等组织中含量也颇多。胆囊中的结石几乎全是由胆固醇组成的。胆固醇是一些激素的主要原料和必需物质，如肾上腺皮质所产生的多种激素和性腺所产生的雄激素与雌激素等。胆固醇是胆汁酸的重要成分。胆汁酸是乳化剂，有助于脂类的消化和吸收，还有抗炎、解毒作用。胆固醇的衍生物 7-脱氢胆固醇，在紫外线作用下可进一步形成维生素 D_3。而维生素 D_3 具有促进钙、磷代谢，使骨钙化的作用。所以常晒太阳的人很少患钙缺乏症。

人体内的胆固醇大部分由肝脏合成，然后贮存于胆囊中。人体从食物中摄取的胆固醇，经消化吸收后，最后也溶于胆汁内。胆固醇不溶于水而溶于脂。磷脂可促成血内的胆固醇和甘油三酯与蛋白质结合形成脂蛋白，在血液内溶解和运转，并参与全身代谢。脂蛋白有两类：占60%～70%的是低密度脂蛋白，约占30%的是高密度脂蛋白。前者容易将胆固醇和脂质沉积于血管壁上，促使动脉呈粥样硬化，故称其为“对健康不利的胆固醇”；而后者则相反，能防止形成动脉粥样硬化，所以称之为“对健康有利的胆固醇”。两种脂蛋白的作用在脂肪代谢中形成相对的动态平衡。当人体血液中的胆固醇含量超出正常生理指标时，就可能加速低密度胆固醇的合成，使血管管腔变窄、管壁变硬、血流受阻，从而导致冠心病、脑中风等一系列心脑血管疾病的发生。胆固醇含量较高和较低的常见食物分别如表 1-7 和表 1-8 所示。

表 1-7　胆固醇含量较高的常见食物（mg/100g）

食物	胆固醇量	食物	胆固醇量
猪脑	2 571	羊肝	349
牛脑	2 670	猪肝	288
羊脑	2 004	猪肺	314
鸡蛋黄	1 510	鸡肝	356
鹌鹑蛋黄	1 674	墨斗鱼	275
鸭蛋黄	1 576	河蟹（全）	235
鸡蛋（全）	585	奶油	295
牛肝	297	鱿鱼（水发）	265

表 1-8 胆固醇含量较低的常见食物（mg/100g）

食物	胆固醇量	食物	胆固醇量
猪肉（肥）	109	兔肉	59
猪肉（瘦）	81	鸭	94
猪舌	116	奶粉（全）	104
猪心	158	奶粉（脱脂）	28
猪肚	159	奶油蛋糕	172
猪肉松	163	对虾	150
牛肉（肥）	194	大黄鱼	79
牛肉（瘦）	58	带鱼	76
牛肉松	178	鲤鱼	83
牛肚	132	草鱼	86
鸡肉	106	甲鱼	101
羊肉（瘦）	60	火腿肠	57

二、脂肪酸与必需脂肪酸

脂肪因其所含的脂肪酸碳链的长短、饱和程度和空间结构不同，而呈现不同的特性和功能。

（一）脂肪酸及分类

脂肪酸按其碳链长短可分为长链脂肪酸（14 碳以上）、中链脂肪酸（6～12 碳）、短链脂肪酸（5 碳以下）；按其饱和程度可分为饱和脂肪酸（SFA）、单不饱和脂肪酸（MUFA）、多不饱和脂肪酸（PUFA）；按其空间结构不同可分为顺式脂肪酸和反式脂肪酸。

各种脂肪酸的结构不同，功能也不一样，对它们的一些特殊功能的研究，也是营养学中一个重要的研究开发领域。目前认为，营养学上最具有价值的脂肪酸有两类，分别是 n-3 系列多不饱和脂肪酸和 n-6系列多不饱和脂肪酸。目前已知 n-6 系列多不饱和脂肪酸不仅与降血脂关系密切，而且与生长、发育、生殖都有一定关系，而 n-3 系列多不饱和脂肪酸则对脑、视网膜、皮肤和肾功能健全十分重要。

（二）必需脂肪酸

必需脂肪酸是指机体生命活动必不可少，但机体本身不能合成，必须由食物供给的多不饱和脂肪酸。目前所知必需脂肪酸主要包括两种：一种是 n-6 系列的亚油酸，另一种是 n-3 系列的 α-亚麻酸。只要食物中亚油酸供给充足，人体内就可用亚油酸为原料合成体内所需要的 n-6 系列脂肪酸，如 γ-亚麻酸、花生四烯酸等，同理，α-亚麻酸在体内可合成所需要的 n-3 系列脂肪酸，如二十碳五烯酸（EPA）和二十二碳六烯酸（DHA）。

一些常见的油脂中主要脂肪酸的组成情况如表 1-9 所示。

表 1-9 常见油脂中主要脂肪酸的组成（脂肪总量的百分数） 单位：%

食用油	饱和脂肪酸	不饱和脂肪酸			其他脂肪酸
		单不饱和脂肪酸	亚油酸（ω-6 系）	亚麻酸（ω-3 系）	
菜籽油	13	20	16	9	42*
花生油	19	41	38	0.4	1

续表

食用油	饱和脂肪酸	不饱和脂肪酸			其他脂肪酸
		单不饱和脂肪酸	亚油酸（ω-6系）	亚麻酸（ω-3系）	
茶油	10	79	10	1	1
葵花籽油	14	19	63	5	—
大豆油	16	22	52	7	3
芝麻油	15	38	46	0.3	1
玉米油	15	27	56	0.6	1
棕榈油	42	44	12	—	—
猪油	43	44	9	—	3
牛油	62	29	2	1	—
羊油	57	33	3	2	3
黄油	56	32	4	1.3	4

注：* 主要为芥酸。

（三）必需脂肪酸的生理功能

1. 磷脂的组成成分

必需脂肪酸是磷脂的组成成分，而磷脂是线粒体和细胞膜的重要结构成分，必需脂肪酸缺乏可以导致线粒体肿胀，细胞膜结构、功能改变，膜透性、脆性增加。

2. 与胆固醇代谢密切相关

体内胆固醇要与脂肪酸结合才能在体内转运，进行正常代谢。如必需脂肪酸缺乏，胆固醇转运受阻，不能进行正常代谢，会在体内沉积而引发疾病。

3. 与生殖细胞的形成及妊娠、授乳、婴儿生长发育有关

资料表明，体内缺乏必需脂肪酸时，精子形成数量减少，泌乳困难，婴幼儿生长缓慢，并可能出现皮肤症状，如皮肤湿疹、干燥等。

4. 与前列腺的合成有关

前列腺素存在于许多器官中，有着多种多样的生理功能，如血管扩张和收缩、神经刺激的传导、生殖和分娩的正常进行及水代谢平衡等。亚油酸是合成前列腺素必需的前体，因此，亚油酸营养正常与否，直接关系到前列腺素的合成量，从而影响到人体功能的正常发挥。

5. 可以保护皮肤免受射线损伤

其机理可能是损伤组织的修复过程、新生组织的生长需要必需脂肪酸。

6. 维持正常视觉功能

α-亚麻酸可在体内转变为二十二碳六烯酸（DHA），DHA在视网膜光受体中含量丰富，是维持视紫红质正常功能的必需物质。因此，必需脂肪酸对增强视力、维护视力正常有良好作用。

三、脂肪的消化吸收

脂肪的消化主要在小肠内进行。脂肪必须先经胆汁的乳化作用，使脂肪乳化成细小的微粒，脂肪微粒在胰脂肪酶的作用下，分解为甘油和脂肪酸。低于12个碳原子的短链脂肪酸直接被小肠黏膜吸收，长链脂肪酸进入肠黏膜的末端淋巴管，再被酯化为甘油三酯，与胆固醇、脂蛋白、磷脂结合，形成乳糜微粒进入淋巴系统，最后进入血液运送到组织细胞。

脂肪经消化道分解为甘油和脂肪酸，甘油易溶于水，可直接被小肠黏膜细胞吸收进入血液；胆汁中的胆盐与脂肪酸经乳化作用成为亲水性复合物而被吸收进入血液。脂肪酸被吸收后，与蛋白质等结合形成乳糜微粒。血液中的乳糜微粒是一种密度最低、颗粒最大的脂蛋白，是食物脂肪运输的主要形式，可随血液遍布全身以满足机体对脂肪和能量的需求。肝脏可将不同来源的脂肪与蛋白质合成为极低密度的脂蛋白满足机体对甘油三酯的需要。不同长短的脂肪酸进入血液的渠道有所不同，小部分进入小肠绒毛的毛细血管，由门静脉入肝；大部分进入毛细淋巴管，经大淋巴管进入血液循环。胆盐则留在外面继续与另外的脂肪酸结合，在脂肪吸收结束后，胆盐随食物进入回肠纳入血液经肝脏合成胆汁进入小肠再次循环。磷脂消化吸收与甘油三酯相似，需要与 Na^+、K^+ 结合成盐后吸收，胆固醇可直接被吸收。

四、脂肪营养价值的评价

评定一种脂肪的营养价值高低，主要取决于脂肪的消化率、必需脂肪酸的含量和脂溶性维生素的含量。

（一）脂肪的消化率

食物脂肪的消化率与其熔点密切相关，熔点越低越容易被消化。熔点低于体温的脂肪消化率可高达 97%～98%，高于体温的脂肪消化率为 90%左右，熔点高于 50℃的脂肪不容易消化。而熔点又与食物脂肪中所含有的不饱和脂肪酸的种类和数量有关。含不饱和脂肪酸和短链脂肪酸越多，其熔点越低，越容易消化。通常，植物油脂消化率高于动物油脂。几种食用油脂的熔点与消化率如表 1-10 所示。

表 1-10　几种食用油脂的熔点与消化率

名称	熔点（℃）	消化率（%）	名称	熔点（℃）	消化率（%）
羊脂	44～45	81	豆油	常温下液态	98
猪脂	36～50	94	麻油	常温下液态	98
牛脂	42～50	89	玉米油	常温下液态	97
乳脂	28～36	98	鱼肝油	常温下液态	98

（二）必需脂肪酸的含量

必需脂肪酸的含量组成是衡量食物油脂营养价值的重要方面。一般植物油中含有较多的必需脂肪酸，是人体必需脂肪酸（亚油酸）的主要来源，故其营养价值高于动物脂肪。但椰子油例外，其亚油酸含量很低，且不饱和脂肪酸含量也少。常用油脂的必需脂肪酸含量如表 1-11 所示。

表 1-11　常用油脂的必需脂肪酸含量（%）

油脂名称	必需脂肪酸	油脂名称	必需脂肪酸
豆油	52.2	猪脂	8.3
麻油	43.7	牛脂	3.9

续表

油脂名称	必需脂肪酸	油脂名称	必需脂肪酸
花生油	37.6	羊脂	2.0
玉米油	47.8	黄油	3.6

（三）脂溶性维生素的含量

一般脂溶性维生素含量高的脂肪营养价值也高。动物的储存脂肪中几乎不含维生素，器官脂肪中含有少量，肝脏脂肪中含维生素 A、维生素 D 较丰富，特别是一些海产鱼类肝脏脂肪中含量很高。奶和蛋的脂肪中也含有较多的维生素 A 和维生素 D。植物油中富含维生素 E，谷类种子的胚油（如麦胚油）中，维生素 E 的含量更为突出。

五、脂类的食物来源与参考摄入量

（一）脂类的食物来源

1. 动物性食物

动物脂肪含饱和脂肪酸和单不饱和脂肪酸较多，而多不饱和脂肪酸含量较少，包括肥肉、猪油、牛油、羊油、鱼油、奶油、蛋黄等。含磷脂较多的食物为蛋黄、肝脏、大豆、麦胚和花生等；含胆固醇丰富的食物为动物内脏及蛋黄，肉类和奶类也含有一定量的胆固醇。在海洋哺乳动物和鱼中，二十碳五烯酸（EPA）和二十二碳六烯酸（DHA）含量较多，它们属 n－3 系列的多不饱和脂肪酸，具有降低血脂和预防血栓形成的作用，故营养学家建议老年人应经常食用水产品，尤其是深海鱼产品，每周至少进食一次。

2. 植物性食物

植物油主要含不饱和脂肪酸，是必需脂肪酸的最好来源。特别是必需脂肪酸亚油酸普遍存在于植物油中，亚麻酸在豆油和紫苏籽油中较多，植物油包括菜油、茶油、豆油、花生油、芝麻油、玉米油等。大豆、麦芽和花生等含磷脂较多，尤其是大豆富含豆固醇和多不饱和脂肪酸，是良好的脂类来源。

（二）脂类的参考摄入量

膳食中脂肪的供给量易受人们的饮食习惯、生活条件、气候，以及季节的影响，因此世界各国对脂类的摄入量没有一个统一的标准。中国营养学会建议每日膳食中脂类供给的能量占总能量的比例成年人以 20%～30%为宜。胆固醇的每日摄入量应在 300mg 以下。

必需脂肪酸的摄入量，一般认为应不少于总能量的 3%；而 n－6 多不饱和脂肪酸的推荐摄入量为总热量的 2.5%～9.0%；n－3 多不饱和脂肪酸的推荐摄入量为总热量的 0.60%。

同步训练

教师引导学生分组讨论脂类对于老年人的重要性，分析应提供哪些食物作为老年人膳食中脂类的主要来源，脂类供给量应达到什么标准。

任务四

碳水化合物认知

情境导入

碳水化合物是人类能量的主要来源，随着研究的进展，碳水化合物的作用从提供能量已经扩展到调节血糖、降低血脂、改善肠道菌群等。《中国居民膳食指南科学研究报告（2021）》中指出，我国居民包括老年人在内，膳食结构以谷物为主，但谷物以精制米面为主，全谷物及杂粮摄入不足，只有20%左右的成人能达到日均50g以上；品种多为小米和玉米，还需更为丰富。此外，含糖饮料销售量逐年上升，城市人群游离糖摄入有42.1%来自含糖饮料和乳饮品。

任务描述

请根据碳水化合物和膳食纤维的生理功能，分析其对老年人身体健康的影响。

相关知识

碳水化合物又称糖类，是生物界三大基础物质之一，是自然界最丰富的有机物质，主要由碳、氢、氧三种元素组成，其基本结构式为 $C_m(H_2O)_n$，由于组成的形式不同而产生不同的化合物。碳水化合物是人类最廉价的能量来源，也是人类生存最基本的物质和最重要的食物来源。日常食用最多的淀粉类食品、食糖和膳食纤维都属于此类。

一、碳水化合物的分类

碳水化合物的分类有两种不同的方法：一种是从化学角度分为糖类、寡糖和多糖；另一种是从营养学角度，根据是否提供能量，分为可被人体消化吸收利用的和不能被人体消化吸收利用的两类。膳食中碳水化合物的分类如表 1－12 所示。

表 1-12 膳食中碳水化合物的分类

分类	亚组	组成
糖类（1～2）	单糖	葡萄糖、果糖、半乳糖
	双糖	蔗糖、乳糖、麦芽糖、海藻糖
	糖醇	山梨醇、甘露醇、木糖醇
寡糖（3～9）	麦芽低聚寡糖	麦芽糊精
	其他杂寡糖	棉籽糖、木苏糖、低聚果糖
多糖（≥10）	淀粉	直链淀粉、支链淀粉、变性淀粉
	非淀粉多糖	纤维素、半纤维素、果胶、亲水胶质物

（一）单糖

单糖是分子结构简单、不能水解的最基本的糖分子。食物中的单糖主要为葡萄糖、果糖和半乳糖。葡萄糖是构成食物中各种糖类最基本的单位，可分为D型和L型，人体只能代谢D型而不能利用L型。葡萄糖主要存在于植物食物中，具有重要的生理作用，是血液中不可缺少的成分，是人体产生热能的主要物质；果糖存在于水果中，食物中的果糖在人体内转变为肝糖原，然后分解为葡萄糖；半乳糖是乳糖经消化分解后形成的，可在肝脏转变为肝糖原而被利用。

（二）双糖

双糖是由2分子单糖缩合而成的。常见的双糖有蔗糖、乳糖和麦芽糖等。蔗糖在甘蔗、甜菜和蜂蜜中含量较多，日常食用的白糖即为蔗糖；乳糖主要存在于奶类食品中，在鲜奶中约占5%，占奶类提供总能量的30%～50%；淀粉在酶的作用下，可降解生成大量的麦芽糖。糖类不都是甜的，有甜味的糖甜度也不相同。一般以蔗糖甜度为100作为标准，果糖为175、葡萄糖为75、麦芽糖和半乳糖为32、乳糖为16。

（三）寡糖

寡糖是由3～9个单糖构成的一类小分子多糖，主要有棉籽糖和木苏糖。这两种糖不能被肠道消化酶分解而消化吸收，但在大肠中可被肠道细菌代谢，产生其他物质，引起肠腔胀气，通过适当加工可减少其不良影响。有一些不被人体消化吸收的寡糖可被肠道有益细菌（如双歧杆菌）所利用，还能促进这类菌群的增加，对机体起到保健作用。

（四）多糖

多糖是由10个或10个以上单糖组成的大分子糖。营养学上最重要的多糖有糖原、淀粉和纤维。糖原也称动物淀粉，由肝脏和肌肉合成和贮存。肝脏中贮存的糖原可维持正常的血糖浓度，肌肉中的糖原可提供机体运动所需要的能量；淀粉是被人体消化吸收的植物多糖，主要存在于植物细胞中，尤其是根、茎和种子细胞中，是人类碳水化合物的主要食物来源，也是最丰富和最廉价的能量营养素，根据其结构可分为直链淀粉和支链淀粉，前者易使食物老化，后者易使食物糊化；纤维是存在于植物体不能被人体消化吸收的多糖，是最重要的膳食纤维。

二、碳水化合物的生理功能

碳水化合物的生理功能主要有以下几个方面。

（一）供能及节约蛋白质

碳水化合物对机体最重要的作用是供能，是供给热能营养素中最经济的一种。每克葡萄糖在体内产生 4kcal（16.7kJ）的热量，它在体内消化吸收较蛋白质和脂肪迅速而完全，即使是在缺氧条件下，仍能进行部分酵解，供给机体能量。当机体摄入充足的碳水化合物时，首先利用它提供能量，从而减少了蛋白质作为能量的消耗，使更多的蛋白质用于更适合的地方。相反，当体内摄入的碳水化合物不充足时，机体为了满足自身对葡萄糖的需求，则通过糖原异生作用产生葡萄糖。由于脂肪一般不能转变为葡萄糖，所以主要动用体内蛋白质，甚至是器官中的蛋白质，会对人体及各器官造成损害。节食减肥的危害性也与此相关。即使不动用机体内的蛋白质，而动用食物中消化吸收的蛋白质来转变能量也是不合理和有害的。

（二）构成机体组织

每个细胞都有糖类，如糖脂参与细胞膜的构成；黏蛋白参与结缔组织的构成；对遗传信息起传递作用的核糖核酸与脱氧核糖核酸都由核糖参与构成。

（三）保肝解毒作用

摄入足量碳水化合物可以增加体内肝糖原的储存，加强肝脏功能，使机体抵抗外来有毒物质的能力增强。肝脏中的葡萄糖醛酸能与这些有毒物质结合，排出体外，起到解毒作用，从而保护肝脏。如体内肝糖原不足时，其对四氯化碳、酒精、砷等有害物质的解毒作用明显下降，所以人患肝炎时，要多吃一些糖。

（四）抗生酮作用

脂肪在体内彻底被代谢分解，需要葡萄糖的协同作用。脂肪酸被分解所产生的乙酰基需与草酰乙酸结合进入三羧酸循环而最终被彻底氧化，产生能量。当碳水化合物摄入量不足时，脂肪不能在体内完全氧化燃烧，致使其反应的中间产物酮体大量堆积，尽管肌肉和其他组织可利用酮体产生能量，但酮体是一些酸性化合物，过多会引起血液酸性升高，即出现所谓的酸中毒。当碳水化合物摄入充足时，脂肪代谢完全，不产生酮体。

（五）调节血糖

被机体吸收的单糖有的直接被组织利用，有的以糖原形式贮存于肝脏与肌肉。当饥饿时血糖降低，糖原分解为葡萄糖，调节血糖在正常范围。而肝糖原充足，肝脏对毒物及其代谢物的解毒能力较强。

三、膳食纤维

膳食纤维是碳水化合物的聚合物；不能被人体小肠消化吸收。过去，人们认为膳食纤维不能被人体消化、利用，因此无营养价值，无关紧要，甚至予以排斥。而近年来大量的研究表明，膳食纤维对预防许多疾病都具有显著的效果，因此越来越多的人认为膳食纤维在营养上已不再是惰性物质，而是人们膳食中不可缺少的成分。膳食纤维分为两类：一类为可溶性纤维，如果胶、树胶；另一类为不溶性纤维，如纤维素、半纤维素、木质素。

膳食纤维的生理功能主要有以下几个方面。

（一）吸水通便，改善肠道菌群，防止结肠癌

脂肪和过精膳食可使肠内厌氧细菌大量繁殖，这些细菌能使肠道中的胆碱、胆固醇及其代谢产物进一步分解产生致癌物质，在有充分纤维素存在的情况下，好氧细菌易于生长，厌氧细菌受到抑制，减少致癌物质的产生。研究表明，膳食纤维对防止结肠癌有明显的效果。一方面，膳食纤维虽然在体内不能被消化吸收，但能刺激消化液分泌和促进肠道蠕动，缩短食物通过肠道的时间，加速粪便的排泄速度，从而减少粪便中有毒物质与肠壁接触的机会；另一方面，膳食纤维可以吸收大量水分，增大粪便的体积，相对降低了有毒物质的浓度，从而有利于防止结肠癌。

（二）降低血糖水平，防治糖尿病

糖尿病是近年来的一种高发病，有人认为其发病率高与膳食纤维摄入量有很大的关系。增加食物中膳食纤维的摄入量，可以改善末梢组织对胰岛素的感受性，降低对胰岛素的需求，调节糖尿病患者的血糖水平。多数研究者认为，可溶性膳食纤维在降低血糖水平方面是有效的。可溶性膳食纤维吸水后具有黏稠性，能增加食糜的黏度，延缓胃的排空时间，减缓葡萄糖在小肠的吸收速度，使血糖不致因进食而快速升高，从而降低餐后血糖升高的幅度，改善糖耐量。

（三）降低血清胆固醇

血清胆固醇水平高是心血管疾病的诱发因子。由于可溶性膳食纤维可降低血糖水平，因此也可减少体内胰岛素的释放，而胰岛素可刺激肝脏合成胆固醇，所以胰岛素释放的减少可以影响血浆胆固醇的水平。另外，膳食纤维还可以螯合胆固醇，吸附胆汁酸，降低胆固醇和甘油酯溶解，阻止其消化吸收，从而起到防止动脉粥样硬化及冠心病的作用。

（四）防止胆石症的发生

胆石的形成与胆固醇合成过多、胆酸合成过少有关，膳食纤维与胆固醇结合排出体外，减少了胆固醇的含量，以防止胆石症的发生。

（五）有利于控制体重

纤维素属于多糖类，有饱腹感，因而可减少体内产能营养素的摄入，有利于控制体重、预防肥胖，并减少高血压发生的机会。

四、碳水化合物的消化吸收

食物中的淀粉在唾液淀粉酶作用下，只水解少部分，淀粉的消化主要在小肠中进行。经淀粉酶和麦芽糖酶的作用，淀粉分解为葡萄糖。蔗糖、乳糖经蔗糖酶与乳糖酶作用分解为葡萄糖、果糖及半乳糖。分解后的单糖，以主动转运方式吸收，然后通过门静脉入肝，一部分合成肝糖原贮存，另

一部分由肝静脉入体循环，供全身组织利用。果糖吸收属于被动扩散式吸收。

五、食物的血糖生成指数

血糖生成指数（Glycemic Index，GI）是 20 世纪 80 年代国外学者提出的一个衡量碳水化合物对血糖反应的指标。GI 是指食用含糖类 50g 的食物和相当量的标准食物（葡萄糖或白面包）后，2h 内体内血糖水平的比值（用百分数表示）。

食物的 GI 是反映食物类型和碳水化合物消化吸收水平的一个参数。不同的食物，餐后血糖的反应是不一致的。高 GI 的食物，进入胃肠后消化快，吸收完全，葡萄糖迅速进入血液，升高血糖的程度大；低 GI 的食物，在胃肠中停留时间长，释放缓慢，升高血糖的程度小，葡萄糖进入血液后峰值低，下降速度慢。

知道不同食物中碳水化合物对血糖的反应，可以选择最佳的碳水化合物食物治疗糖尿病。例如，在常用主食中，面食的 GI 比米饭低，而粗粮和豆类又低于米面，故糖尿病病人应多选用 GI 低的食物，多增加粗粮和面食的比例。常用食物的血糖生成指数如表 1－13 所示。

表 1－13　部分食物的血糖生成指数（以葡萄糖 GI＝100 为标准）

GI（100%）	食物名称
＜50	通心粉、大豆、豌豆、扁豆、花生、苹果、牛奶、樱桃、果糖
50～	荞麦、燕麦片、米粉、甘薯
60～	全麦面包、凤梨、橙、香蕉、冰激凌、蔗糖
70～	胡萝卜、油条、南瓜、玉米（甜）、芋头、西瓜、猕猴桃、蜂蜜
80～	大米、面包、馒头、玉米粥、土豆
90～	小麦面粉、高粱米、粳米、白薯、糯米、麦芽糖

目前，食物血糖生成指数的概念和数值不仅用于糖尿病病人的膳食管理，还被广泛用于高血压病人和肥胖者的膳食管理、居民营养教育，并扩展到运动员的膳食管理和食欲研究等。

六、碳水化合物的参考摄入量和食物来源

（一）碳水化合物的参考摄入量

膳食中碳水化合物的供给量主要根据民族饮食习惯、生活条件等而定，中国营养学会认为，现阶段成年人中国居民碳水化合物所供能量以占全日总能量的 50%～65%为宜，总碳水化合物的平均需要量为每天 120g。另外，由于精制糖为纯热能食物，摄入过多易引起肥胖，因此，营养学家建议应限制其摄入量，一般其供能比例应在总能量的 10%以下。

世界各国不同研究机构曾提出膳食纤维的适宜摄入量，但资料报道数据差异较大，多数国家对于膳食纤维的建议摄入量为每人每日 25～35g 总膳食纤维。全谷物、豆类、水果、蔬菜和马铃薯是膳食纤维的主要来源，坚果和种子中的含量也很高。

（二）碳水化合物的食物来源

膳食中可消化利用的碳水化合物的主要来源为谷类和根茎类等植物性食物，其中含有大量淀粉及少量单糖和双糖。特别是谷类中淀粉占 60%～80%，薯类中含量约为 20%～30%，豆类中含量约

为40%～60%，它们是人体碳水化合物的主要来源。某些硬果类（如板栗、莲子等）中虽含量较高，但人们平时食用量少，因此实际意义不大。

膳食纤维的资源非常丰富，多存在于植物的种皮和外表皮，如农产品加工后小麦麸皮、豆渣、果渣、甘蔗渣、荞麦皮中，都含有丰富的膳食纤维，有开发利用价值。在老年人的膳食中，膳食纤维具有非常重要的作用。因为老年人的消化功能减弱，肠肌肉的紧张性降低，容易发生便秘，所以，老年人应摄入适量的膳食纤维，以防止发生便秘，同时还可以防治高血压、动脉粥样硬化、糖尿病、结肠癌等。建议老年人用谷类、水果、蔬菜和豆类作为膳食纤维的来源。

同步训练

1. 教师引导学生分组讨论膳食纤维对于老年人健康的重要性，分析其在老年人膳食中的合理运用。

2. 教师引导学生分组讨论血糖指数对于老年人合理膳食的意义。

任务五

能量认知

情境导入

2017年中华人民共和国国家卫生和计划生育委员会在《中国居民膳食营养素参考摄入量》（第1部分：宏量营养素）中对中国人膳食能量需要量提供了建议，其中65～80岁轻量运动男性每日能量推荐值为2 050kcal，女性为1 700kcal，80岁以上轻量运动男性每日能量推荐值为1 900kcal，女性为1 500kcal。由于年龄增加，老年人器官出现不同程度衰退，明显影响老年人摄取、消化、吸收食物的能力，因此老年人更应该保证合理的能量摄入，避免因摄入能量过量或不足引起肥胖或消瘦。

任务描述

结合《中国居民膳食指南（2022）》常见身体活动强度和能量消耗表，分析能量的食物来源以及摄入水平与身体健康的关系。

相关知识

能量是人类赖以生存的基础。人体维持心脏跳动、血液循环、腺体分泌、物质转运、肌肉收缩、神经传导及食物的消化、吸收等重要的生命活动和从事体力活动等都需要消耗能量。已知食物中能产生能量的营养素为碳水化合物、脂类和蛋白质，三者统称为“产能营养素”或能源物质。营养素在体内被氧化生成二氧化碳和水并释放能量的过程称为生物氧化。产能营养素进入机体后，通过生物氧化释放能量，一部分用于维持体温，另一部分形成三磷酸腺苷（ATP）储存于高能磷酸键中，在生理条件下释放出能量供机体各组织器官活动所需。

一、能量单位与能量系数

（一）能量单位

传统的能量单位是千卡（kilocalorie，kcal），1 千卡是指 1 000ml 水由 15℃升高到 16℃所需要的能量或热量。国际上通用的能量单位是焦耳（Joule，J），1 焦耳是指 1 牛顿的力将 1kg 重的物体移动 1m 所需要的能量。焦耳的 1 000 倍为千焦耳（kilojoule，kJ），1 千焦耳（kJ）的 1 000 倍为兆焦耳（megajoule，MJ），目前营养学上常用千焦耳或兆焦耳做能量单位。其换算方法为：

1 千卡（kcal）＝4.184 千焦耳（kJ）

1 千焦耳（kJ）＝0.239 千卡（kcal）

1 兆焦耳（MJ）＝239 千卡（kcal）

（二）能量系数

能量系数是指 1g 产能营养素在体内氧化实际产生的热能值。碳水化合物、脂肪在体内可以完全氧化分解，产生二氧化碳、水和能量，所产热量和其在体外燃烧时相同。每克碳水化合物氧化可产生热量 17.15kJ（4.10kcal），每克脂肪可产生热量 39.54kJ（9.45kcal）。每克蛋白质在体外燃烧可产生热量 23.64kJ（5.65kcal），在体内氧化仅可产生热量 18.20kJ（4.35kcal），这是因为蛋白质在体内氧化不完全，其代谢产物除了二氧化碳、水以外，还含有尿素、肌酐、尿酸等含氮物质。

产能营养素在人体的消化道内并不能完全被消化吸收。在普通混合膳食的条件下，人体对碳水化合物、脂肪和蛋白质的平均消化率分别为 98%、95%、92%，按照这一消化率计算，三种产能营养素的实际产热值（能量系数）为：

碳水化合物 4.10kcal×98%＝4kcal（16.8kJ/g）

脂肪 9.45kcal×95%＝9kcal（37.6kJ/g）

蛋白质 4.35kcal×92%＝4kcal（16.7kJ/g）

二、能量的食物来源及比例

通常情况下，如果人体每天摄入的能量和消耗的能量基本保持平衡，则体重可维持在正常范围内，使机体保持健康。能量长期摄入不足时，可使体重减轻，出现全身无力、嗜睡、怕冷、头晕、目光无神及皮肤苍白、粗糙、缺乏弹性等症状，各种生理功能受到严重影响。此外，当能量不足时，机体将分解蛋白质用于提供能量，可继发蛋白质缺乏，出现营养不良性水肿、机体抵抗力降低、幼儿生长发育迟缓等一系列蛋白质缺乏症。反之，能量摄入过多，易导致肥胖，增加高血压、高胆固醇血症、冠心病、糖尿病、关节炎、癌症等疾病的发病危险性。

食物中的碳水化合物、脂肪和蛋白质是人体能量的主要来源，但这三大产能营养素在人体代谢中各自具有特殊的生理功能，长期摄取单一会造成营养不平衡，影响健康，因此三者在向人体供能方面应有一个适当的比例。通常碳水化合物占总能量的50%～65%，脂肪占20%～30%，蛋白质占10%～15%为宜。

碳水化合物、脂肪和蛋白质广泛存在于各类食物中。动物性食品含较多的脂肪和蛋白质，是膳食热能的重要构成部分。植物性食物中粮谷类和根茎类含大量的碳水化合物，是较经济的能量来源，也是中国膳食热能的主要来源；大豆和坚果类如花生、核桃等含丰富的脂肪和蛋白质，是膳食热能辅助来源之一；蔬菜、水果含热能较少。

另外，各国的营养学家对乙醇在人体内的代谢问题已经进行过多次研究。实验证明，在适量饮用乙醇的情况下，乙醇是可以提供一定能量的。乙醇全部燃烧每克产生29.26kJ（7kcal）的热量，其中70%可被机体利用，即提供20.5kJ（5kcal）的热量。

三、机体的能量消耗

人体能量的需要量应与人体能量的消耗量相一致，即摄入量等于消耗量。人体中能量的消耗主要由三方面组成，即基础代谢、体力活动消耗和食物的特殊动力作用的消耗。婴幼儿、儿童、孕妇、乳母，还应包括机体生长、乳汁分泌等特殊生理活动的能量消耗。

（一）基础代谢

1. 基础代谢（Basal Metabolism，BM）概述

基础代谢是维持生命最基本活动所必需的能量。具体地说，它是在机体处于清醒、空腹（进食后12h～16h）、静卧状态、环境温度18℃～25℃时所需要能量的消耗。此时热能仅用于维持体温、心跳、呼吸、血液循环、各器官组织和细胞的基本功能等最基本的生命活动。为了确定基础代谢的热能消耗（Basic Energy Expenditure，BEE），必须首先测定基础代谢率（Basal Metabolic Rate，BMR），即人体在上述情况下，单位时间内基础代谢所消耗的能量，其表示方法一般为每平方米体表面积（或每千克体重）的能量消耗，表示单位为kJ/（m^2·h）或kcal/（m^2·h）。

影响基础代谢率的因素有年龄、性别、身高、体重、内分泌等。在人一生中，婴幼儿的基础代谢率非常高，到青春期又出现一个代谢活跃的阶段，中年以后开始下降，到老年基础代谢率明显下降。在同一年龄、同一体表面积情况下，女性的基础代谢率低于男性。基础代谢率的高低与体重并不成比例关系，而与体表面积基本上成正比。因此，用每平方米体表面积为标准来衡量能量代谢率是比较合适的。身高、体重与体表面积之间存在线性回归关系，根据身高和体重可以计算体表面积，从而计算基础代谢率。体内许多腺体所分泌的激素影响基础代谢率，如甲状腺素可使细胞内的氧化过程加快，甲状腺功能亢进时，基础代谢率明显增高。此外，环境温度、精神状况、营养状况、疾病等也会影响基础代谢率。

中国人正常基础代谢率平均值如表1-14所示。

表 1-14　中国人正常基础代谢率平均值

年龄/岁	男		女	
	kJ/（m^2·h）	kcal /（m^2·h）	kJ/（m^2·h）	kcal /（m^2·h）
1	221.8	53	221.8	53
3	214.6	51.3	214.2	51.2
5	206.3	49.3	202.5	48.4
7	197.7	47.3	200	47.8
9	189.9	45.4	179.1	42.8
11	179.9	43	175.7	42
13	177	42.3	168.6	40.3
15	174.9	41.8	158.8	38
17	170.7	40.8	151.9	36.3
19	164	39.2	148.5	35.5
20	161.5	38.6	147.7	35.3
25	156.9	37.5	147.3	35.2
30	154	36.8	146.9	35.1
35	152.7	36.5	146.4	35
40	151.9	36.3	146	34.9
45	151.5	36.2	144.3	34.5
50	149.8	35.8	139.7	33.4
55	148.1	35.4	139.3	33.3
60	146	34.9	136.8	32.7
65	143.9	34.4	134.7	32.2
70	141.4	33.8	132.6	31.7
75	138.9	33.2	131	31.3
80	138.1	33	129.3	30.9

2. 基础代谢能量消耗的测定

每日基础代谢所耗能量一般通过公式计算推算获得。常用的方法有以下两种：

（1）采用体表面积计算：

先根据身高、体重计算出体表面积，再按体表面积与相应的基础代谢率（查表 1-14）计算出来。其计算公式如下：

全天基础代谢耗能量（kJ）＝体表面积（m^2）×基础代谢率 kJ/（m^2·h）×24h

体表面积（m^2）＝0.006 59×身高（cm）＋0.012 6×体重（kg）－0.160 3

根据这个公式先计算体表面积，再按年龄、性别，查表 1-14 得出相应的 BMR，就可以计算出 24h 的基础代谢水平。

例：一位体重 60kg、身高 170cm 的 70 岁男子，按上述公式可计算出体表面积为：

体表面积（m^2）＝0.006 59×身高（cm）＋0.012 6×体重（kg）－0.160 3≈1.72（m^2）

查表 1-14 得该年龄基础代谢率为 33.8kcal/（m^2·h），则该男子每日基础代谢消耗的能量为：

体表面积×基础代谢率（BMR）×24h＝1.72×33.8×24≈1 395kcal

（2）按体重计算：

按体重推算 BMR 已被世界卫生组织（WHO，1985）采纳，现已成为估算人群能量需要量的重要依据（见表 1-15）。

表 1-15 按体重计算 BMR 公式

年龄（岁）	男（kcal/d）	女（kcal/d）
0～	60.9W－54	61.0W－51
3～	22.7W＋495	22.5W＋499
10～	17.5W＋651	12.2W＋746
18～	15.3W＋679	14.7W＋496
30～	11.6W＋879	8.7W＋820
＞60	13.5W＋487	10.5W＋596

注：W 为体重（kg）。

数据来源：WHO，*Technical Report Series* 724，Geneva，1985.

按体重计算亚洲人的 BMR 可能偏高，亚洲人的 BMR 可能比欧洲人低 10%。我国以往实测成年人的 BMR 也呈现这种偏低的趋势。因此，我国在应用 WHO 推荐的 BMR 计算公式时，采取减 5%的办法计算 18～49 岁成年人群及 50～59 岁老年前期人群的 BMR。

老年人随年龄增长，基础代谢率降低，60～70 岁老年人比青年时期减少约 20%，70 岁以上老年人减少约 30%，计算公式如下：

老年男性基础代谢能量消耗（kcal/d）＝（0.049W＋2.459）/0.004 2

老年女性基础代谢能量消耗（kcal/d）＝（0.038W＋2.755）/0.004 2

但国内一些学者通过对体重指数正常老年人的研究发现，我国健康老年人的实际基础代谢能量消耗量明显低于根据上述公式计算得出的数值，至少低 10%。因此，应用上述公式来预测我国老年人的基础代谢能量消耗是不适宜的，易导致能量摄入过多，促使老年人肥胖或加重老年病人的代谢负荷。

（二）体力活动消耗

除了基础代谢外，体力活动是人体能量消耗的主要因素。生理情况相近的人，基础代谢消耗的能量是相近的，而体力活动情况却相差很大。机体的任何轻微活动都可提高代谢率，人在运动或劳动等体力活动中肌肉需要消耗能量。能量消耗与活动强度、工作性质、劳动持续的时间以及工作的熟练程度有关，其中以活动强度对能量代谢的影响最为显著。通常各种体力活动所消耗的能量占人体总能量消耗的 15%～30%。体力活动一般分为职业活动、社会活动、家务活动和休闲活动，其中职业活动消耗的能量差别最大。

根据能量消耗水平，即活动的强度将活动水平分成不同等级，用体力活动水平（Physical Activity Level，PAL）来表示。我国成年人的体力活动水平分为三个等级，即轻、中、重，这是根据一天内各种活动的时间段长短、强度综合确定的，见表 1-16。

表 1-16 活动强度水平

活动强度	时间分配	工作内容举例	PAL	
			男	女
轻	75%的时间坐或站立 25%的时间活动	办公室工作、售货、化验室操作、讲课等	1.55	1.56
中	40%的时间坐或站立 60%的时间从事职业活动	学生日常活动，机动车驾驶、电工、车床操作、金属切割等	1.78	1.64

续表

活动强度	时间分配	工作内容举例	PAL	
			男	女
重	25%的时间坐或站立 75%的时间从事职业活动	非机械化农业劳动、炼钢、舞蹈、体育活动、装卸、伐木、采矿等	2.10	1.82

注：PAL＝24h 总能量消耗/24h 基础代谢能量消耗。

由于工作熟练程度和作业姿势的不同，同一工作的人消耗的能量存在个体差异，加之 8h 小时以外的活动差别很大，故上述劳动强度分级只能作为一般的参考范围，对每一个体还需做具体分析。此外，由于现代生产工具的不断革新，机械化程度日益提高，人们的体力劳动强度将逐步减轻，劳动强度分级概念及所消耗的能量，都将不断发生变化。

（三）食物的特殊动力作用的消耗

食物的特殊动力作用（Specific Dynamic Action，SDA），又称食物的热效应（Thermic Effect Food），是机体由于摄取食物而引起体内能量消耗增加的现象。人体在摄食的过程中，由于要对食物中的营养素进行消化、吸收、代谢和转化等，就需要额外消耗能量。食物的热效应随食物而异，摄食蛋白质所引起的额外能量消耗特别高，可达其本身所产生能量的 30%～40%，脂肪为 4%～5%，碳水化合物为 5%～6%。一般混合膳食约增加基础代谢的 10%。此外，食物的特殊动力作用与进食量、进食频率也有关，进食量越多，能量消耗也越多；进食快比进食慢的人食物的特殊动力作用高。食物热效应只能增加体热的外散，而不能增加可利用的能量；换言之，食物热效应对于人体是一种损耗而不是一种收益。当只够维持基础代谢的食物摄入后，消耗的能量多于摄入的能量，外散的热多于食物摄入的热，而此项额外的能量来源于体内的营养贮备。因此，为了保存体内的营养贮备，进食时必须考虑食物热效应额外消耗的能量，使摄入的能量与消耗的能量保持平衡。

四、能量的参考摄入量

直接测定成年人在自由活动情况下的能量消耗量十分困难。由于 BMR 占总能量消耗的60%～70%，因此它是估算成年人能量需要量的重要基础。WHO（1985）、美国（1989）、日本（1990）修订推荐摄入量时均采用了“要因加算法”估算成年人的能量需要量，即以 BMR 乘以体力活动水平（PAL）计算人体的能量消耗量或需要量：

能量需要量＝BMR×PAL

我国在应用 WHO 推荐的 BMR 计算公式时，采取减 5%的办法作为计算 18～59 岁人群的 BMR，即总能量消耗量＝0.95BMR×PAL。

例：老年男性，办公室工作，65 岁，体重 60kg，试计算总能量消耗量：

（1）按表 1－15 计算 BMR：BMR＝1 297（kcal/d）。

（2）从表 1－16 查得：办公室工作为轻活动水平，男性 PAL 为 1.55。

（3）总能量消耗量＝0.95×1 297×1.55≈1 910（kcal/d）。

根据上述计算公式，推算中国居民成年人膳食能量推荐摄入量（RNIs）。其中，轻体力劳动者能量推荐摄入量为：

18～49 岁成年男性为 2 250kcal/d，女性为 1 800kcal/d；50～64 岁男性为 2 100kcal/d，女性为 1 750kcal/d；65～79 岁男性为 2 050kcal/d，女性为 1 700kcal/d；80 岁以上男性为 1 900kcal/d，女

性为 1 500kcal/d。

随年龄增长，50～59 岁老年人基础代谢率比青年时期降低，约 10%，60～69 岁老年人减少约 20%，70 岁以上老年人基础代谢率进一步下降。老年人能量的摄取要满足两方面的需要：一要维持理想体重；二要能保证进行理想的体力活动，以维持社交、生理和心理健康。

同步训练

教师引导学生分析影响老年人能量消耗的因素，计算老年人能量消耗量。

李奶奶，72 岁，身高 160cm，体重 68kg，退休后主要在家从事一些家务劳动。请计算李奶奶每天需要摄入多少能量以保持身体健康。

任务六

矿物质认知

情境导入

《中国居民膳食指南（2022）》指出老年人常受生理功能减退及食物摄入不足影响，更易出现矿物质的缺乏，影响老年人身体健康。例如，钙摄入不足与骨质疏松的发生和发展有着密切的关系，我国老年人膳食钙的摄入量不到推荐量的一半，因此应该特别注意摄入含钙量高的食物。奶类制品含钙量高，钙磷比例合适，是膳食优质钙的主要来源。老年人可以通过摄入足量鲜牛奶或其他含钙高的食物来增加钙摄入，预防骨质疏松。

任务描述

参照《中国居民膳食营养素参考摄入量》，请分析老年人如何在日常膳食中摄入适宜的矿物质，避免缺乏或过量。

相关知识

人体组织中含有各种元素，其元素的种类和含量与其生存的地理环境表层元素的组成及膳食摄入量有关。研究发现，人体内约有20余种元素为构成人体组织、机体代谢、维持生理功能所必需。在这些元素中，除了碳、氢、氧和氮主要以有机化合物（如碳水化合物、脂肪、蛋白质、维生素等）的形式存在外，其余的元素均为矿物质，亦称无机盐或灰分。人体内矿物质的总重量仅占人体体重的4%，需要量也不像蛋白质、脂类、碳水化合物那样多，但它们也是人体需要的一类重要营养素。

根据其在人体内的含量，矿物质又分为常量元素和微量元素两类。常量元素有钙、磷、钠、钾、氯、镁、硫等，其在人体内的含量一般大于体重的0.01%；微量元素在体内的含量一般小于体重的0.01%，每日需要量很少，甚至以微克计，但对人体来说必不可少。1995年FAO/WHO将微量元素中的铜、钴、铬、铁、氟、碘、锰、钼、硒和锌10种元素列为维持正常人体生命活动不可缺少的必需微量元素，将硅、硼列为可能必需微量元素，而将铅、镉、汞、砷、铝、锡和锂列为具有潜在毒性，但低剂量可能具有功能作用的微量元素。

一、矿物质的生理功能

矿物质不能为人体提供能量，但在机体内具有重要的营养作用和生理功能。

（一）构成机体组织

矿物质在体内是构成机体组织的重要成分，如钙、镁、磷是骨骼、牙齿的主要成分；铁是血红蛋白的主要成分；碘是构成甲状腺素的主要成分；锌是胰岛素与含锌酶的成分；磷是神经、大脑磷脂的成分。

（二）调节生理功能

矿物质和蛋白质协同，维持组织细胞的渗透压，在体液移动和储留过程中起重要作用。人的血液总是恒定在微碱性状态，变动极小，钾、钠、钙、镁离子也是维持神经肌肉的兴奋性、细胞膜的通透性及细胞正常功能的主要物质。矿物质是体内的活性成分，如酶、激素、核酸、抗体等的组成或激活剂。它们是多种酶的激活剂，如唾液淀粉酶需要氯离子激活，镁可以激活多种酶，钾参与蛋白质、碳水化合物及热能代谢，锌参与核酸代谢等。

二、膳食中重要的矿物质元素

（一）钙

钙是人体含量最多的矿物质元素，正常成人体内含钙总量约为1 200g，占体重的2.0%，其中约99%集中在骨骼和牙齿中，主要以羟基磷灰石结晶的形式存在；其余1%的钙，一部分与柠檬酸螯合或与蛋白质结合，另一部分则以离子形态分布于软组织、细胞外液和血液中，统称为混溶钙池。混溶钙池中的钙和骨骼中的钙保持着动态平衡，即骨骼中的钙不断地从破骨细胞中释放，进入混溶钙池中，保持血浆钙的浓度恒定；而混溶钙池中的钙又不断沉积于成骨细胞。这种钙的更新速率随年龄的增长而减慢。幼儿骨骼每1～2年更新一次，年轻成人更新一次则需要10～12年。男性18岁以后，女性则更早一些，骨的长度开始稳定，但骨密度仍继续增加。40岁以后，成年人骨中矿物质逐渐减少，其过程速度因人而异，女性一般大于男性，故女性较易出现骨质疏松现象。

1. 钙的生理功能

(1) 构成骨骼和牙齿。

钙是构成骨骼和牙齿的主要成分，体内99%的钙分布在骨骼和牙齿中，对骨骼和牙齿起着支持和保护作用。

(2) 维持神经与肌肉的兴奋性。

钙与肌肉的收缩和舒张有关，可以调节神经肌肉的兴奋性。当体液中钙离子浓度降低时，神经和肌肉的兴奋性增强，肌肉出现自发性收缩，严重时出现抽搐；当体液中钙离子浓度增加时，则抑制神经和肌肉的兴奋性，严重时引起心脏和呼吸衰竭。

(3) 参与酶促反应。

能激活某些酶的活性，如三磷酸腺苷酶、脂肪酶和某些蛋白分解酶等，对参与细胞代谢的大分子合成、转运的酶有调节作用。

(4) 参与凝血过程。

钙离子还参与血液凝固过程，在钙离子存在下可使可溶性纤维蛋白原转变为纤维蛋白，使血液凝固。

此外，钙还参与激素分泌、细胞正常生理功能的维持、体液的酸碱平衡。

2. 钙的吸收与影响因素

钙盐易溶解在酸性环境中，因此人体摄入的钙主要在小肠近端吸收，吸收率为20%～60%。钙吸收率的高低常常依赖于身体对钙的需要量以及膳食钙的摄入量。处在生长阶段的儿童、青少年，以及孕妇和乳母对钙的需求量大，对钙的吸收率也比较大，相应的贮留也越多；相反，人体需要量少时吸收也少。一般来讲，食物含钙量高时，吸收率相应下降，反之，则吸收率升高。除此之外，钙的吸收率还会受某些膳食因素等其他因素的影响。

(1) 抑制因素。

凡在肠道中能与钙形成不可溶性复合物质者，均可影响钙的吸收。不利因素有：

1) 植酸和草酸容易和钙形成难溶性的植酸钙和草酸钙而抑制钙的吸收。因此，含植酸和草酸高的食物烹调时应先用水焯一下，去除大部分的植酸和草酸。含草酸多的蔬菜有菠菜、茭白、竹笋、红苋菜、牛皮菜等，含植酸多的谷类有荞麦、燕麦等。

2) 膳食纤维中的醛糖酸残基可与钙结合成不溶性钙盐，从而影响钙的吸收。

3) 脂肪消化不良时，钙可与未被消化吸收的游离脂肪酸，特别是饱和脂肪酸形成难溶性的钙皂乳化物，这些都会影响钙的吸收。

4) 当体内维生素D不足时，钙结合蛋白的合成量减少，钙的运载能力下降，主动吸收能力也随之降低。

5) 食物中钙磷比例不平衡，钙或磷任何一种矿物质含量过多或过少，都会影响钙的吸收，因此摄入食物中所含的钙磷比要适当。美国规定1岁以下幼儿摄入食物中钙与磷的适当比例为1.5∶1，1岁以上为1∶1，一般认为成年人摄入食物中钙磷比在（1∶1）～（1∶2）为适宜范围。

6) 饮酒过量、活动很少或长期卧床以及服用一些碱性药物（如黄连素、四环素等）都会使钙的吸收率下降。

(2) 促进因素。

凡能降低肠道pH或增加钙溶解度的物质，均可以促进钙的吸收。促进钙吸收的因素有：

1) 维生素D充足时，钙结合蛋白质合成量增多，可以明显促进钙的吸收。

2) 乳糖可被肠道微生物利用而发酵形成乳酸，从而降低肠内的pH，并可与钙结合成可溶性的乳酸钙来促进钙的吸收。

3）蛋白质的一些代谢产物如赖氨酸、色氨酸、组氨酸、精氨酸等可与钙形成可溶性的钙盐，有利于钙的吸收。

4）胆汁有利于钙的吸收。钙的吸收只限于水溶性的钙盐，但非水溶性的钙盐因胆汁作用可变为水溶性。胆汁的存在可提高脂酸钙（一种不溶性钙盐）的可溶性，帮助钙的吸收。

5）有报告指出，一些抗生素如青霉素、氯霉素、新霉素等也能促进钙的吸收。

3. 钙和其他矿物质的相互干扰作用

高钙摄入能影响以下必需矿物质的生物利用率：

（1）铁：钙可明显抑制铁的吸收，并存在剂量-反应关系，只要增加过量的钙，就会对膳食铁的吸收产生很大的抑制作用。

（2）锌：一些研究显示，高钙膳食对锌的吸收率和锌平衡有影响，认为钙与锌相互有拮抗作用。

（3）镁：实验表明，高钙摄入时，镁吸收率低，而尿镁显著增加。

（4）磷：已知醋酸钙和碳酸钙在肠腔中是有效的磷结合剂，高钙可减少膳食中磷的吸收，但尚未见有高钙引起磷耗竭或影响磷营养状况的证据。

4. 钙的缺乏与过量

钙是人体内含量最多的一种矿物质，但也是人体最容易缺乏的矿物质。钙缺乏是较常见的营养性疾病，并且钙的缺乏常常和维生素 D 的营养水平有关，也与磷有关。钙缺乏时生长期儿童可表现为生长发育迟缓、骨和牙的质量差，严重时引起骨骼变形形成佝偻病。中老年人则易患骨质疏松症。当血钙小于 1.75mmol/L 时，还会引起神经肌肉的兴奋性增强而出现抽搐等症状。

此外，有关成人钙与一些疾病关系的调查研究表明，血钙和血压有相关关系，补钙可使血压下降。摄入充足的钙可减少肠黏膜增生从而降低结肠癌的危险性。低钙会影响男性精子质量。补钙有助于改善糖尿病性骨量下降和有关症状。但这些目前还不足以作为估算需要量的依据。

钙摄入过量也会对机体造成不利影响。有关资料表明，高钙与肾结石患病率增加有直接关系，肾结石病多见于发达国家居民，美国约 12%的人患有肾结石，可能与钙摄入过多有关。高钙膳食还可抑制铁的吸收，降低锌的生物利用率等。

5. 钙的参考摄入量和食物来源

2018 年中华人民共和国国家卫生健康委员会《中国居民膳食营养素参考摄入量》（第 2 部分：常量元素）推荐成年人每日膳食钙的适宜摄入量（RNI）为 800mg/d，可耐受的最高摄入量（UL）为 2 000mg/d，50 岁以上人群每天钙的摄入量应在 1 000mg 以上。

选择含钙食物应考虑其含钙量及吸收利用率。奶和奶制品含钙丰富且吸收率高，是理想钙源，如牛乳每 100g 含钙 104mg；发酵的酸奶更利于钙的吸收；虾皮、海带、硬果类、芝麻酱含钙量也很高；豆类、一些绿色蔬菜（如花椰菜、甘蓝）含钙丰富且含草酸少，也是钙的良好膳食来源。谷类和畜肉含钙量较低。在膳食中加入骨粉也是补钙的有效措施。我国膳食中钙的主要来源是蔬菜和豆类。常见食物的钙含量见表 1－17。

表 1－17　常见食物的钙含量（mg/100g）

食物名称	含量	食物名称	含量	食物名称	含量
牛奶	104	海带（干）	348	稻米（籼、糙）	14
牛奶粉（全脂）	676	猪肉	6	糯米（江米）	26
干酪	799	鸡肉	9	富强面粉	27
鸡蛋	48	黄豆	191	玉米面（黄）	22

续表

食物名称	含量	食物名称	含量	食物名称	含量
鸡蛋黄	112	青豆	200	大白菜	69
鸭蛋	62	黑豆	224	芹菜	80
鹅蛋	34	豆腐	164	韭菜	42
鹌鹑蛋	47	芝麻酱	1 170	苋菜（绿）	187
鸽蛋	108	花生仁（炒）	284	芥蓝（甘蓝）	128
虾皮	991	枣（干）	64	葱头（洋葱）	24
虾米	555	核桃仁	108	金针菜（黄花菜）	301
河蟹	126	南瓜子（炒）	235	马铃薯	8
大黄鱼	53	西瓜子（炒）	237	发菜	875
小黄鱼	78	木耳	247	紫菜	264
带鱼	28	蚌肉	190	苜蓿	713

（二）磷

磷和钙一样，是构成骨骼和牙齿的重要成分。正常人体中磷的含量为600～900g，占成人体重的1%左右。除钙以外，磷是在人体内含量最多的矿物质，其中，约85%以无定形的磷酸钙和羟磷灰石结晶的形式存在于骨骼和牙齿中，其余部分与蛋白质、脂肪、糖和其他有机物相结合，分布在细胞膜、骨骼肌、皮肤、神经组织和体液中。

1. 磷的生理功能

磷是构成骨骼、牙齿的重要原料，是细胞内的核酸、蛋白质、磷脂的组成成分，也是很多辅酶的成分，如硫胺素焦磷酸酯、黄素腺嘌呤二核苷酸等。磷酸盐组成体内的酸碱缓冲体系，维持体内的酸碱平衡。磷还能参与体内的能量转化，人体内代谢所产生的能量主要以三磷酸腺苷的形式被利用、贮存或转化，ATP含有的高能磷酸键，为人体的生命活动提供能量。磷还能参与葡萄糖、脂肪、蛋白质的代谢。

2. 磷的吸收和利用

磷需要在人体十二指肠内经酶转变为磷酸化合物方能被人体吸收，膳食中所含磷，约有70%在十二指肠上部被吸收。维生素D和植酸也影响磷的吸收，摄入足量的维生素D可以促进磷的吸收。当维生素D缺乏时，常会使血液中的无机磷酸盐下降，谷类中的植酸磷利用率很低。影响磷吸收的因素与钙大致相似。

3. 磷的缺乏与过量

食物中磷的来源广泛，一般不容易缺乏，只有在一些特殊情况下才会出现磷缺乏，如早产儿或仅以母乳喂养的婴儿，可发生磷缺乏，出现佝偻病样骨骼异常。磷缺乏时还可见于使用静脉营养过度而未补充磷的患者。在严重磷缺乏和磷耗竭时，可发生低磷血症，其影响包括厌食、贫血、肌无力、骨痛、佝偻病和骨软化、全身虚弱、对传染病的易感性增加、感觉异常、共济失调、精神错乱甚至死亡。

摄入磷过多时，可发生细胞外液磷浓度过高，而表现为高磷血症，可能造成相应的一些危害。如可引起骨骼中骨细胞和破骨细胞的吸收，导致肾性骨萎缩性损害。血磷升高可使磷与血清钙结合而在组织中沉积，引起非骨组织的钙化。磷摄入过量可干扰钙的吸收引起低血钙症，导致神经兴奋性增强而引起手足抽搐和惊厥。

4. 磷的参考摄入量及食物来源

2018 年中华人民共和国国家卫生健康委员会《中国居民膳食营养素参考摄入量》（第 2 部分：常量元素）推荐 18 岁以上成人（含孕妇、乳母）膳食磷的适宜摄入量（RNI）为 720mg/d，可耐受的最高摄入量（UL）为 3 500mg/d。65 岁以上老年人磷的推荐摄入量为 700mg/d，80 岁以上为 670mg/d；可耐受的最高摄入量为 3 000mg/d。

磷广泛存在于动物性和植物性食物中。植物性食物中磷与植酸盐结合，不经过加工处理，吸收利用率低。如谷粒通过用热水浸泡，面食经过发酵等处理后则可降低植酸的浓度，提高对磷的吸收率。肉、禽类含磷量较高，但含钙低；蛋黄中磷的含量高，但钙磷的比例不适当；鱼类中含磷高，而且钙、磷所含的比例较适当；因此是膳食磷的良好来源。

（三）铁

铁是人体含量最多的微量元素，成人为 4～5g。人体内铁元素分功能铁和储备铁，功能铁约占 70%，它们大部分存在于血红蛋白和肌红蛋白中，少部分存在于含铁的酶类和运输铁中；储备铁约占总铁含量的 30%，主要以铁蛋白（Ferritin）和含铁血黄素（Hemosiderin）的形式存在于肝、脾和骨髓中。在人体器官组织中铁的含量，以肝、脾为最高，其次为肾、心、骨骼肌与脑。铁在人体内的含量随年龄、性别、营养状况和健康状况而有很大的个体差异。

1. 铁的生理功能

（1）铁的主要生理功能是参与血红蛋白的合成，铁也是肌红蛋白、细胞色素氧化酶等呼吸酶的成分，参与氧和二氧化碳的转运、交换和组织呼吸过程。血红蛋白可与氧可逆性地结合，当血液流经氧分压较高的肺泡时，血红蛋白能与氧结合成氧合血红蛋白，而当血液流经氧分压较低的组织时，氧合血红蛋白又能解离出氧，从而完成氧的输送过程。肌红蛋白在肌肉组织中起转运和储存氧的作用，当肌肉收缩时释放氧以促进肌肉运动；细胞色素为含血红素的化合物，在线粒体内具有电子传递作用，对细胞呼吸和能量代谢具有重要意义。

（2）铁还能催化促进β胡萝卜素转化为维生素 A，参与神经介质的合成过程。

（3）足够的铁对维持人体的免疫系统的正常功能是必需的，铁负荷过度和缺铁都可导致免疫反应的变化。

2. 铁的吸收及影响因素

铁的吸收主要在小肠上部，在胃中及整个小肠也有部分吸收。首先，食物中的铁在胃酸的作用下由三价铁还原为亚铁离子，然后与肠道中的维生素 C 及一些氨基酸形成配合物，在肠道以溶解状态存在，以利于铁的吸收。膳食中铁的吸收率平均为 10%，绝大多数铁不能被机体吸收，随粪便排出。

铁在食物中的存在形式对其吸收率有很大的影响。铁在食物中以两种形式存在，植物性食物中的非血红素铁和动物性食物中的血红素铁。非血红素铁主要是以三价铁的形式与蛋白质、氨基酸和有机酸结合成络合物，存在于植物性食物中。这种形式的铁必须在胃酸的作用下先与有机物部分分开，并还原成二价铁（亚铁离子）后，才能被机体所吸收。血红素铁是与血红蛋白及肌红蛋白中的卟啉结合的铁。这种铁是以卟啉铁的形式直接被肠黏膜上皮细胞吸收，然后在黏膜细胞内分离出铁，并结合成铁蛋白。因此血红素铁的吸收不受各种因素的干扰。植物食品中的铁的吸收率较低，多在 10%以下，如大米为 1%，菠菜和大豆为 7%，玉米和黑豆为 3%，小麦为 5%；而动物食品中的铁的吸收率较高，如鱼类为11%，动物的肌肉和肝脏可达22%。动物的非组织蛋白质如牛奶、乳酪、蛋或蛋清等食物的铁吸收率却不高，鸡蛋仅为3%。纯蛋白质，如乳清蛋白、面筋蛋白、大豆分离蛋白等对铁的吸收还有抑制作用。

影响铁的吸收实际上是指影响非血红素铁的吸收，主要的因素有以下几种：

（1）人体生理状况及体内铁的储备量显著地影响铁的吸收。机体状况可左右铁的吸收，食物通过肠道的时间太短、胃酸缺乏或过多服用抗酸药时，影响铁离子释放而降低铁的吸收。血红素铁与非血红素铁的吸收，都受体内铁贮存量的影响，当铁贮存量多时，吸收率降低；贮存量减少时，需要量增加，吸收率亦增加。胃肠吸收不良综合征也影响铁的吸收，缺铁性贫血时铁吸收率增高。按中国传统膳食，成年男性膳食总铁平均吸收率大约为6%，育龄妇女为13%，女性吸收率高于男性是因为其体内贮存铁较低而需求又较高。

（2）维生素C能与铁形成可溶性络合物，即使在较高的pH下铁也能呈溶解状态，有利于铁的吸收，同时维生素C还可以将三价铁还原为二价铁，促进其吸收。口服较大剂量维生素C时，可显著增加非血红素铁的吸收。胱氨酸、赖氨酸、葡萄糖和柠檬酸等有类似的促进作用。维生素A在肠道内可与铁结合，保持较高的溶解度，防止诸如植酸、多酚类对铁吸收的不利作用，也已发现缺铁性贫血与维生素A缺乏往往同时存在，给维生素A缺乏者补充维生素A，即使铁的摄入量不变，铁的营养状况亦有所改善。维生素B_2有利于铁的吸收、转运与储存。

（3）膳食中脂类的含量适当对铁吸收有利，过高或过低均降低铁的吸收。各种碳水化合物对铁的吸收与存留有影响，作用最大的是乳糖，其次为蔗糖、葡萄糖，以淀粉代替乳糖或葡萄糖，则明显降低铁的吸收率。

（4）食物内钙含量丰富，可部分减少植酸、草酸对铁吸收的影响，有利于铁的吸收。但大量的钙不利于铁的吸收，原因尚不明确。锌与铁之间有较强的竞争作用，当一种过多时，就可干扰另一种的吸收。

（5）食物中的植酸盐和草酸盐可与Fe^{3+}形成不溶性铁盐，抑制铁的吸收利用。

通常动物性食物中所含的血红素铁较多，因此其吸收利用率也较高，但蛋黄中铁的吸收率只有3%，这是由于蛋黄中存在卵黄高磷蛋白，可与铁形成不溶性物质所致。

3. 铁的缺乏与过量

铁缺乏时可引起缺铁性贫血，尤其是婴幼儿、青少年、孕妇、乳母及老年人更容易发生。缺铁还可导致工作效率降低、学习能力下降、表情冷漠呆板、易烦躁、抗感染抵抗力下降等。妊娠早期贫血可造成早产、低出生体重儿及胎儿死亡。

铁缺乏是一个从轻到重的渐进过程，一般可分为三个阶段：第一阶段仅有铁储存减少，表现为血清铁蛋白测定结果降低，但尚不会引起有害的生理学后果。第二个阶段的特征是因缺乏足够的铁而影响血红蛋白和其他必需铁化合物的生成，但尚无贫血。第三个阶段是明显的缺铁性贫血期，其症状主要有皮肤黏膜苍白、易疲劳、头晕、畏寒、气促、心动过速和记忆力减退等。

铁中毒分急性和慢性两种。急性中毒发生在儿童中，主要症状为消化道出血，甚至死亡。慢性中毒则由于长期过量服用补铁剂或慢性酒精中毒使铁吸收增加而引起，主要症状为皮肤铁血黄素沉积、糖尿病、肝硬化等。

4. 铁的参考摄入量及食物来源

铁在体内可被反复利用，排出量很少。2017年中华人民共和国国家卫生健康委员会《中国居民膳食营养素参考摄入量》（第3部分：微量元素）推荐摄入量（RNI）成年男性为12mg/d，女性为20mg/d，50岁以上人群均为12mg/d，可耐受的最高摄入量（UL）成人为42mg/d。

膳食中铁的良好来源为动物性食物，如肝脏、瘦肉、动物全血、禽类、鱼类等。但乳制品里的含铁量较少，牛奶的含铁量更低，长期用牛奶喂养的婴儿，应及时补充含铁较丰富的食物。植物食物中海带、发菜、干蘑菇、黑木耳、紫菜、芝麻的铁含量较高，各种豆类含铁量也较丰富，一些蔬菜（如油菜、芹菜等）也含有丰富的铁。常见食物的含铁量见表1-18。

表1-18　常见食物的含铁量（mg/100g）

食物名称	含量	食物名称	含量	食物名称	含量
鸭血	30.5	绿豆	6.5	杏仁（炒）	3.9
鸡血	25	花生仁（炒）	6.9	核桃仁	3.2
沙鸡	24.8	黄花菜（干）	16.5	白果（干）	0.2
猪肝	22.6	黄花菜（鲜）	8.1	莲子（干）	3.6
鸭肝	23.1	小米	5.1	松子仁	4.3
牛肝	6.6	黄豆	8.2	蛋糕（烤）	4.4
羊肝	7.5	黑豆	7	口蘑	19.4
鸡肝	12	大米	2.3	芹菜	1.2
排骨	1.4	标准面粉	3.5	藕粉	41.8
瘦猪肉	3	富强粉	2.7	紫菜	54.9
蚌肉	50	干枣	2.3	菠菜	2.9
蛏子	33.6	葡萄（干）	9.1	芝麻（黑）	22.7
蛤蜊	22	豇豆	7.1	芝麻（白）	14.1
蛋黄	6.5	牛乳	0.3	芝麻酱	9.8
蛋黄粉	10.6	红蘑	235.1	冬菜	11.4

（四）锌

成人体内锌的含量为2～3g，分布在人体所有的组织器官中，以肝、肾、肌肉、视网膜、前列腺内的含量为最高。人体中的锌约60%存在于肌肉中，30%存在于骨骼中，后者不易被动用。锌在小肠中被吸收，其吸收率为20%～30%。锌对生长发育、智力发育、免疫功能、物质代谢和生殖功能等均具有重要作用。

1. 锌的生理功能

锌是一种多功能元素，其生理功能主要有以下几个方面：

（1）构成机体多种酶成分，已知人体内有200多种酶含锌，是RNA、DNA聚合酶呈现活性所必需的，参与蛋白质和核酸的代谢。

（2）锌对胎儿的生长发育非常重要，能促进性器官和性功能的正常发育。

（3）锌与唾液淀粉酶结合成味觉素，对味觉和食欲起促进作用。

（4）锌能直接影响胸腺细胞的增殖，使胸腺激素分泌正常，维持正常免疫功能。

（5）锌参与维生素A和视黄醇结合蛋白的合成，维持正常的暗适应能力，并有保护皮肤健康的作用。

2. 锌的缺乏与过量

锌缺乏对儿童少年危害较大，表现为食欲不振、味觉减退、有异食癖、生长发育迟缓、皮炎、伤口不易愈合、暗适应能力下降、性器官发育不全，严重缺乏时可导致侏儒症。孕妇锌缺乏可导致胎儿畸形。成人长期缺锌可导致性功能减退、精子数减少、皮肤粗糙、免疫功能降低等。锌缺乏的临床表现如表 1－19 所示。

表 1－19 锌缺乏的临床症状

体征	临床表现
味觉障碍	偏食、厌食或异食
生长发育不良	矮小、瘦弱、秃发
皮肤疾患	皮肤干燥、炎症、疱疹、皮疹、伤口愈合不良、反复性口腔溃疡
视觉障碍	白内障和夜盲
免疫力减退	反复感染、感冒次数多
性发育或功能障碍	男性不育
认知行为改变	认知能力不良、精神萎靡、精神发育迟缓、行为障碍
妊娠反应加重	嗜酸、呕吐加重
胎儿宫内发育迟缓	生产小婴儿、低体重儿
分娩并发症增多	产程延长、伤口感染、流产、早产
胎儿畸形率增高	脑部、中枢神经系统畸形

锌摄入过量可引起中毒，主要特征是锌对胃肠道的直接作用导致急性腹痛、腹泻、恶心、呕吐等临床症状，并可引起铜的继发性缺乏，胃损伤及免疫功能抑制。

3. 锌的参考摄入量及食物来源

2017 年中华人民共和国国家卫生健康委员会《中国居民膳食营养素参考摄入量》（第 3 部分：微量元素）推荐锌的 RNI 为成年男性 12.5mg/d，女性 7.5mg/d，UL 为 40mg/d。

锌的食物来源广泛，普遍存在于各种食物中，但食物含锌量因地区、品种不同而有较大差异，锌的利用率也不同。通常动物性食物含锌丰富而且吸收率高，尤其是海产品是锌的良好来源，肉、蛋、奶含量次之。豆类、谷类胚芽、燕麦、花生、调味品、全麦制品等也富含锌，植物性食物含锌较少。

（五）硒

硒在人体内的含量为 14～21mg，广泛分布在体内除脂肪外的所有细胞和组织中。其中以肝、肾、胰、脾、牙釉质和指甲中较高，肌肉、骨骼和血液中浓度次之。硒主要在小肠内被吸收，人体对食物中硒的吸收率为 60％～80％，吸收后的硒经代谢后大部分经肾脏由尿排出。

1. 硒的生理功能

（1）硒是组成谷胱甘肽过氧化物酶的重要成分，有利于清除体内过多的活性氧自由基，具有抗氧化作用，能保护细胞膜免受过氧化物损害，从而维持细胞的正常功能。硒是迄今为止发现的最重要的抗衰老元素，能够延缓衰老。

（2）硒能维护心脏、血管的结构和功能，研究发现，血硒高的地区，心血管疾病发病率低。

（3）硒与维生素 E 有协同作用，能减轻视网膜的氧化损害，并使糖尿病患者的视网膜病变得到改善。

（4）硒能拮抗有毒物质，消除体内重金属积累，具有解除重金属中毒的能力，如铅、汞、镉，与之结合形成金属硒蛋白复合物而解毒。此外，硒能影响肝血红素代谢，降低黄曲霉素 B_1 的毒性。

（5）研究发现，硒有抗癌作用，硒缺乏地区肿瘤发病率明显增高。硒被科学家称为人体微量元素中的“抗癌之王”。硒与人类多种癌症的发病率呈负相关，并能显著地预防和抑制动物的自发性、移植性和化学致癌剂诱发的肿瘤的发生、发展、散播和复发。

2. 硒的缺乏与过量

缺硒可以引起克山病。克山病是一种以多发性灶状心肌坏死为主要特征的地方性心脏病，临床特征为心肌凝固性坏死，伴有明显心脏扩大、心功能不全和心律失常，重者发生心源性休克或心力衰竭，死亡率高达85%。另外，缺硒也被认为是发生大骨节病的重要原因。大骨节病是一种地方性、多发性、变形性骨关节病。它主要发生在青少年时期，严重地影响骨发育和日后的劳动生活能力。

硒摄入过量也可引起中毒，主要表现为恶心、呕吐、脱发、指甲变形、烦躁、周围神经炎等。

3. 硒的参考摄入量及食物来源

2017 年中华人民共和国国家卫生健康委员会《中国居民膳食营养素参考摄入量》（第 3 部分：微量元素）建议硒的推荐摄入量（RNI）成人为 60ug/d，可耐受的最高摄入量（UL）为 400ug/d。

食物中硒的含量受其产地的土壤和水源中硒元素水平的影响，因而有很大的地区差异。通常海产品和动物内脏是硒的良好膳食来源，如鱿鱼、鱼子酱、海参、其他贝类、鱼类和肾脏等。畜禽肉类、全粒谷物及大蒜也含有较多的硒。蔬菜中含量较少。常见富含硒的食物及其含硒量见表 1－20。

表 1－20　常见富含硒的食物及其含硒量（mg/100g）

食物名称	含量	食物名称	含量	食物名称	含量
魔芋精粉	350.15	猪肾（猪腰子）	111.77	鲍鱼	21.38
腊肉（生）	23.52	西瓜子（炒）	23.44	鲍鱼（干）	66.6
油面筋	22.8	珍珠白蘑	78.52	河蚌	20.24
沙鸡	36.3	羊肉（肥瘦）	32.2	生蚝	41.4
松花蛋（鸡蛋）	44.32	鸡蛋黄（乌骨鸡）	22.62	扇贝干	76.35
咸鸭蛋	24.04	松花蛋（鸭蛋）	25.24	螺	37.94
鹌鹑蛋	25.48	鹅蛋	27.24	海参干	1 150
青鱼	37.69	石斑鱼	24.57	墨鱼干	1 104.4
黄鳝	34.56	泥鳅	35.3	乌鱼蛋	37.97
海鳗	25.85	带鱼	36.57	婴儿奶粉	23.71
小黄花鱼	55.2	大黄花鱼	42.57	蛏子	55.14
沙丁鱼	48.95	金线鱼	48.3	蛏干	1 121.2
大马哈鱼	29.47	鲈鱼	33.06	牡蛎	86.64
鳗鱼	33.66	鳜鱼	26.5	扇贝	20.22
平鱼	27.21	鲨鱼	57.02	蛤蜊	54.31
河虾	29.65	海虾	56.41	海参	63.93
对虾	33.72	基围虾	39.7	墨鱼	37.52

续表

食物名称	含量	食物名称	含量	食物名称	含量
虾皮	74.43	虾米	75.4	鱿鱼干	156.12
河蟹	56.72	海蟹	82.65	章鱼	47.86

（六）碘

通常成人体内含碘20～50mg，其中约15mg存在于甲状腺组织内，其余分布在骨骼肌、肺、卵巢、肾、淋巴结、肝、睾丸和脑组织中。

1. 碘的生理功能

碘在体内主要参与甲状腺素的合成，因此其生理功能主要通过甲状腺素的生理功能来体现。甲状腺素最显著的作用是促进组织的氧化作用，增加氧的消耗和热能的产生；促进生长发育，调节和控制机体的基础代谢。体内含碘量降低，可引起脑垂体促甲状腺激素分泌增加，不断地刺激甲状腺而引发甲状腺肿大。我国西南、西北及内陆山区均为缺碘地区，是引起地方性甲状腺肿及克汀病（呆小病）的流行区域。目前，我国通过普遍食盐加碘为主要策略已经达到了消除碘缺乏病的目标。

2. 碘的缺乏与过量

地方性甲状腺肿大与地方性克汀病是典型的碘缺乏症。孕妇严重缺碘可影响胎儿神经、肌肉的发育及引起胚胎期和围生期胎儿死亡率上升；婴幼儿缺碘可引起以生长发育迟缓、智力低下、运动失调等为特征的克汀病。

近年来碘过量受到了国际甲状腺学界和地方病学界的高度重视，研究认为碘过量的危害是甲亢、甲减、AITD发病率升高。

3. 碘的参考摄入量及食物来源

2017年中华人民共和国国家卫生健康委员会《中国居民膳食营养素参考摄入量》（第3部分：微量元素）提出的每人每日碘的RNI，成年人为120ug/d，成年人碘的UL为600ug/d。

含碘高的食物主要为海产的动植物，如海带、紫菜、海蜇、海虾、海蟹、海盐等，如表1-21所示。另外，也可采取碘强化措施来增加碘的摄入。

表1-21 含碘较高的海产品食物（μg/100g）

食物名称	含碘量	食物名称	含碘量	食物名称	含碘量
海带（干）	240 000	海参	6 000	海盐（山东）	29～40
紫菜（干）	18 000	龙虾（干）	600	湖盐（青海）	298
海蜇（干）	1 320	带鱼（鲜）	80	井盐（四川）	753
淡菜	1 200	黄花鱼（鲜）	120	再制盐	100
干贝	1 200	干发菜	18 000		

同步训练

参照人体所需各种矿物质的食物来源、推荐摄入量及影响吸收的因素，教师引导学生分组讨论老年人如何在日常膳食中摄入适宜的矿物质，避免缺乏或过量。

任务七

维生素认知

情境导入

维生素，是维持生命与健康的重要营养素，任何年龄的人群都需要，但老年人由于机体的衰落，对某些维生素有更多需求。因此，应适当补充。如维生素E是一种天然的抗氧化剂，能大力清除“人体垃圾”——自由基，从而保护体内组织与细胞的健康。近年的研究认为，维生素E有抗肿瘤及调节脂质代谢、预防血管硬化、改善末梢循环、预防老年性白内障、减轻更年期综合征症状等抗衰老作用。维生素E广泛存在于各种蔬菜、粮食提炼的植物油如豆油、玉米油、花生油、菜籽油中。

任务描述

结合维生素相关知识，分析老年人应如何科学地补充维生素以促进和维持身体健康。

相关知识

维生素是一类化学结构与生理功能各不相同的微量有机物质。与其他营养素不同的是，维生素既不能供给能量也不构成机体组织，只需要少量即能维持人体正常生理功能，但机体不能合成或合成量很少，必须由食物供给，当机体缺乏时可表现其特有的维生素缺乏症。

维生素种类很多，目前发现的已经有30余种，按其溶解性质可分为脂溶性维生素和水溶性维生素。脂溶性维生素有维生素A、D、E、K四大类，水溶性维生素有B族维生素和维生素C两大类。脂溶性维生素和水溶性维生素的特点如表1－22所示。

表1－22　脂溶性维生素和水溶性维生素的特性

脂溶性维生素	水溶性维生素
分子中含有碳、氢、氧元素	分子中含碳、氢、氧，还含有钴、硫等
溶于脂肪，不溶于水	溶于水，不溶于脂肪
有维生素前体	一般无前体

续表

脂溶性维生素	水溶性维生素
与脂类物质一同吸收	易吸收
可在体内储存，过量会引起中毒	不在体内储存，多余排出体外

一、脂溶性维生素

脂溶性维生素包括维生素 A、D、E、K，大部分贮存于脂肪组织和肝脏，其在肠道中的吸收都与脂类密切相关，若摄入过多易在体内蓄积，会引起中毒。

（一）维生素 A

狭义的维生素 A 又叫视黄醇，是人类最早发现的维生素，广义的还应有维生素 A 原。

维生素 A 主要有两种形式：维生素 A_1 为视黄醇，主要以棕榈酸酯的形式存在于海鱼的肝脏、乳脂和蛋黄中；维生素 A_2 为 3-脱氢视黄醇，主要存在于淡水鱼的肝脏中。

植物体中所含有的黄、红色素中很多属于类胡萝卜素，在人体内类胡萝卜素可以被转化为维生素 A，并具有维生素 A 的生物活性，所以通常称它们为维生素 A 原。其中比较重要的是 β-胡萝卜素、γ-胡萝卜素、α-胡萝卜素和玉米黄素，并且以 β-胡萝卜素的活性最高。

维生素 A 为淡黄色结晶，不溶于水，对热、酸、碱比较稳定。在一般的烹调和罐头制品中不易被破坏，但易被空气中的氧所氧化破坏，尤其在高温条件下更易氧化。紫外线可以促进这种氧化反应的进行。脂肪酸败时，所含维生素 A 和胡萝卜素将被严重破坏。当食物中有维生素 C、维生素 E、磷脂等抗氧化剂存在时，可以保护脂肪及脂溶性维生素免遭破坏。

在动物体内，维生素 A 可被氧化成视黄醇，并进一步氧化成视黄酸，视黄醇和视黄酸同样具有视黄醇的生物活性。植物体内存在的类胡萝卜素呈红、黄颜色。通常食物中的色泽越深，类胡萝卜素的含量就越高。类胡萝卜素的溶解度和稳定性等物理性质与维生素 A 相似。

1. 维生素 A 的生理功能

（1）维持正常视觉。

维生素 A 在体内参与眼球视网膜内视紫质的合成与再生，以维持正常视力。眼的光感受器是视网膜上的杆状细胞和椎状细胞。在这两种细胞中都存在着对光敏感的色素，这类色素（即视紫红质）的形成需要维生素 A 的参加。眼球内层视网膜上的感光物质视紫红质，由维生素 A 视蛋白结合而成，具有感受弱光的作用，能使人在昏暗光线下看清物体。如果维生素 A 缺乏，就会影响到视紫红质的合成速度或停止合成，引起夜盲症，暗适应能力减弱，在黄昏或明亮处走入暗处时，不能很快看清视物。只要供给足量的维生素 A，症状即可消失。

（2）保持上皮细胞组织的正常生长和分化。

维生素 A 能参与糖基转移酶系统的功能，对糖基起到运载作用，以保持黏膜上皮细胞中糖蛋白的正常合成。维生素 A 缺乏会出现上皮组织萎缩，皮肤干燥粗糙、失去光泽、脱屑，毛囊角化，汗腺和皮脂腺萎缩等症状。维生素 A 缺乏，还可使眼结膜、角膜干燥而引起干眼病，严重时角膜软化、溃疡、穿孔、失明。

（3）维持骨骼和牙齿的正常发育。

维生素 A 可以促进骨细胞的分化，缺乏时可使破骨细胞数目减少，成骨细胞功能失控，并导致骨膜骨质过度增生，骨腔变小，压迫周围的组织而产生神经压迫症状。

（4）增强生殖力。

维生素 A 的缺乏可能会造成雌激素黄体酮的合成减少，生物活性下降，进而影响到肾上腺、生殖腺及胎盘中类固醇激素的产生，使生殖能力明显下降。

（5）促进生长发育。

维生素 A 在细胞分化中具有重要作用，对生长发育有促进作用。维生素 A 缺乏一方面可使蛋白质的生物合成及体细胞分化受阻而影响正常的生长发育；另一方面会使味蕾角质化而引起食欲下降，有碍青少年儿童的生长发育。

（6）提高免疫功能。

维生素 A 通过调节细胞免疫和体液免疫来提高免疫功能，它可能与增强巨噬细胞和自然杀伤细胞的活力、改变淋巴细胞的生长或分化有关。

（7）清除自由基与抑制癌症。

胡萝卜素有很好的抗氧化作用，能清除人体内的自由基，使得它在延缓衰老方面发挥作用。据科学家证明，胡萝卜素和维生素 A 可以促进人体皮肤及黏膜组织细胞的正常分裂，控制其恶变的可能，从而可抑制癌症。

2. 维生素 A 的缺乏与过量

（1）缺乏。

维生素 A 缺乏已成为许多发展中国家的一个主要公共卫生问题。维生素 A 缺乏及其导致的干眼病患病率相当高。维生素 A 缺乏时，暗适应能力下降，严重时可导致夜盲症；可引起上皮组织的改变，如上皮干燥、粗糙、毛囊角化，呼吸、消化、泌尿、生殖上皮细胞角化变性，局部抵抗力降低，引起感染；还可引起角膜干燥角化，形成干眼病，进一步可导致角膜软化、溃疡、穿孔，甚至失明。儿童缺乏维生素 A 可使生长停滞、发育迟缓、骨骼发育不良；孕早期维生素 A 缺乏可引起早产、分娩低体重儿等。

（2）过量。

由于维生素 A 可以在机体内储存，因此摄入大剂量维生素 A 可引发急性、慢性及致畸毒性。急性毒性是由于一次或多次连续摄入成人推荐量的 100 倍，早期症状有恶心、呕吐、头痛、眩晕、视觉模糊、肌肉失调、囟门突起。当剂量极大时，可出现嗜睡、厌食、少动、瘙痒、反复呕吐等。慢性毒性比急性毒性常见，症状为头痛、脱发、唇裂、肌肉僵硬、皮肤瘙痒、长骨末端周围部分疼痛、肝脏肿大等。孕妇早期摄入大剂量维生素 A 可导致胚胎吸收、流产、出生缺陷和子代永久性学习能力丧失等致畸毒性。

3. 维生素 A 的参考摄入量与食物来源

维生素 A 的供给量以视黄醇当量（RE）来表示，其含义是包括维生素 A 和 β-胡萝卜素在内的具有维生素 A 活性的物质相当于视黄醇的量。

2018 年中华人民共和国国家卫生健康委员会制定的《中国居民膳食营养素参考摄入量》（第 4 部分：脂溶性维生素）推荐摄入量（RNI）成年男性为每天 800μg 视黄醇当量，女性为 700μg 视黄醇当量，可耐受的最高摄入量为 3 000μg 视黄醇当量。由于胡萝卜素在体内利用率不很稳定，建议成人供给量中至少有 1/3 来自动物性食物。

1ug 维生素 A＝1RE

1ug 胡萝卜素＝0.167μgRE

1ug 其他维生素 A 原＝0.084μgRE

食物中总视黄醇当量（μgRE）＝维生素 A（μg）＋β-胡萝卜素（μg）×0.167＋其他维生素 A 原（μg）×0.084

维生素A最主要的来源是各种动物的肝脏、鱼肝油、鱼卵、全奶、奶油、禽蛋等；植物性食物中含β-胡萝卜素较多的是红色、橙色、深绿色的蔬菜和水果，如胡萝卜、菠菜、苜蓿、豌豆苗、红心红薯、番茄、油菜、韭菜、辣椒、冬苋菜等蔬菜，芒果、橘子、枇杷等水果。含维生素A视黄醇当量丰富的食物见表1-23，含胡萝卜素较丰富的食物见表1-24。

表1-23 含维生素A视黄醇当量丰富的食物（μg/100g）

食物名称	维生素A含量	食品名称	维生素A含量
猪肝	4 972	鸡蛋黄	438
牛肝	20 220	鸭蛋	261
羊肝	20 972	咸鸭蛋（熟）	134
鸡肝	10 414	牛奶粉（全脂）	141
河蟹	389	白脱（牛油黄油）	534
鸭肝	1 040	鸡蛋粉（全）	525
鸡蛋（白皮）	310	奶油	1 042
鸡蛋（红皮）	194	鹅肝	6 100

表1-24 含胡萝卜素较丰富的食物（μg/100g）

食物名称	胡萝卜素含量	食物名称	胡萝卜素含量
乌菜（塌棵菜）	1 010	胡萝卜（红）	4 130
小白菜	1 680	茼蒿（叶）	1 510
油菜薹	540	芹菜（叶）	2 930
芥蓝	3 450	韭菜	1 410
雪里蕻（鲜）	310	西兰花	7 210
苋菜（青）	2 110	苜蓿	2 640
菠菜	2 920	南瓜	890
蕹菜（空心菜）	1 520	荠菜	2 590
莴苣叶	880	杏	450
胡萝卜（黄）	4 010	柿子	120
芒果	8 050	橘子	1 660

（二）维生素D

维生素D对人体来说是一种非常重要的维生素。维生素D是类固醇的衍生物，具有维生素D活性的化合物约有10种，都是具有钙化醇生物活性的物质，其中以维生素D_2（麦角钙化醇）和维生素D_3（胆钙化醇）最重要。

维生素D也存在前体物质，可由光照转变成维生素D，酵母菌或麦角中的麦角固醇在日光或紫外线照射下可转变成维生素D_2；人体皮下存在7-脱氢胆固醇，在日光或紫外线照射下可转变成维生素D_3，由此可见，多晒太阳是防止维生素D缺乏的方法之一。

维生素D是一种白色晶体，能溶于脂肪。它的化学性质比较稳定，在中性及碱性溶液中能耐高温和耐氧化，在130℃加热90min，生理活性仍能保存，但在酸性条件下逐渐分解。所以通常的烹调加工不会引起维生素D的损失，但脂肪酸败破坏维生素D。

1. 维生素 D 的生理功能

膳食摄入或由皮肤合成的维生素 D 没有生理活性，必须被运输到其靶器官后才能被激活，转变成其活性形式。维生素 D 的主要功能是调节体内钙、磷的正常代谢，促进钙、磷的吸收和利用，维持儿童和成人骨质钙化，促使儿童骨骼生长，保持牙齿正常发育。

近年来维生素 D 的作用已不再囿于调节钙磷代谢和维护骨骼健康，其在肌肉、心血管疾病、糖尿病、癌症、自身免疫和炎症反应等中的作用也逐渐被关注。

2. 维生素 D 的缺乏与过量

（1）缺乏。

维生素 D 缺乏导致肠道对钙和磷吸收减少，肾小管对钙和磷的重吸收减少，影响骨钙化，使骨骼和牙齿矿化异常。其症状主要有以下几种：

1）佝偻病。

主要出现于儿童中，典型的佝偻病可表现为低钙血症和牙齿萌出延迟，骨骼不能正常钙化、变软、易弯曲、导致 X 形或 O 形腿、鸡胸、贫血和易患呼吸道感染，还可影响到神经、肌肉、造血、免疫等器官的功能。

2）骨质软化症。

成年人尤其是妊娠和哺乳期妇女及老年人容易发生骨质软化。初期表现为腰背部和腿部不定位时好时坏的疼痛，活动时加剧。严重时，骨骼脱钙，发生骨质疏松、自发性或多发性骨折。

3）骨质疏松症。

主要表现为骨矿物质密度减少，骨小梁变细减少，骨质变松变薄，常导致脊椎骨压缩变形、股骨颈和前臂腕骨部骨折。骨质疏松的变化随年龄的增加而加重。

4）手足痉挛症。

维生素 D 缺乏，钙吸收不足、甲状腺功能失调或其他原因造成血清钙水平降低时可引起手足痉挛症，表现为肌肉痉挛、小腿抽筋、惊厥等。

（2）过量。

不适当地过量服用维生素 D 也可导致人体中毒，其症状为高血钙症、高尿钙症、厌食、腹泻、恶心、呕吐、口渴、多尿、皮肤瘙痒、肌肉乏力、关节疼痛等。由于钙可在软组织（如心脏、血管、肾小管）内沉积，往往造成心脏、肾脏及大动脉钙化，引起心血管系统异常而导致肾衰竭。妊娠期和婴儿初期过多摄取维生素 D，可引起出生体重偏低，严重者可有智力发育不良及骨硬化，但其中毒剂量尚未确定。

3. 维生素 D 的参考摄入量与食物来源

2018 年中华人民共和国国家卫生健康委员会制定的《中国居民膳食营养素参考摄入量》（第 4 部分：脂溶性维生素）建议维生素 D 推荐摄入量（RNI）为成年人每天 10ug，65 岁以上老年人每天 15ug。

维生素 D 主要来自动物肝脏、鱼肝油、蛋黄等。奶类食物含量不高，故 6 个月以下以奶为主食的婴儿，要适量补充，但不可过量。肉类食品及植物性食物含量很少。成年人若能经常接受日照，一般膳食条件下无须补充。对婴儿及儿童来说，经常晒太阳是机体获得维生素 D 的重要途径。

（三）维生素 E

维生素 E 是所有具有 α 生育酚活性的生育酚和生育三烯酸及其衍生物的总称。目前已知有 4 种生育酚，以 α 生育酚生物活性最高，并作为维生素 E 的代表进行研究。α 生育酚对热和酸稳定，对

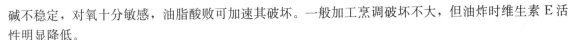

碱不稳定，对氧十分敏感，油脂酸败可加速其破坏。一般加工烹调破坏不大，但油炸时维生素 E 活性明显降低。

1. 维生素 E 的生理功能

（1）抗氧化。

维生素 E 对氧敏感，故是极有效的天然抗氧化剂，它能阻止不饱和脂肪酸的氧化，减少过氧化脂质的形成，从而保护细胞膜和细胞器的完整性，维护其正常功能。维生素 E 还能保护某些含巯基的酶不被氧化，从而保护了许多酶系统的活性。

（2）抑制肿瘤发生。

维生素 E 在抑制肿瘤方面，和维生素 C 是一对孪生者，它能阻断亚硝酸盐的形成，从而阻断亚硝酸与体内的胺或酰胺的反应，防止形成亚硝胺。还有研究表明，维生素 E 和硒能共同保护细胞膜、细胞核和染色体不受致癌物的伤害。

（3）抗衰老美容作用。

人体细胞膜含有不饱和脂肪酸，在含氧较多的组织中也容易发生氧化反应，特别是在光照等作用下生成过氧化脂质，即使在含氧较少的组织中也会缓慢进行，同时会致人衰老，如色素沉着“老年斑”的出现。维生素 E 有抗氧化作用，从而可以减少脂褐质的形成；同时维生素 E 还可以改善皮肤弹性，使性腺萎缩减轻，提高免疫能力。因此，维生素 E 在预防衰老中的作用也日益受到重视。

（4）治疗贫血作用。

维生素 E 可以保护红细胞细胞膜上的不饱和脂肪酸不被氧化破坏，避免红细胞破裂而产生的溶血性贫血。

（5）与动物的生殖功能有关。

动物实验证明，动物体内维生素 E 缺乏时可损害动物生殖系统，出现睾丸萎缩及其上皮变性，并且这种变性不可恢复。但对人类尚未发现有因维生素 E 缺乏而引起不育症的。临床上常用维生素 E 治疗先兆性流产和习惯性流产。

（6）调节血小板的黏附力和聚集作用。

维生素 E 可减少血小板血栓素的释放，抑制血小板的凝聚，从而减少心肌梗死及中风的危险性。

2. 维生素 E 的缺乏与过量

（1）缺乏。

维生素 E 广泛存在于食物中，因而较少发生由于维生素 E 摄入量不足而产生缺乏症。但如果脂肪吸收出现障碍或其他膳食因素造成维生素 E 长期不足时，则会出现维生素 E 缺乏症——溶血性贫血，表现为红细胞脆性增加及寿命缩短。另外，流行病学的研究结果指出，维生素 E 和其他抗氧化剂的摄入量较少、血浆维生素 E 较低，可能使患某些癌、动脉粥样硬化、白内障及其他老年退行性病变的危险性增加。

（2）过量。

在脂溶性维生素中，维生素 E 的毒性相对较小。但摄入大剂量维生素 E 有可能出现中毒症状，如短期肠胃不适、肌无力、皮炎等。婴幼儿大量摄入维生素 E 可使坏死性小肠炎发生率明显增加。目前不少人自行补充维生素 E，但每天摄入量以不超过 400mg 为宜。

3. 维生素 E 的参考摄入量与食物来源

2018 年中华人民共和国国家卫生健康委员会制定的《中国居民膳食营养素参考摄入量》（第 4 部分：脂溶性维生素）推荐中国居民维生素 E 的适宜摄入量（AI）为成人每天 14mg α 生育酚当量，

可耐受的最高摄入量（UL）为成人每天700mg α生育酚当量。有人建议对推荐的维生素E摄入量需要考虑膳食多不饱和脂肪酸的摄入量，成人每摄入1g多不饱和脂肪酸，应摄入0.4mg维生素E。

维生素E广泛地分布于动物性食物和植物性食物中，麦胚油、向日葵油、棉籽油等植物油中含量最高，其他如各种坚果类、豆类和谷类也含有丰富的维生素E；肉类、鱼类、奶类等动物性食品及水果蔬菜类也含有此种维生素，但含量较少。常见食物的维生素E含量见表1－25。

表1－25 常见食物的维生素E含量（mg/100g）

食物名称	含量	食物名称	含量
棉籽油	86.45	芝麻油（香油）	68.53
玉米油	51.94	豆油	93.08
菜籽油	60.89	胡萝卜（红）	0.41
花生油	42.06	甘薯（白心）	0.43
奶油	66.01	马铃薯	0.34
全牛乳	0.48	番茄	0.57
鸡蛋（红皮）	2.29	苹果	2.12
鸡蛋（白皮）	1.23	香蕉	0.24
牛肝	0.13	葡萄（红玫瑰）	1.66
鸡肉	0.67	樱桃	2.22
猪肝	0.86	青豆	10.09

（四）维生素K

维生素K一般有三种类型：维生素K_1、维生素K_2、维生素K_3，是人工合成物。维生素K易被碱或光破坏。

1. 维生素K的生理功能

维生素K在医学上作为止血药应用，所以它有“止血功臣”之称。维生素K不仅是凝血酶原的主要成分，而且还能促使肝脏凝血酶的合成。

2. 维生素K的缺乏与过量

维生素K又叫“凝血维生素”，参与凝血过程。当人体缺乏维生素K时，肝脏产生的凝血酶原减少，从而导致出血后血液凝固机制出现障碍，较轻者凝血时间延长，而严重者可能会有显著出血情况，例如皮下可出现紫癜或瘀斑、鼻衄、齿龈出血、创伤后流血不止等情况。有时还会出现肾脏及胃肠道出血。

人体对维生素K的使用有限，因而所产生的过多症也更为罕见。国外有报道，当用维生素K预防新生儿颅内出血过量时，会产生溶血性贫血。过多补充维生素K，孕妇也可产生溶血性贫血，且其新生儿会出现高胆红素血症，甚至核黄疸。有特异性体质的老年人，过量服用维生素K后，可诱发溶血性贫血、过敏性皮炎等。

3. 维生素K的参考摄入量与食物来源

人体维生素K的来源有两方面：一是从肠道细菌中合成，占维生素K总量的50%～60%；二是从食物中来，占总量的40%～50%。绿叶蔬菜含量最高，其次是内脏、肉类、乳类。2018年中华人民共和国国家卫生健康委员会制定的《中国居民膳食营养素参考摄入量》（第4部分：脂溶性维生素）推荐，成年人每日维生素K的适宜摄入量（AI）为80μg。如果有一半可以从肠道细菌中取得，则从食物中所需的量为此值的一半。

二、水溶性维生素

水溶性维生素包括B族维生素和维生素C两大类。B族维生素主要有维生素B_1、维生素B_2、维生素B_6、维生素B_{12}、烟酸、叶酸等。水溶性维生素在体内仅有少量贮存，需每天通过食物补充，摄入不足易引起缺乏症。

（一）维生素B_1

维生素B_1又称硫胺素，是人类发现最早的维生素之一。维生素B_1为白色结晶，溶于水，微溶于乙醇，气味似酵母。维生素B_1在空气中和酸性环境中较稳定，在中性和碱性环境中遇热容易破坏，所以在烹调食品时，如果加碱过多就会造成维生素B_1的损失。因维生素B_1易溶于水，故在淘米或蒸煮时，常因溶于水而导致缺失。

1. 维生素B_1的生理功能

（1）辅酶功能。

维生素B_1在小肠中被吸收，在肝中被磷酸化为硫胺素焦磷酸酯（TPP），以辅酶的形式参与糖代谢。

（2）在神经生理上的作用。

维生素B_1在神经组织中可能具有一种特殊的非酶作用，当维生素B_1缺乏时会影响某些神经递质的合成与代谢，干预正常的神经传导，以致影响内脏和周围神经功能。同时维生素B_1摄入不足时，糖代谢发生障碍，使能量不能充分供给神经系统，而糖代谢的中间产物（丙酮酸、乳酸）在神经组织中堆积，出现健忘、不安、易怒或忧郁等症状。

（3）其他功能。

维生素B_1对于维持心脏正常功能、促进水盐代谢、刺激胃肠的蠕动和消化液的分泌、维持正常食欲等有明显的作用。

2. 维生素B_1的缺乏与过量

维生素B_1的缺乏常因摄入不足、需要量增高和吸收利用障碍而引起，肝损害、酗酒也可造成维生素B_1的缺乏。早期缺乏可出现疲劳、烦躁、记忆力减退、睡眠障碍、心前区疼痛、厌食、腹部不适和便秘。严重时形成脚气病而主要损害神经血管系统。其临床症状主要有三种：

（1）湿性脚气病。以水肿和心脏症状为主的脚气病，出现心悸、气促、心动过速和水肿，心电图可见低电压、右心室肥大。

（2）干性脚气病。以多发性神经炎症为主，出现上行性周围神经炎，表现为指趾麻木、肌肉酸痛、压痛，尤其以腓肠肌为甚。

（3）混合型脚气病。可同时出现神经和心血管系统症状。

摄入过量的维生素B_1容易为肾脏排出。长期口服维生素B_1而未引起任何毒副反应的事实证明，其毒性非常低。已知每天摄入50～500mg的情况下，未见不良反应。

3. 维生素B_1的参考摄入量与食物来源

2018年中华人民共和国国家卫生健康委员会制定的《中国居民膳食营养素参考摄入量》（第5部分：水溶性维生素）建议膳食维生素B_1的推荐摄入量（RNI）为成年男性每日1.4mg，女性每日1.2mg。

维生素 B_1 来源较广，含量最多的是米糠、麸皮、糙米、全麦粉、麦芽、豆类、酵母、干果、硬果及瘦肉、动物内脏等。粮谷类的维生素 B_1 主要存在于谷粒糊粉层和胚芽层，如加工碾磨过分精白，则损失过多。此外，烹调方法不当，如加碱、捞米饭、弃饭汤、高温油炸食品，在水中反复搓洗等也易造成维生素 B_1 的损失。常见食物中维生素 B_1 的含量见表 1－26。

表 1－26　常见食物中维生素 B_1 的含量（mg/100g）

食物名称	含量	食品名称	含量
稻米（籼、标一）	0.15	黄豆	0.41
稻米（早籼特等）	0.13	豌豆	0.49
面粉（标准粉）	0.28	花生仁（生）	0.72
面粉（富强粉）	0.17	猪肝	0.27
小米	0.33	猪肉（腿）	0.53
高粱米	0.29	猪心	0.19
玉米（白）	0.27	牛肝	0.16
玉米（黄）	0.21	鸡蛋黄	0.33

（二）维生素 B_2

维生素 B_2 即核黄素，纯品为橘黄色针状结晶，溶于水中呈黄绿色，在中性或酸性溶液中对热稳定，但在碱性溶液中则很容易被破坏。游离的维生素 B_2 对光敏感，如牛奶中的维生素 B_2 大部分为游离型，因此牛奶置于日光照射下 2h，维生素 B_2 可被破坏一半。一般食物中的维生素 B_2 与磷酸和蛋白质呈结合型的复合物，这种结合型的维生素对光比较稳定。

1. 维生素 B_2 的生理功能

（1）参与体内生物氧化与能量生成。

维生素 B_2 与碳水化合物、蛋白质、核酸和脂肪的代谢有关，可提高机体对蛋白质的利用率，促进生长发育，维护皮肤和细胞膜的完整性。

（2）参与色氨酸形成烟酸的过程。

作为辅酶，参与色氨酸变为烟酸、维生素 B_6 转变为磷酸吡哆醛的过程。

（3）具有抗氧化活性。

作为谷胱甘肽还原酶的辅酶，参与体内的抗氧化防御系统，维持还原性谷胱甘肽的浓度。

（4）与机体铁的吸收、储存和动员有关。

2. 维生素 B_2 的缺乏与过量

维生素 B_2 缺乏是我国常见的营养缺乏病。维生素 B_2 缺乏的早期表现为疲倦、乏力、口腔疼痛，眼睛出现瘙痒、烧灼感，继而出现口腔和阴囊病变，表现为口角炎、口腔黏膜溃疡、游走性舌炎、皮肤丘疹或湿疹性阴囊炎、脂溢性皮炎、睑缘炎、角膜毛细血管增生和畏光等。

3. 维生素 B_2 的参考摄入量与食物来源

2018 年中华人民共和国国家卫生健康委员会制定的《中国居民膳食营养素参考摄入量》（第 5 部分：水溶性维生素）建议膳食维生素 B_2 的推荐摄入量（RNI）为成年男性每日 1.4mg，女性每日 1.2mg。

维生素 B_2 广泛存在于各类食物中，但通常动物性食品中的含量高于植物性食物，如各种动物的肝脏、肾脏、心脏，蛋黄、鳝鱼以及奶类等都含有丰富的维生素 B_2。许多绿色蔬菜和豆类含量也多，谷类和一般蔬菜含量较少。因此，为了充分满足机体的需要，除了尽可能利用动物肝脏、蛋、奶等动物性食品外，应该多吃新鲜绿叶蔬菜、各种豆类和粗米粗面，并采取各种措施，尽量减少维生素 B_2 在食物烹调和储藏中的损失。含维生素 B_2 较丰富的食物如表 1－27 所示。

表 1－27 含维生素 B_2 较丰富的食物（mg/100g）

食物名称	含量	食物名称	含量
酵母（干）	3.35	口蘑（干）	1.1
猪肝	2.08	花生仁（熟）	0.1
猪肾	1.14	紫菜	1.02
鸡肝	1.1	黑木耳	0.44
猪心	0.48	黄豆	0.2
黄鳝	0.98	豌豆（大洋豌豆）	0.31
河蟹	0.28	蚕豆（带皮）	0.23
全牛乳	0.14	苋菜（紫）	0.12
全鸡蛋	0.31	菠菜	0.11
全鸭蛋	0.35	面包	0.06

（三）维生素 B_6

维生素 B_6 又叫吡哆素，是一组含氮的化合物，包括吡哆醇、吡哆醛、吡哆胺三种形式，它们都具有维生素 B_6 的生物活性，而且可以相互转变。吡哆醇主要存在于植物性食物中，吡哆醛、吡哆胺主要存在于动物性食物中。对热及空气较稳定，对酸稳定，容易被碱及紫外线破坏。

1. 维生素 B_6 的生理功能

维生素 B_6 为体内很多酶的辅酶成分，参与一系列重要的生物转化，如氨基酸的转移、氨基酸的脱羧、氨基酸的脱氨、必需脂肪酸的代谢（辅助亚油酸转变为花生四烯酸）、以磷酸化酶的辅酶形式参与糖原代谢。维生素 B_6 可影响 DNA 的合成，继而影响机体的免疫功能。此外，它还参与了运铁血红蛋白的合成以及神经系统中的许多免疫反应。

2. 维生素 B_6 缺乏

严重的维生素 B_6 缺乏已经罕见，但轻度缺乏较多见，通常与其他 B 族维生素缺乏同时存在。维生素 B_6 缺乏可导致眼、鼻与口腔周围皮肤脂溢性皮炎，个别还有神经精神症状，如易激动、忧郁和人格改变等。维生素 B_6 缺乏还可引起人体免疫功能受损，出现高半胱氨酸血症和黄尿酸尿症。

3. 维生素 B_6 的参考摄入量与食物来源

维生素 B_6 广泛存在于各种食品中，如各种谷类、豆类、肉类、肝脏、牛乳、蛋黄、酵母、鱼、白菜等。体内肠道细菌也可合成一部分维生素 B_6，但只有少量被吸收和利用。维生素 B_6 与氨基酸代谢有关，因而需要量应随蛋白质摄入量的增高而增加。有人建议维生素 B_6 的供给量以每摄入 1g 蛋白质供给 0.016mg 维生素 B_6 来计算为宜。例如，一个每日摄入 100g 蛋白质的成年人，其维生素 B_6 的供给量应为 1.6mg。2018 年中华人民共和国国家卫生健康委员会制定的《中国居民膳食营养素参考摄入量》（第 5 部分：水溶性维生素）中，维生素 B_6 推荐摄入量为：成年男女 1.4mg/d，50 岁以上者 1.6mg/d。

（四）维生素 B_{12}

维生素 B_{12} 分子中含金属元素钴，是化学结构最复杂的一种维生素，是唯一含有金属的维生素。

维生素 B_{12}为淡红色结晶，在强酸、强碱环境中易被破坏，对热较稳定，但在紫外线照射下易被破坏。

1. 维生素 B_{12}生理功能和缺乏症

维生素 B_{12}在体内以甲基钴胺素的形式作为转甲基酶的辅酶，它的主要功能是提高叶酸的利用率，从而促进血细胞的发育和成熟。缺乏时会引起恶性贫血、脊髓变性、神经退化以及舌、口腔、消化道黏膜发炎等症状。维生素 B_{12}还参与胆碱的合成，胆碱是脂肪代谢中必不可少的物质，缺了它会产生脂肪肝，影响肝脏功能。所以在患肝炎时，常补充维生素 B_{12}以防治脂肪肝。膳食维生素 B_{12}缺乏较少见，多数缺乏症是由于吸收不良引起。膳食缺乏见于素食者，由于不吃肉食可发生维生素 B_{12}缺乏。老年人和胃切除患者胃酸过少可引起维生素 B_{12}的吸收不良。

2. 维生素 B_{12}的参考摄入量与食物来源

2018 年中华人民共和国国家卫生健康委员会制定的《中国居民膳食营养素参考摄入量》（第 5 部分：水溶性维生素）中，维生素 B_{12}推荐摄入量为成年人 2.4μg/d。

膳食中的维生素 B_{12}来源于动物性食品，主要食物来源为肉类、动物内脏、鱼、禽、贝壳类及蛋类。乳及乳制品中含量较少。植物性食品基本不含维生素 B_{12}。此外发酵的豆制品如腐乳（或臭豆腐）、豆豉、豆瓣酱等含量也较丰富。正常人肠道内的某些细菌利用肠内物质也可合成。

（五）烟酸

烟酸又称尼克酸、维生素 PP、抗癞皮病因子。人体所需要的烟酸可由色氨酸在人体内转变一部分。烟酸是所有维生素中最稳定的一种，不易被空气中的氧、热、光、高压所破坏，对酸、碱也很稳定。

1. 烟酸的生理功能

（1）辅酶功能。

烟酸在体内以烟酰胺的形式构成呼吸链中的辅酶Ⅰ和辅酶Ⅱ，而辅酶Ⅰ和辅酶Ⅱ是组织中重要的递氢体，在物质代谢和生物氧化过程中起着重要作用。辅酶Ⅰ参与蛋白质核糖基化过程，与 DNA 复制、修复和细胞分化有关。辅酶Ⅱ在维生素 B_6、泛酸和生物素存在下参与脂肪酸、胆固醇以及类固醇激素等的生物合成，可以降低体内胆固醇水平，改善心血管系统的功能。

（2）维护皮肤、消化系统及神经系统的正常功能。

缺乏时发生以皮炎、肠炎及神经炎为典型症状的癞皮病。

（3）葡萄糖耐量因子的组成成分。

葡萄糖耐量因子是从酵母中分离出的一部分有机铬复合物，具有加强胰岛素效能的作用，但其作用机制尚不明确。

2. 烟酸的缺乏与过量

人体缺乏烟酸，会出现癞皮病。主要损害皮肤、口、舌、胃肠道黏膜以及神经系统，其中以皮肤的症状最为明显。其典型症状为皮炎、腹泻和痴呆（Dermatitis，Diarrhea，Dementia），简称“三D症状”。当轻度缺乏烟酸时，表现为软弱无力、倦怠、体重下降、厌食、记忆力减退等。重度缺乏表现为以下几个方面：

（1）皮肤症状。

典型的皮肤症状为对称性晒斑样损伤，多发于脸、手背、颈、肘、膝等肢体暴露部位。继而皮肤折叠部位也发生皮炎，皮肤变为暗红色或棕色，色素沉着，有脱屑现象，继发感染可发生糜烂。

（2）消化系统症状。

消化系统症状表现为食欲不振、消化不良、呕吐、腹痛、腹泻或便秘。口、舌部症状表现为口腔黏膜溃疡和杨梅舌，并伴有烧灼感和疼痛。

（3）神经系统症状。

当严重缺乏烟酸时，即发生神经系统症状，且不易恢复。常见有情绪变化无常、精神紧张、抑郁或易怒、失眠、头痛、疲劳及丧失记忆，甚至进一步发展为痴呆。

目前，尚没有食用烟酸过量引起中毒的报道。烟酸毒性报道主要见于临床采用大剂量烟酸治疗高脂血症患者所出现的副反应。其副反应主要有皮肤潮红、眼部不适，偶尔出现高血糖。

3. 烟酸的参考摄入量与食物来源

2018 年中华人民共和国国家卫生健康委员会制定的《中国居民膳食营养素参考摄入量》（第 5 部分：水溶性维生素）建议烟酸的推荐摄入量（RNI）为成年男子 15mg 烟酸当量，女子 12mg 烟酸当量。50～64 岁男子为 14mg，女子为 12mg；65～79 岁男子为 14mg，女子为 11mg；80 岁以上男性为 13mg，女性为 10mg 烟酸当量。

烟酸广泛存在于动物性食物和植物性食物中，含量较高的有酵母、动物的肝脏、全谷、种子及豆类。在一些植物（如玉米、高粱）中烟酸的含量并不低，但其中的烟酸呈结合状态，不能被人体吸收和利用。因此，以玉米为主食的地区癞皮病的发生率往往较高。

（六）叶酸

叶酸为淡黄色结晶，微溶于水，不溶于乙醇、乙醚及其他有机溶剂。叶酸在中性及碱性溶液中对热稳定，在酸性溶液中对热不稳定，pH 值在 4 以下时可被破坏，阳光可使其失去活性，常温下储存也易损失。

1. 叶酸的生理功能

叶酸的主要生理功能是作为一碳基团的载体，参与许多物质的合成代谢。叶酸作为辅酶有以下作用：

（1）参与嘌呤和嘧啶的合成，进一步合成 DNA、RNA。

（2）通过蛋氨酸的代谢，影响磷脂、肌酸、神经递质的合成。

（3）与核酸的合成和蛋白质的生物合成密切相关，对正常细胞生成、组织修复有重要意义，并与神经系统功能及脂代谢有关。

（4）近年来的临床研究表明，叶酸可以调节致癌过程，降低患癌症的危险性。

2. 叶酸的缺乏

正常情况下，人体所需要的叶酸除由膳食提供外，肠道细菌能合成一部分，一般不易发生缺乏，但当吸收不良，需要量增多或长期服用抗生素等情况下也会造成叶酸缺乏，其表现如下：

（1）巨幼红细胞贫血。缺乏叶酸时，将引起红细胞中核酸合成受阻，使红细胞的发育和成熟受到影响，引起巨幼红细胞性贫血。

（2）高同型半胱氨酸血症。叶酸缺乏可使同型半胱氨酸向蛋氨酸转化出现障碍，引起同型半胱氨酸血症。已经证实，高浓度同型半胱氨酸可能是动脉粥样硬化及心血管疾病的重要致病因素之一。

（3）胎儿神经管畸形。叶酸缺乏可引起神经管未能闭合而导致以脊柱裂和无脑畸形为主的神经管畸形。我国是胎儿神经管畸形的高发地区，发病率北方高于南方。

（4）叶酸缺乏还可表现为衰弱、精神萎靡、健忘、失眠、胃肠功能紊乱和舌炎等；儿童可见有生长发育不良；孕妇可使胎盘早剥的发生率增高。

3. 叶酸的参考摄入量与食物来源

2018 年中华人民共和国国家卫生健康委员会制定的《中国居民膳食营养素参考摄入量》（第 5

部分：水溶性维生素）推荐摄入量（RNI）为成年人每天 400μgDFE（叶酸当量），UL 为1 000 μgDFE。叶酸来源广泛其良好来源为动物肝脏、豆类、绿叶蔬菜、水果、坚果及酵母等。

（七）维生素 C

维生素 C 即抗坏血酸，是最早发现能造成人体缺乏病的维生素之一。维生素 C 对氧很敏感，温度、pH、氧化酶、金属离子（特别是 Cu）、紫外线等都会使它受到严重破坏。因此，食物在加碱处理、加水蒸煮，蔬菜长期在空气中放置等情况下，维生素 C 损失较多，而在酸性、冷藏及避免暴露于空气中时损失较少。

1. 维生素 C 的生理功能

维生素 C 是一种活性很强的还原性物质，在体内的生理功能主要有以下几个方面：

（1）参与体内羟化反应。

维生素 C 作为酶的辅因子和底物参与体内许多重要生物合成的羟化反应，包括胶原蛋白、肉毒碱、某些神经介质和肽激素的合成以及酪氨酸的代谢，从而发挥重要的生理功能。

（2）抗氧化作用。

维生素 C 作为抗氧化剂可清除自由基，在保护 DNA、蛋白质和膜结构免遭损伤方面起着重要作用。

（3）改善铁、钙和叶酸的利用。

维生素 C 具有还原性，能使血浆中的铁传递蛋白中的三价铁还原为二价铁，从而被释放出来，二价铁再与肝脏铁蛋白结合，提高了铁的利用率，有助于治疗缺铁性贫血。维生素 C 能在胃中形成一种酸性介质，防止不溶性钙配合物的生成及发生沉淀，从而促进钙的吸收。叶酸在体内必须转变成有生物活性的四氢叶酸才能发挥作用，而维生素 C 能将叶酸还原成四氢叶酸，从而防止了叶酸的缺乏而引起的巨红细胞性贫血。

（4）预防心血管疾病。

维生素 C 可以参与类固醇的羟基化反应，促进胆固醇转变为胆酸，降低血清中胆固醇的含量，从而在预防心血管疾病上发挥作用。同时它对形成胶原有促进作用，对维持血管壁的健康有重要意义。

（5）防癌作用。

食物中的硝酸盐或亚硝酸盐，在一定的条件下可以形成致癌物质亚硝胺。维生素 C 具有一种阻断亚硝酸盐与仲胺结合的作用，起到防癌作用。维生素 C 还可以阻止联苯胺、萘胺的致癌作用。

（6）抗衰老。

维生素 C 是一种重要的自由基清除剂，有抗衰老、分解皮肤中的色素、防止发生黄褐斑等作用。

（7）解毒作用。

维生素 C 对铅化物、砷化物、苯及细菌素等具有解毒作用，故临床上维生素 C 是常用的解毒剂之一。

2. 维生素 C 的缺乏与过量

（1）缺乏。

膳食中长期维生素 C 缺乏可致维生素 C 缺乏症，早期表现为疲劳、倦怠、皮肤出现瘀点或瘀斑、毛囊过度角化，其中毛囊过度角化带有出血性晕轮具有特异性，常出现在臀部和下肢。继而出现牙龈肿胀出血、牙齿松动、机体抵抗力下降、伤口不易愈合、骨骼钙化异常的症状，严重的致皮下、肌肉、关节出血肿胀，黏膜也有出血现象等。严重缺乏维生素 C 时，可出现内脏出血而危及生命。

（2）过量。

维生素 C 在体内分解代谢最终的产物是草酸，长期服用过量维生素 C 可出现草酸尿以至形成泌尿结石。有报道称，每日摄入维生素 C 2～8g 时可出现恶心、腹部痉挛、腹泻、铁吸收过度、红细胞破坏等，并可能造成对大剂量维生素 C 的依赖性。

3. 维生素 C 的参考摄入量与食物来源

因维生素 C 易溶于水，烹调加热过程中又易被破坏，再加之需要的摄入量高，因此其供给量应当充裕才能满足机体需要，才有益于健康和增强对疾病的抵抗力。2018 年中华人民共和国国家卫生健康委员会制定的《中国居民膳食营养素参考摄入量》（第 5 部分：水溶性维生素）建议膳食维生素 C 的推荐摄入量（RNI）为成年人 100mg/每日，可耐受最高摄入量（UL）每日≤3 000mg。

人体内不能合成维生素 C，因此人体所需要的维生素 C 要靠食物提供。维生素 C 广泛存在于新鲜蔬菜和水果中，特别是绿叶蔬菜和酸性水果中含量丰富。水果中以猕猴桃、鲜枣、山楂、柠檬、柑、橘、柚等含量最多。蔬菜含维生素 C 多的有柿子椒、菜花、苦瓜、雪里蕻、青蒜、甘蓝、油菜、芥菜、西红柿等。谷类和干豆不含维生素 C，但豆类发芽后，如黄豆芽、绿豆芽则含有维生素 C，这是冬季和缺菜区维生素 C 的来源。动物食品一般不含维生素 C，肝脏和肾脏仅含少量维生素 C。含维生素 C 较丰富的食物如表 1－28 所示。

表 1－28　含维生素 C 较丰富的食物（mg/100g）

食物名称	含量	食物名称	含量
鲜枣	243	柿子椒（北京）	159
沙田柚	123	绿柿椒	72
山楂（鲜）	89	番茄	19
广柑	54	蒜苗（蒜薹）	35
柑	28	韭菜	24
柠檬	22	苋菜（绿）	47
柿	30	苋菜（紫）	30
番石榴（广西）	68	甘蓝（卷心菜）	40
杏	4	油菜	36
苹果	8	大白菜	28
鸭梨	4	胡萝卜（红）	13
中华猕猴桃	62	胡萝卜（黄）	16
西瓜（黑皮）	6	苦瓜	56
绿豆芽	6	冬瓜	18
黄豆芽	8	菠菜	32

同步训练

结合维生素相关知识，教师引导学生分组讨论对于老年人尤为重要的维生素包括哪些，分析老年人应如何科学地补充维生素以促进和维持身体健康。

项目小结

认识老年人的营养素及能量需求项目包括营养素摄入量认知、蛋白质认知、脂类认知、碳水化合物认知、能量认知、矿物质认知、维生素认知七个任务。本项目主要内容包括中国居民膳食营养素参考摄入量，机体所需各种营养素的生理功能、营养评价、过量与缺乏、在体内的消化吸收、主要的食物来源以及老年人膳食中的参考摄入量、热能单位、每日所需能量的计算等。其中，中国居民膳食营养素参考摄入量是本项目的重点，学生应掌握其在个体与群体中的膳食摄入量的评价和计划个体与群体膳食中的应用方法。蛋白质、脂肪、碳水化合物作为三大产能营养素，对其认知也是本项目的重点，学生应掌握三大产能营养素的营养价值评价方法及在老年人膳食中的分配比例。能量的认知也是本项目的重点，学生应掌握热能不同单位的换算方法，每日所需热能的计算。维生素和矿物质的认知中，钙，铁，维生素 A、D、C 等几种重要的矿物质和维生素也是本项目的重点，学生应掌握影响消化吸收的因素，并对老年人的膳食给出合理的指导。

教学做一体化训练

重要概念

膳食营养素参考摄入量　必需氨基酸　氨基酸模式　蛋白质的生物价
必需脂肪酸　血糖生成指数　能量系数　产能营养素

课后讨论

1. 我国 DRIs 是如何定义的？在制定老年人的 DRIs 时应注意哪些问题？
2. 能量推荐摄入量与其他营养素推荐摄入量有什么不同？为什么？
3. 影响钙和铁吸收的因素有哪些？老年人应如何补钙？

课后自测

一、选择题

1. 关于平均需要量，下列说法中正确的是（　　）。
   A. 是制定推荐摄入量的基础　　B. 是安全摄入量
   C. 是需要吸收的量　　D. 是膳食的需要量
2. 关于可耐受的最高摄入量，下列说法不正确的是（　　）。
   A. 达到此水平时对人体可能有益
   B. 是一个摄入水平的建议量
   C. 指平均每日可以摄入的最高量
   D. 摄入量一旦达到 UL 值，就会产生毒副作用
3. 下列关于膳食营养素参考摄入量（DRIs）的叙述，错误的是（　　）。
   A. EAR 是个体需要量的最佳估计值
   B. 营养素摄入量低于 EAR 时，须提高摄入水平
   C. 摄入量在 EAR 和 RNI 之间者，也可能需要改善
   D. 摄入量在 EAR 和 RNI 之间者，不会出现问题

教学做一体化训练

4. 必需氨基酸的概念是（　　）。

A. 人体能够合成，不需要食物供给的氨基酸

B. 人体不能合成或合成速度较慢，不能满足需要

C. 完全由体内合成的氨基酸

D. 完全由食物供给的氨基酸

5. 经测定并计算某食物蛋白质的必需氨基酸与参考蛋白质必需氨基酸的 8 个比值分别如下：异亮氨酸 1.31、亮氨酸 1.03、赖氨酸 0.58、含硫氨基酸（蛋氨酸＋胱氨酸）1.03、芳香族氨基酸（苯丙氨酸＋酪氨酸）1.69、苏氨酸 0.74、色氨酸 1.79、缬氨酸 1.06，则该食物蛋白质的氨基酸评分是（　　）。

A. 0.74　　B. 1.03　　C. 1.06　　D. 0.58

6. 以下哪个不是维生素 B_2 缺乏后出现的病症？（　　）

A. 唇炎和舌炎　　B. 口角炎

C. 阴囊皮炎　　D. 周围神经炎

7. 叶酸缺乏最常见的危害是引起（　　）。

A. 恶性贫血　　B. 巨幼红细胞性贫血

C. 缺铁性贫血　　D. 以上都不正确

8. 引起锌缺乏最常见的原因是（　　）。

A. 小肠吸收功能障碍　　B. 继发于某些疾病

C. 膳食摄入量不足和生物利用率低　　D. 以上都不是

9. 目前我国居民膳食能量主要来源于（　　）。

A. 碳水化合物　　B. 脂肪　　C. 蛋白质　　D. 矿物质

10. 发生坏血病的患者主要是膳食中（　　）供应不足。

A. 肉类　　B. 蛋类　　C. 谷类　　D. 蔬菜、水果

二、简答题

1. 什么是蛋白质的互补作用？为充分发挥食物蛋白质的互补作用，在调配膳食时，应遵循的原则是什么？

2. 三大产能营养素是什么？主要来源于哪些食物？

3. 膳食纤维对于老年人有哪些重要作用？

4. 机体的能量消耗主要包括哪些途径？

三、案例分析题

蔡阿姨，64 岁，身高 160cm，体重 75kg，基本素食，最近体检发现有缺铁性贫血。蔡阿姨认为自己已经很胖了，吃肉对健康不利，于是现在每天吃 4～5 个鸡蛋，喝 1 000ml 牛奶以加强营养，补充铁质。

请分析：

1. 铁缺乏会有哪些症状？

2. 请指出蔡阿姨观点和做法的不当之处，并提出合理建议。

项目二

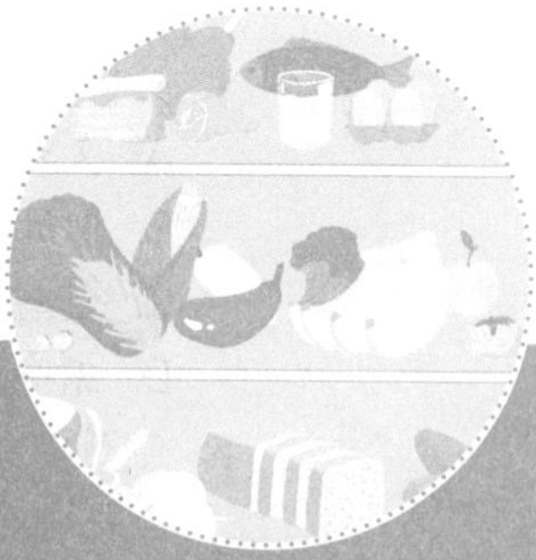

常见食物的营养价值认知

学习目标

知识目标

1. 能够说出常见各类食物的营养价值及营养特点
2. 能够说出加工烹调方法对常见食物的营养价值的影响
3. 能够简述合理利用各类食物营养价值的措施

能力目标

1. 能够对常见食物的营养价值进行正确的分析和判断
2. 能够应用食物营养知识，对老年人合理选择食物进行简单指导
3. 能够对老年人选择保健食品进行简单指导

自然界可供人类食用的天然食物有数百种，根据其来源可分为植物性食物和动物性食物。前者包括谷类、豆类、蔬菜、水果等；后者包括肉类、蛋类、乳类、鱼虾等。利用以上食物原料，可以生产出各种各样的加工食品。

世界上的天然食物和加工食物种类繁多、各具特色，营养价值也各不一样，每种食物至少可以提供一种营养物质，但除了人乳能基本满足4个月以内婴儿的营养需要以外，几乎没有任何一种单一种类的食物能够完全满足人体的各项营养需要。因此在选择食物之前，就要对食物的营养价值进行评定。

食物的营养价值可以从营养素的种类、含量、质量、加工烹调对营养价值的影响等几个方面来评定。评定食物营养价值的意义在于：全面了解各类食物的天然组成成分，指出食物主要的营养缺陷，解决抗营养因子的问题，科学地进行食品的改造或创新，以充分利用食物资源，根据食物中营养素的变化和损失情况，采取相应的措施，最大限度地保护食物中的营养素，提高食物的营养价值，指导人们科学地选购食品，合理配置营养平衡的膳食，促进健康，增强体质，预防疾病。因此提倡人们广泛食用多种食物。

食物可分为五大类：第一类为谷类及薯类，谷类包括米、面、杂粮，薯类包括马铃薯、甘薯、木薯等，主要提供碳水化合物、蛋白质、膳食纤维及B族维生素。第二类为动物性食物，包括肉、禽、鱼、奶、蛋等，主要提供蛋白质、脂肪、矿物质、维生素A、B族维生素和维生素D。第三类为豆类和坚果，包括大豆、其他干豆类及花生、核桃、杏仁等坚果类，主要提供蛋白质、脂肪、膳食纤维、矿物质、B族维生素和维生素E。第四类为蔬菜、水果和菌藻类，主要提供膳食纤维、矿物质、维生素C、胡萝卜素、维生素K及有益健康的植物化学物质。第五类为纯能量食物，包括动植物油、淀粉、食用糖和酒类，主要提供能量。动植物油还可提供维生素E和必需脂肪酸。

任务一

粮谷类食物的营养价值认知

情境导入

科信食品与健康信息交流中心开展的专项调查并发布的《中国消费者全谷物认知状况报告（2021）》，揭示了我国消费者对全谷物的认知状况。调查显示，尽管大多数消费者认为全谷物比精制谷物更营养、更健康，但是仅有24.6%的消费者能够说清楚什么是全谷物。同时，95%的消费者对全谷物的营养价值认识不全面，仅有不足15%的消费者知道每天该吃多少全谷物。在全谷物消费方面，消费者并未做到“知行合一”。调查指出，78%的消费者认为自己对全谷物有所了解，且认为健康成人也应该每天吃全谷物，但只有不到一成（9.15%）的消费者能够做到每天都吃全谷物，而能吃到《中国居民膳食指南（2022）》推荐量的只有5.84%。

任务描述

请根据上述情境，分析我国传统的以粮谷类食物为主的膳食的优缺点，并讨论粮谷类食物的主要营养价值和特点。

相关知识

谷类主要指禾本科植物的种子，如大米、小麦、玉米、高粱等，也包括少数虽然不属于禾本科但是习惯于作为主食的植物种子（如荞麦）。谷类在我国人民的膳食中占有重要的地位，被称为主食。谷类是供给能量最主要的来源，它们为我国人民提供了膳食中50%～70%的能量、40%～60%的蛋白质和60%以上的B族维生素。

一、谷类的结构和营养素分布

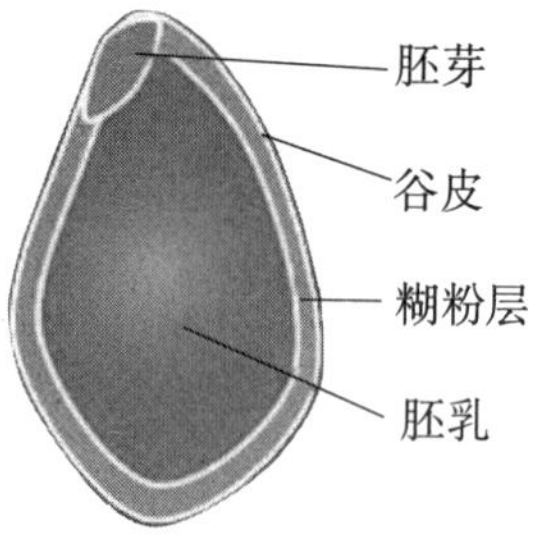

图 2-1　谷类的结构

各种谷类种子除形态大小不一外，其组织结构基本相似，都是由谷皮、糊粉层、胚乳和胚芽四个主要部分组成（见图 2-1），分别占谷粒重量的13%～15%、2%、83%～87%和2%～3%（见表 2-1）。

谷皮为谷粒的外壳，主要由纤维素、半纤维素等组成，含较多的矿物质、脂肪和维生素。糊粉层介于谷皮与胚乳之间，含有较多的蛋白质和丰富的B族维生素及矿物质，有重要的营养意义，但在碾磨加工时，易与谷皮同时脱落而混入糠麸中，加工越精细丢失的量越多。胚乳是谷类的主要部分，含有大量淀粉和一定量的蛋白质。靠近胚乳周围部分的蛋白质含量较高，越向胚乳中心，含量越低。胚芽位于谷粒的一端，是种子的生命之源，富含脂肪、蛋白质、矿物质、B族维生素、维生素E及各种酶。胚芽质地较软而有韧性，不易粉碎，但在加工时因易与胚乳分离而丢失。

表 2-1　谷类的结构、营养成分及特点

结构	比重（%）	主要营养成分	特点
谷皮	13～15	纤维素、半纤维素、灰分、脂肪	碾磨时维生素及矿物质易损失
糊粉层	2	磷、B族维生素、矿物质	易随谷皮脱落
胚乳	83～87	淀粉、蛋白质	蛋白质在胚乳周围含量较高
胚芽	2～3	脂肪、蛋白质、矿物质、B族维生素、维生素E	易与胚乳分离而损失

二、粮谷类、薯类食物的营养特点

（一）粮谷类食物的主要营养成分

1. 蛋白质

谷类蛋白质的含量因品种、气候、地区及加工方法的不同而异，蛋白质含量一般为7%～16%，多数在8%左右。主要由谷蛋白、白蛋白、醇溶蛋白、球蛋白组成，其中小麦中醇溶蛋白和谷蛋白的组成几乎相等，它能形成具有强韧性的面筋，其他谷物蛋白质则没有这种面团成型的特性。一般谷类蛋白质因必需氨基酸组成不平衡，赖氨酸含量少，苏氨酸、色氨酸、苯丙氨酸及蛋氨酸含量偏低而使谷类食品蛋白质营养价值低于动物性食品，如谷类蛋白质的生物价大米为77，小麦为67，大麦为64，高粱为56，小米为57，玉米为60。由于谷类食物在膳食中占比例较大，是膳食蛋白质的重要来源，常采用氨基酸强化和蛋白质互补的方法来提高谷类蛋白质的营养价值。如大米用0.2%～0.3%赖氨酸强化后，其蛋白质生物价可明显提高。

2. 碳水化合物

谷类中碳水化合物占总量的70%～80%，其主要成分是淀粉，集中在胚乳的淀粉细胞内。淀粉是机体最理想、最经济的能量来源。淀粉可分直链淀粉和支链淀粉（二者分别占20%～30%和70%～80%）。直链淀粉经烹调后容易消化吸收，支链淀粉在加工糊化后较黏，不易消化，如糯米中几乎全是支链淀粉，所以煮出的粥比较黏稠。谷类中含有少量果糖和葡萄糖，约占碳水化合物的10%。虽然它们所占的比例小，但在食品加工上却有重要意义。在制作面包的过程中，第一次发酵时，这少量的单糖是供给酵母发酵最直接的碳源。

3. 脂肪

谷类脂肪含量低，大米、小麦的脂肪含量为1%～2%，玉米和小米可达4%。主要集中在糊粉层和胚芽，在谷类加工时，其易转入副产品中。从米糠中可提取与机体健康有密切关系的米糠油、谷维素和谷固醇。从玉米和小麦胚芽中提取的胚芽油，80%为不饱和脂肪酸，其中亚油酸占60%，具有降低血清胆固醇、防止动脉粥样硬化的作用。

4. 矿物质

谷类含矿物质为1.5%～3%，主要在谷皮和糊粉层中。其中主要是磷和钙，由于多以植酸盐形式存在，因此消化吸收较差。谷类食物含铁少，每100g含1.5mg～3mg。

5. 维生素

谷类食物是膳食中B族维生素，特别是硫胺素和烟酸的重要来源，一般不含维生素C、维生素D和维生素A，只有黄玉米和小麦含有少量的类胡萝卜素。谷类加工的精度越高，保留的胚芽和糊粉层越少，维生素的损失就越多。特别是长期以精白米、面为主食的人群可能引起B族维生素的缺乏。黄色玉米和小米中含有的少量胡萝卜素和维生素E大多集中在谷皮中，但玉米不含色氨酸，长期以玉米为单一主食有可能患癞皮病。

（二）薯类的主要营养价值

薯类主要指马铃薯、甘薯、红薯、紫薯、木薯、芋头以及山药。不同种类的薯类所含的营养成分略有不同，其共同的重要营养特点是：

（1）含有丰富的淀粉，高于谷类食物。薯类食物中含有优质的淀粉，尤其是由木薯生产的淀粉极易消化，适宜于婴儿及病弱者食用。淀粉又是烹调中上浆、挂糊、勾芡的主要原料，是碳水化合物的重要来源。

（2）含有丰富的膳食纤维，每100g干薯中含有1.5～2.0g膳食纤维，是谷类稻米的1～2倍。薯类食物中所含有的纤维素、半纤维素、果胶等膳食纤维，有利于肠道蠕动、食物消化。

（3）含有丰富的胡萝卜素和维生素C，谷类食物中基本上不含有这类维生素。

（4）含有较多的矿物质，在薯类食物中钙、铁的含量较高，分别为谷类食物的5～10倍。

（5）含有某些特殊的营养保健成分，如在薯类食物中所含有的粘体蛋白，可以预防心血管系统的脂肪沉积，保持动脉血管弹性，防止动脉粥样硬化过早发生。同时，对于减少眼干燥症的发生和预防某些癌症有着重要作用。

三、合理利用

（1）加工、烹调及储存对谷类营养价值的影响。烹调可改善食物的感观性状，促进消化吸收，并杀灭其中可能存在的有害微生物，但同时也会损失一些营养素。加工程度影响谷类成品的品质，加工越精细，纤维素含量越少，感观性状越好，越有利于人体的消化吸收；但加工过于精细，会造成营养素尤其是B族维生素的严重丢失。精白米、特级面粉中除了淀粉以外，其他营养素含量较低，长期食用会导致人体维生素 B_1 缺乏，引起脚气病；反之，粮食加工过于粗糙，虽然可保留较多的营养成分，但感观性状较差，且不利于营养素的消化吸收。因此，谷类加工的精细度应适宜，既要具有良好的感观性状和容易被人体消化吸收，又要尽量减少营养素的破坏和损失。

米类食物在淘洗过程中，一些营养素特别是水溶性维生素可部分丢失，淘洗的次数越多，水温越高，浸泡的时间越长，营养素的损失越多。所以在淘米时适当清洗即可，不必反复冲洗或用力搓洗。米类食物可采用煮、焖、蒸等烹调方法，米汤含有丰富的营养素，应尽量避免采用去米汤的捞饭加工方法。

面食的烹调方法有煮、蒸、烙、烤、炸、炒等。为减少营养素的损失，吃面时应尽量连汤带面一起吃掉，蒸面时应在锅中的水沸腾后再放入面食蒸。烙、烤制面食时，应注意烙、烤温度和糖的用量，因为在高温下蛋白质中赖氨酸可与糖起反应产生褐色物质，使赖氨酸失去效能。炸制面食时，油温不能过高，如油温过高，再加上食碱的使用，可使维生素 B_1 全部破坏、维生素 B_2 和烟酸损失一半。

谷类应储存于避光、通风、干燥及阴凉的环境中。环境温度高、湿度大时真菌易生长繁殖，不仅引起谷类霉变，降低甚至失去食用价值，而且还可能产生真菌毒素，对人体健康造成危害。

（2）食用多种全谷类食物，粗粮与细粮搭配，适当增加一些加工精度低的米面，有利于合理摄取营养素，避免肥胖和糖尿病等慢性疾病。根据《中国居民膳食指南（2022）》推荐：成年人每天应摄入200～300g谷类。经常吃一些粗粮、杂粮和全谷类食物，每天最好能吃50～150g，每天吃薯类50～100g。若每天食用85g的全谷食品，能减少若干慢性疾病的发病风险，可以帮助控制体重。居民在购买食物时应该选择成分标签上注明是全谷类的食物。

越来越多的科学研究表明，我国居民坚持植物性食物特别是粮谷类食物为主的膳食结构是预防欧美发达国家高能量、高脂肪和低纤维素膳食模式造成的现代“文明病”的最佳膳食，对预防心脑血管疾病、糖尿病和癌症有益。

同步训练

根据情境导入案例，教师引导学生分组讨论以粮谷类为主的膳食结构的优势，并讨论粮谷类食物的主要营养价值和特点。

任务二

豆类及其制品、坚果类的营养价值认知

情境导入

2021年2月25日，中国营养学会组织发布了《中国居民膳食指南科学研究报告（2021）》。该报告显示："大豆类食品是中国传统的健康食品，但目前消费率低，消费量不足，约有40%左右的成人不常吃大豆类制品。"同时该报告还指出：大豆类、水果等摄入普遍不足等膳食不平衡问题"是慢性病发生的主要危险因素"。建议"增加富含优质蛋白质的豆类及其制品摄入"。

任务描述

请根据豆类营养学知识，分析上述情境中"失豆则不良"的原因。

相关知识

豆类分大豆和其他豆类。前者含有较多的蛋白质和脂肪，碳水化合物较少；后者含有较少的蛋白质和脂肪，而碳水化合物相对较多。大豆及其制品是我国居民膳食中优质蛋白质的重要来源，充分利用大豆及其制品是解决居民膳食中蛋白质摄入不足的重要途径。

一、豆类的营养价值

（一）大豆的营养价值

大豆一直是人们喜爱的食品，用它加工而成的各式各样的豆制品，是餐桌上常见的美味佳肴。大豆不仅味美，而且具有很高的营养价值。

大豆含有丰富的蛋白质、脂肪，还有卵磷脂、胆碱及多种维生素。

1. 蛋白质

大豆类食物的蛋白质含量为35%～45%，是所有植物性食物中含蛋白质最多的食品，而且含有人体必需的全部氨基酸，特别是富含谷类蛋白质中缺少的赖氨酸，是与谷类蛋白质互补的天然理想食品，故大豆蛋白被称为优质植物蛋白。食用豆类食物时应注意与含蛋氨酸丰富的米、面等谷类及

蛋类食物搭配，以提高蛋白质的利用率。另外，大豆蛋白质中含有丰富的天冬氨酸、谷氨酸和微量胆碱，有促进脑神经发育和增强记忆的作用。

2. 脂肪

大豆的脂肪含量为15%～20%，其中85%为不饱和脂肪酸，油酸含量为32%～36%，亚麻酸为2%～7%，亚油酸含量占50%以上，是防治冠心病、原发性高血压、动脉粥样硬化等慢性疾病的理想食物。另外，大豆油中还含有1.64%的磷脂和具有较强抗氧化能力的维生素E。

3. 碳水化合物

大豆中的碳水化合物含量占25%～30%，包括棉籽糖、水苏糖、阿拉伯糖、半乳聚糖和蔗糖，淀粉含量很少，其中约有一半为不能被人体消化和吸收的水苏糖和棉籽糖，食入后在肠道细菌的作用下发酵产生二氧化碳和氨，可引起肠胀气。

4. 矿物质

大豆含丰富的钙，每100g大豆中含钙量高达200mg，比牛肉、猪肉高数十倍，是生长发育中的儿童和易患骨质疏松症的老年人膳食钙的极好来源。另外，每100g大豆中含铁8mg，还富含磷、锌等矿物质，是植物性食物中矿物质的良好来源。

5. 维生素

大豆中含胡萝卜素、维生素B_1、维生素B_2、烟酸、维生素E。干豆几乎不含维生素C，但做成豆芽后，其含量明显增高。

6. 大豆中的抗营养因子

所谓抗营养因子，是指存在于天然食物中，影响营养素的吸收和利用，对人体健康和食物质量产生不良影响的食物。在食用豆类食物时，应注意合理加工，才能充分发挥豆类的营养作用。抗营养因子主要有下列几种：

（1）蛋白酶抑制剂：蛋白酶抑制剂是存在于大豆、棉籽、花生、油菜籽等植物中，能抑制胰蛋白酶、糜蛋白酶、胃蛋白酶等13种蛋白酶的物质的总称。其中以抗胰蛋白酶因子（或称胰蛋白酶抑制剂）存在最普遍，对人体胰蛋白酶的活性有部分抑制作用，妨碍蛋白质的消化吸收，对动物有抑制生长的作用。采用常压蒸汽加热30min或1kg压力加热10～25min即可破坏生大豆中的抗胰蛋白酶因子。

（2）豆腥味：大豆中含有很多酶，其中脂肪氧化酶是产生豆腥味及其他异味的主要酶类。采用加热至95℃以上10～15min或用乙醇处理后减压蒸发、纯化大豆脂肪氧化酶等方法均可脱去部分豆腥味。

（3）胀气因子：占大豆碳水化合物一半的水苏糖和棉籽糖，在肠道微生物作用下可产气，故将两者称为胀气因子。大豆通过加工制成豆制品时胀气因子可被除去。水苏糖和棉籽糖都是由半乳糖、葡萄糖和果糖组成的支链杂糖，又称大豆低聚糖，是生产浓缩大豆蛋白和分离大豆蛋白时的副产品。

（4）植酸：大豆中存在的植酸可与锌、钙、镁、铁等螯合而影响它们的吸收利用。pH值在4.5～5.5时可得到含植酸很少的大豆蛋白，因为在此pH条件下，35%～75%的植酸可溶解，对蛋白质影响不大。

（5）植物红细胞凝集素：它是一类糖蛋白，能够特异性地与人体的红细胞结合，使红细胞发生凝聚作用，对人体有一定毒性，主要存在于豆类籽粒、花生及其饼粕中。大多数植物凝集素破坏小肠壁刷状缘黏膜结构，使得绒毛产生病变和异常发育，并干扰肠激酶、碱性磷酸酶等多种酶的分泌，导致糖、氨基酸和维生素B_{12}的吸收不良以及离子运转不畅，严重影响和抑制肠道的消化吸收，使蛋白质的利用率下降，生长受阻甚至停滞。

应用烘烤、微波辐射、红外辐射、浸泡、蒸煮、热压和挤压、去壳处理、酶水解法等各种物理、生物方法，通常可以去除或破坏这些抗营养因子。

近年来研究发现，大豆中的一些抗营养因子和其他活性物质具有某些保健功能，如蛋白酶抑制剂作为植物化学物同时具有抑制肿瘤和抗氧化作用；其他活性物质如大豆皂苷、大豆异黄酮等具有降低血脂、抗氧化、抗衰老、抗肿瘤、免疫调节等作用。

（二）其他豆类的营养价值

其他豆类包括蚕豆、豌豆、绿豆、小豆、芸豆及豇豆等，其营养成分与大豆有很大的区别：碳水化合物含量比较高，为55%～60%，主要为淀粉；蛋白质含量低于大豆，但高于粮谷类，为20%～25%；脂类的含量比较低，约为1%；其他营养素与大豆相近。

二、豆制品的营养价值

豆制品是由大豆或其他豆类作为原料制作的食品，如豆浆、豆腐、豆腐干、腐竹等。大豆制品有非发酵豆制品和发酵豆制品两种。非发酵豆制品有豆浆、豆腐、豆腐干及腐竹等干燥豆制品；发酵豆制品有腐乳、豆豉、臭豆腐等。此外，大豆及其他油料的蛋白质制品，其氨基酸组成和蛋白质功效比值较好，目前广泛应用于食品加工工业。

大豆制品营养丰富，且具有多种健康功效，尤其对老年人和心血管疾病患者是很好的一类食物，建议每人每天食用40g大豆或其制品。以所提供的蛋白质计，40g大豆约相当于200g豆腐、80g豆腐干、30g腐竹、700g豆腐脑、800g豆浆。豆制品在加工过程中经过浸泡、细磨、加热等处理，消化吸收率明显提高。如整粒熟大豆的蛋白质消化率仅为65.3%，加工成豆浆可达84.9%，豆腐可达92%～96%。

豆浆的蛋白质含量近似牛奶，其中必需氨基酸种类较齐全，消化率为85%左右，铁的含量比牛奶高很多，也是多种营养素含量丰富的传统食品。需注意的是，在食用豆浆时必须充分煮沸，避免由于豆中胰蛋白酶抑制剂破坏不充分、蛋白质难以消化吸收而导致恶心、呕吐等不良症状。

豆芽是用大豆、绿豆在适宜的水分和温度下发芽生成，大豆在发芽过程中蛋白质分解成氨基酸或多肽，淀粉转化成单糖和低聚糖，同时破坏了抗胰蛋白酶因子，提高了蛋白质的生物利用率。在发芽过程中，由于酶的作用，矿物质和维生素含量倍增，尤其是维生素C，发芽前几乎为零，发芽后可达6～8mg/100g，以发芽后第6～7d的含量为最高，同时依然保存原有营养成分。绿豆芽维生素C的含量比黄豆芽高，可作为冬季或某些地区缺乏蔬菜时维生素C的良好来源，尤其在蔬菜供应淡季可起到重要调节作用。

腐乳虽源于黄豆，所含成分与豆腐相近，但其营养和保健功能都高于豆腐。除具备降血脂、降血压、调节胰岛素等生理功能外，还可以预防骨质疏松症，清除自由基，促进人体造血和营养神经等功能。

三、豆类及其制品在我国膳食中的地位和作用

我国目前膳食结构的主要特点是以谷类为主，动物性食物相对不足，膳食结构不合理，食物单调，营养不足与过剩并存，部分农村营养不良现象仍较常见，与此同时，一些城市居民“富裕病”发病率有增高趋势。豆类和豆制品营养丰富，在我国以谷类为主的膳食结构中应该发挥重要的营养

与保健作用。

（一）大豆蛋白质的功能

大豆的蛋白质含量高于牛肉、猪肉，为谷类和薯类的3～8倍，且为优质蛋白质，尤其是富含谷类缺乏的赖氨酸等，与谷类同食可发挥蛋白质的互补作用，提高膳食的营养价值。为提高乡村居民蛋白质的摄入量及预防城市居民过多消费肉类带来的不利影响，应大力倡导食用豆类及其制品。

（二）优质的食用油脂

大豆的脂肪含量高，消化吸收率高达97%以上，脂肪中的不饱和脂肪酸比例高，其中一半是亚油酸。另外，还含有丰富的（卵磷脂），已成为我国居民膳食中最常见的优质食用油。

（三）提供矿物质和维生素

豆类的矿物质、维生素含量丰富，制作成豆腐或加工成豆芽后，其含量更加丰富，更易吸收，是人体多种矿物质、维生素的重要来源。

（四）丰富人们的膳食结构

豆类可制作成多种食品，特别是大豆可制成豆浆、豆腐、豆腐脑、豆腐干、腐竹、豆腐乳、豆豉、豆芽等多种营养丰富的食品，丰富了人们的菜肴。以大豆为原料加工制成的营养豆奶是近年来发展起来的新型保健食品，和牛奶一样正成为世界各地消费者喜爱的饮品。

（五）大豆的保健作用

大豆具有多种生物活性物质，有降低血糖、抗氧化、抗动脉粥样硬化和免疫调节等作用，大豆磷脂有激活脑细胞、提高记忆力和注意力的作用。大豆皂苷通过增加超氧化物歧化酶含量，清除自由基和降低过氧化脂质，具有提高人体免疫力、抗过敏、抗高血压、抗衰老的作用。大豆中的异黄酮能有效地延缓更年期和绝经期女性因卵巢分泌的激素减少而引起的骨密度降低。凡经常吃豆制品的地区，居民肿瘤发生率低于以肉食为主的地区。现已发现，大豆中至少含有异黄酮等五种以上具有抗肿瘤生物活性的化学物质。

四、坚果的营养价值

坚果是植物的一类果实，泛指由坚硬的果皮、油性的果仁组成的果实，且在果实成熟时果皮不开裂这样一类果实。坚果分两类：一类是树坚果，包括杏仁、腰果、榛子、核桃、松子、板栗、银杏、开心果、夏威夷果等；另一类是种子，包括花生、葵花子、南瓜子、西瓜子等。杏仁、榛子、核桃和腰果并称世界四大坚果，产量位于世界前列。

坚果是植物的精华部分，一般都营养丰富，了解不同坚果的营养特性对其营养价值的充分利用有重要的指导意义。从食物成分表可知，坚果中含有较丰富的蛋白质、脂肪和碳水化合物，还含有维生素B、E，微量元素磷、钙、锌、铁，膳食纤维以及多种抗氧化剂等营养成分，其中还含有单、多不饱和脂肪酸，包括亚麻酸、亚油酸等人体的必需脂肪酸。坚果对人体生长发育、增强体质、预防疾病有极好的功效。

（一）坚果的主要营养价值

1. 清除自由基

研究表明，一些坚果类食物，如葵花子具有较强的清除自由基的能力，其作用可与草莓、菠菜清除自由基的能力相比。

2. 降低妇女发生Ⅱ型糖尿病的危险

美国哈佛大学公共卫生学院营养系的研究人员曾对 11 个国家的 8.4 万名 34～59 岁的妇女进行了16 年的跟踪调查，结果显示，多食坚果能显著降低Ⅱ型糖尿病的发生危险。他们认为，坚果中富含不饱和脂肪及其他营养物，有助于改善血糖和胰岛素的平衡。

3. 保护心脑血管健康、预防心血管疾病的发生

由于坚果中的某些成分具有抗心律失常的作用，因而，在控制了已知的心脏危险因素并做到合理饮食后，吃坚果与降低心源性猝死明显相关。与很少或从不吃坚果的人相比，每周吃 2 次或 2 次以上坚果者，发生心源性猝死和因冠心病死亡的危险性均较低。

4. 调节血脂

北京大学医学部于 2020 年以 85 名高脂血症患者为受试者，每天予其食用 75g 大杏仁，连续食用 4 周，对其血脂进行观察。结果表明，受试者在食用大杏仁后血清总胆固醇和载脂蛋白 B 明显下降，载脂蛋白 A1 明显升高。这说明富含单不饱和脂肪酸的大杏仁对高脂血症患者的血脂和载脂蛋白水平有良好的调节作用。

5. 提高视力

研究发现，咀嚼强度对提高视力起着一定的作用，多吃坚果可以提高视力。现代人的食物日趋软化，进食时咀嚼很少或根本不需要咀嚼，致使面部肌肉力量变弱，睫状肌对眼球晶状体调节功能降低，视力也就容易随之下降。

6. 补脑益智

坚果类食物中含有大量的不饱和脂肪酸，还含有 15％～20％的优质蛋白质和十几种重要的氨基酸，这些氨基酸都是构成脑神经细胞的主要成分。坚果中对大脑神经细胞有益的维生素 B_1、B_2、B_6，维生素 E 及钙、磷、铁、锌等的含量也较高。

（二）坚果储存的注意事项

食品存放不当会发生霉变，凡是霉变的食品都有可能存在黄曲霉素。黄曲霉素是一种有强烈生物毒性的化学物质，对人及动物肝脏组织有很强的破坏作用，已经被世界卫生组织认定为一类致癌物，以黄曲霉毒素 B_1 最为多见，其毒性和致癌性也最强。黄曲霉素易在粮食、油类及其制品和坚果上生长，如花生、棉籽，干果类中的核桃、杏仁、榛子，乳制品、干咸鱼、海米、干辣椒、干萝卜条等，其中花生及其制品中黄曲霉素的含量最高。在存储这些容易滋生黄曲霉素的食物时，要保持低温、通风、干燥、避光，尽可能不囤积食品，注意食品的保存期。食用前最好仔细清洗。因黄曲霉素耐高温，需要加热至 280℃以上才开始分解，所以一般的加热不易破坏，如果发现食物霉变，一定不要食用。

同步训练

根据情境导入案例，教师引导学生分组讨论在以粮谷类为主的膳食结构中，豆类及其制品的重要性和必要性。

任务三

蔬菜、水果的营养价值认知

情境导入

2021 年，一项发表在《临床营养》期刊上的研究称，摄入富含水果和蔬菜的饮食，可减轻压力。澳大利亚埃迪斯科文大学的研究人员对 8 689 名 25～91 岁受试者的水果蔬菜摄入量与压力水平间的关系进行研究。研究结果显示，每天至少吃 470g 水果蔬菜的人，比每天吃水果蔬菜少于 230g 的人的压力水平低 10%。研究人员表示，人体中的炎症和氧化应激可导致压力增加、焦虑和情绪低落。果蔬中的维生素、矿物质、类黄酮等，有助减少炎症和氧化应激反应，从而改善心理健康。

任务描述

请根据营养学知识，分析上述情境中人们的观点是否正确并说明原因。

相关知识

蔬菜、水果是我国居民膳食的重要组成部分，其共同特点是含有大量水分，通常为 70%～90%，蛋白质、脂肪含量很低，都含有丰富的维生素 C、维生素 B_2、胡萝卜素和钙、钾、镁、钠等矿物质。此外，蔬菜、水果中还富含纤维素、色素、有机酸和芳香物质等。

一、蔬菜的营养价值

（一）蔬菜的分类

按植物学分类，我国栽培的蔬菜有 35 科 180 多种；按食用器官则可分为根菜、叶菜、茎菜、花菜和果菜等 5 类；不同种类的蔬菜，营养成分有较大的差异。

(1) 叶菜类：是矿物质和维生素的重要来源。在这类蔬菜中尤以绿色叶菜为蔬菜类食物的代表，如油菜、菠菜、卷心菜、香菜、小白菜、雪里蕻、荠菜、韭菜等含有较多的胡萝卜素、维生素

C，并含有一定量的维生素 B_2。绿叶菜含有较多的钙、磷、钾、镁及微量元素铁、铜、锰等，且钙、磷、铁的吸收和利用较好，是钙和铁的一个重要来源。但也有一部分蔬菜（如菠菜、苋菜、空心菜）因含有较多的草酸，能与钙结合，形成不溶性草酸钙，不能被人体吸收。如果在炒之前将菜用水烫一下，去掉涩味，可除去草酸。

（2）根、茎类：是介于粮食与蔬菜之间的食物。如莲藕、甜薯、芋头等，含淀粉较多，可供给较多的热量，很多国家的居民以它为主食。这类食物每 100g 可供热量 330～420kJ（79～100kcal），一般蔬菜每 100g 供热量为 40～170kJ（10～41kcal）。其蛋白质、矿物质和维生素的含量则相对较低。但带有红、黄颜色的胡萝卜、红薯等是胡萝卜素的良好来源。

（3）瓜类及茄果类：指黄瓜、南瓜、冬瓜、丝瓜、苦瓜、葫芦、佛手等，这一类蔬菜大部分是夏秋季节上市的，在绿叶菜较少的季节，是矿物质与维生素的重要来源。

（二）蔬菜的营养价值

蔬菜中含有大量水分，通常为 70%～90%，此外便是含量很少的蛋白质、脂肪、碳水化合物、维生素、矿物质及纤维素。蔬菜中含有多种矿物质、维生素和膳食纤维，在人体的生理活动中起重要作用。

1. 蛋白质和脂肪

多数蔬菜的蛋白质含量不超过 2%，鲜豆类蔬菜含蛋白质较多。蔬菜中脂肪含量较低，一般不超过 1%。

2. 碳水化合物

蔬菜所含碳水化合物包括单糖、双糖、淀粉、纤维素、果胶等物质。含碳水化合物较多的蔬菜有胡萝卜、西红柿、南瓜和甜薯等。土豆、藕等根、茎类食物中的碳水化合物主要是淀粉。蔬菜中的纤维素、半纤维素、木质素、果胶是膳食中各种膳食纤维的主要来源，其含量从高到低依次为鲜豆类、叶菜类、瓜类。

3. 维生素

新鲜蔬菜是胡萝卜素、维生素 C、维生素 B_2 及叶酸等的重要来源，不含维生素 D 和维生素 B_{12}。一般在蔬菜代谢旺盛的叶、花、茎内维生素 C 含量丰富，胡萝卜素的含量与颜色有明显的相关性，深颜色的蔬菜含量较浅颜色蔬菜高。维生素 C 含量与颜色无关。叶菜类的含量较瓜、茄类高。如苋菜中维生素 C 含量为 47mg/100g，小白菜为 28mg/100g，黄瓜为 9mg/100g。胡萝卜素在绿色、黄色或红色蔬菜中含量较多，如胡萝卜、南瓜、苋菜中含量丰富。叶酸广泛存在于各种蔬菜、水果中，以绿叶蔬菜、土豆、鲜豆最为丰富。常见蔬菜中三种维生素的含量如表 2－2 所示。

表 2－2 每 100g 常见蔬菜中三种维生素的含量

	柿子椒	花菜	苋菜	冬苋菜	菠菜	冬瓜	南瓜	胡萝卜
维生素 C（mg）	72	61	47	20	32	18	8	16
胡萝卜素（ug）	340	30	2 100	6 950	487	80	890	4 010
维生素 B_2（mg）	0.03	0.08	0.21	0.05	0.11	0.01	0.04	0.03

4. 矿物质

蔬菜、水果中富含钙、磷、铁、钾、钠、镁、铜等多种矿物质，是人类膳食中矿物质的主要来源之一。绿叶蔬菜中钙的含量一般为每 100g 含 100mg 以上，芥菜、苋菜、芥蓝、油菜等含钙量较多，但蔬菜中存在草酸，不仅影响本身所含钙、铁的吸收，而且还影响其他食物中钙和铁的吸收。因此，在选择蔬菜时，不能只考虑其钙、铁的含量，还应注意其草酸的含量（见表 2－3）。草酸是一种有机酸，能溶于水，故食用含草酸多的蔬菜时可先在开水中烫一下，去除部分草酸，以利于机体对钙、铁的吸收。

表 2-3　几种蔬菜中钙和草酸的含量（mg/100g）

	厚皮菜	苋菜	菠菜	折耳菜
钙	65	359	102	121
草酸	471	1 142	606	1 150

5. 芳香物质、色素、有机酸

蔬菜和水果中常含有各种有机酸、芳香物质、色素等成分，这些物质虽非营养素也无直接营养效能，但可赋予果蔬良好的感官性质，对增进食欲、帮助消化、丰富膳食的多样化等方面具有重要意义。水果中含有各种有机酸，主要有苹果酸、柠檬酸、酒石酸等，它们一方面使食品具有一定的酸味，可刺激消化液的分泌，增进食欲，有助于食物的消化；另一方面还使食品保持一定的酸度，对维生素 C 的稳定性具有保护作用。

6. 其他价值

蔬菜、水果中还含有一些酶类、杀菌物质和具有特殊生理活性的植物化学物。如大蒜中含有植物杀菌素和含硫化合物，具有杀菌消炎、降低血清胆固醇、解毒的作用；苹果、洋葱、柑橘、西红柿中含有的类黄酮为天然抗氧化剂，除具有保护心脑血管、预防肿瘤等多种生物学作用外，还可以保护维生素 C、维生素 A、维生素 E 等不被氧化破坏；苦瓜已被证实具有降低血糖的作用；萝卜中含有淀粉，生吃有促进消化的作用。

某些蔬菜具有药用价值，例如胡萝卜含丰富的胡萝卜素，常被用来治疗夜盲症和干眼症等。由于胡萝卜素属脂溶性维生素，用食用油将胡萝卜烹调煮熟后食用，可使消化利用率明显增加。胡萝卜还有降压、强心、抗炎和抗过敏作用，让高血压患者饮胡萝卜汁，有降低血压的作用。

（三）菌藻类食物的营养价值

从广义上讲，菌藻类食物属于蔬菜，包括食用菌和藻类。食用菌是指供人类食用的真菌，可分野生菌与人工栽培菌两类。野生的约有 200 多种，味鲜美，如口蘑、鸡油菌等。栽培的食用菌类主要有洋蘑菇、香菇、银耳、黑木耳等。藻类是无胚并以孢子进行繁殖的低等植物，可供人类食用的有海带、紫菜、发菜等。

菌藻类蔬菜是一类低能量，蛋白质、膳食纤维、维生素和微量元素含量丰富的食物。富含多种营养素和一些生物活性成分，味道鲜美，是我们日常餐桌上不可多得的佳肴。其蛋白质的含量可高达 20%以上，如蘑菇每 100g 含 21g，香菇含 20.0g，紫菜含 26.7g，与动物性食品瘦猪肉、牛肉的蛋白质含量相当。而且，其蛋白质氨基酸的组成亦较合理，必需氨基酸含量占 60%以上，是人类膳食中植物蛋白质的良好补充。碳水化合物含量为 20%～35%，膳食纤维丰富，如香菇每 100g 高达 31.6g，银耳含 30.4g，黑木耳含 29.9g，还有部分碳水化合物为植物多糖，具有很好的保健作用。脂肪含量很低，约为 1.0%。

菌藻类食物中 B 族维生素如维生素 B_1、维生素 B_2 和烟酸含量丰富，尤其是维生素 B_2。蘑菇每 100g 含维生素 B_2 1.10mg，香菇含 1.26mg，比其他植物性食物都高。对于以植物性食物为主的膳食结构，同时维生素 B_2 容易缺乏的中国人来说，也是维生素 B_2 良好的食物来源。

菌藻类食物中微量元素含量丰富，尤其是铁、锌和硒，其含量是其他食物的数倍甚至十几倍。黑木耳含铁丰富，含量为 97.4mg/100g，紫菜含 54.9mg/100g，发菜含 99.mg/100g，所以菌藻类食物是良好的补铁食品。菌藻类含锌也很丰富，例如香菇每 100g 含锌 8.57mg，蘑菇含 6.29mg，黑木耳含3.18mg。尤其值得提出的是，菌藻类食物含有较多的硒，蘑菇中硒含量高达39.2mg/100g。海产植物，如海带、紫菜还含有丰富的碘。

菌藻类食物除了提供丰富的营养素外，还具有重要的保健作用。研究发现，蘑菇、香菇和银耳中含有香菇多糖和银耳多糖，具有增强免疫力和抗肿瘤作用。香菇中所含的香菇嘌呤，有降血胆固醇的作用。黑木耳能抗血小板聚集，防止血栓形成。

野蘑菇不宜食用。如白帽蕈、马鞍蕈、瓢蕈等，外形奇特，颜色鲜艳，内含多种毒素，误食后可发生中枢神经中毒，精神错乱；有的则呕吐，腹泻，肝功能衰竭，造成急性溶血性贫血，重者危及生命。

二、水果的营养价值

水果是平衡膳食的重要组成部分，与人体健康息息相关。水果的营养成分和营养价值与蔬菜相似，是人体维生素、类胡萝卜素和矿物质的重要来源之一。

（一）水果的类别

依构造和特性大致可将水果分为五类：

（1）浆果：外果皮为一层表皮，中果皮及内果皮几乎全部为浆质，如葡萄、番茄等。

（2）瓜果：果皮在老熟时形成坚硬的外壳，内果皮为浆质，如西瓜、哈密瓜等。

（3）橘果：外皮含油泡，内果皮形成果瓣，如柑橘、柳橙等。

（4）核果：内果皮形成硬核，包有一枚种子，如桃、李等。

（5）仁果：花托发育成肥厚的果肉，包围在子房的外面，外果皮及中果皮与果肉相连；内果皮形成果心，里面有种子，如苹果、梨等。

根据水分含量还可将水果分为鲜果类和干果类。前者种类很多，有苹果、橘子、桃子、梨、杏、葡萄、香蕉等；后者是新鲜水果经加工制成的果干，如葡萄干、杏干、蜜枣和柿饼等。

（二）水果的主要营养价值

1. 碳水化合物

水果中的碳水化合物以糖、淀粉为主，纤维素和果胶的含量也很高。但因水果的品种多，具体碳水化合物的含量与种类有一定的区别。苹果、梨等仁果类以果糖为主，口感比较甜，葡萄糖和蔗糖含量相对比较少；葡萄、草莓、猕猴桃等浆果类以葡萄糖和果糖为主；桃、杏等核果类以及柑橘类水果蔗糖含量比较高。由于单糖和双糖的甜味不同，因而水果中单糖和双糖的含量和比例直接影响到水果的甜度以及风味，使水果各具特色。未成熟的水果含有一定的淀粉，但随着水果的成熟，淀粉转化为单糖或双糖，因此，水果的风味与成熟度有一定关系。水果中的膳食纤维以果胶类物质为主，山楂、苹果、柑橘含果胶类物质比较多，具有很强的凝胶性，加适量的糖和酸就可以加工制成果冻和果浆、果酱等产品。

2. 维生素和矿物质

水果中含丰富的维生素，特别是维生素C，鲜枣、酸枣、山楂、橘等含量较高。水果特别是鲜枣、草莓、橘、猕猴桃中有比较多的生物类黄酮，对维生素C具有保护作用。黄色水果中胡萝卜素含量很高，如芒果、杏、柑橘、枇杷等。此外，水果中也含有丰富的矿物质，特别是钙、钾、钠、镁、铜等，属于理想的碱性食物。

各种水果中维生素C的含量情况，见表2-4。

表2-4 每100g常见水果中三种维生素的含量

	鲜枣	猕猴桃	柑	橘	芒果	苹果	葡萄	桃	草莓
维生素C（mg）	243	62	28	19	23	4	25	7	47
胡萝卜素（ug）	240	30	890	520	8 050	20	50	20	30
维生素B_2（mg）	0.09	0.02	0.04	0.03	0.04	0.02	0.02	0.03	0.03

干果因加工时的营养损失，维生素含量明显降低。但是蛋白质、碳水化合物和矿物质则因加工使水分减少，含量相对增加。如鲜葡萄中蛋白质含量为0.7%、碳水化合物为11.5%，钙为19mg/100g，而加工成葡萄干后，依次增加到4.1%、78.7%和101mg/100g。加工后的干果，虽失去某些鲜果的营养特点，但易于运输和贮存，有利于食品的调配，使饮食多样化，故干果类有一定的食用价值。

3. 色素与有机酸

富含色素是水果的一大特色，它赋予水果不同的颜色。如抗氧化剂花青素使水果呈紫色，能溶于水，在果皮中含量最高，对光、热敏感，加热可被破坏，在酸性环境下稳定，遇碱呈紫色，遇铁、铝呈灰紫色。胡萝卜素使水果呈黄色，其中β-胡萝卜素可转化为维生素A。水果中的有机酸主要有苹果酸、柠檬酸、酒石酸，微量的琥珀酸、苯甲醋酸等。水果具有酸涩味，与富含有机酸有关。浆果类柠檬酸含量最多，常与苹果酸共存；仁果类苹果酸最多；葡萄中含有酒石酸；琥珀酸、延胡索酸有明显的涩味，主要存在于未成熟的水果中。另外，水果的颜色越深，其营养价值越高。即使是同一品种的水果或同一个水果的不同部位，其颜色越深，维生素及其他营养成分的含量越高。

三、蔬菜和水果的合理利用

（一）蔬菜的合理利用

我们身体所需要的许多营养来自摄入的蔬菜。日常生活中一个成年人每天应摄入400～500g蔬菜才能满足人体的需要，但人们往往凭着蔬菜味道与个人爱好作为选用标准，其实还需要更多关注蔬菜的营养价值并加以合理利用，才能达到营养的均衡。判断蔬菜的营养价值主要是依据蔬菜内含有多少人体必需的维生素以及矿物质和纤维素等。

1. 储存方法对蔬菜营养价值的影响

蔬菜为家庭日常饮食中必不可少的食物，由于蔬菜贮藏不当或烹调方法不当，均可发生食后中毒现象，而且某些蔬菜本身就含有一定的毒素，因此，应注意不宜将蔬菜贮藏过久。有些蔬菜如菠菜、莴苣、萝卜等含有硝酸盐物质，贮藏过久会发生腐烂变质，滋生细菌，如大肠杆菌、棱形芽孢杆菌等，将硝酸盐还原成亚硝酸盐，使血液携带的低铁血红蛋白氧化成不能携带氧的高铁血红蛋白，从而引起头痛、腹痛、腹泻、呕吐等症状。建议尽量食用新鲜的蔬菜。

2. 加工方法对蔬菜营养价值的影响

蔬菜在加工储藏中主要损失的是维生素和矿物质。制作脱水蔬菜时，维生素C有部分损失，一般来说，真空冷冻干燥法的营养素损失最小。腌制蔬菜时维生素和矿物质损失严重。速冻蔬菜的水溶性维生素有一定损失，但胡萝卜素损失不大。罐藏蔬菜的水溶性维生素和矿物质可能受热降解和随水流失。蔬菜汁的营养价值虽然较高，但失去了蔬菜中的大部分膳食纤维。

3. 食用蔬菜时的注意事项

择菜是营养素保存的关键之一，丢弃外层叶片或削皮时过厚会造成营养素损失，因为蔬菜外部绿色叶片的营养价值高于中心的黄白色叶片，靠皮的外层部分营养素浓度高于中心部分。如圆白菜外层绿叶中胡萝卜素的浓度比白色的心部高 20 多倍，矿物质和维生素 C 高数倍。洗菜正确的方法是先洗后切，不损伤叶片。如果先切后洗，洗后浸泡，会使大量的营养素溶于水而流失。切菜时，需要熬煮较长时间时可切大块；如果切小片或丝，应快速烹调，以便减少营养素在高温下氧化的可能。蔬菜烹调的较好方式是凉拌、急火快炒和快速蒸煮。烹调时适当加些醋，可以提高维生素 C 对热的稳定性，减少烹调损失。

(1) 未成熟的西红柿不宜食用。未成熟的西红柿中含一种番茄碱的有毒成分，人食用后会发生中毒，表现为头昏、恶心、呕吐等。成熟的西红柿中番茄碱的含量甚少。

(2) 鲜黄花菜不宜食用。鲜黄花菜中含有一种无毒的秋水仙碱，被人体肠道吸收后，转变为有毒的二氧秋水仙碱，可使人发生恶心、呕吐、腹痛等，重者便血、尿血。干黄花菜是由鲜黄花菜经蒸晒干燥制成，其秋水仙碱已被破坏，故可放心食用。鲜黄花菜食后中毒，可用绿豆、甘草煮水解其毒。

(3) 带有苦味瓜籽的苦瓜不宜食用。一般苦瓜中都含有苦瓜苷，通常无明显毒性。而瓜籽有苦味的苦瓜，含很多的苦瓜苷，人食用后可有头晕、腹痛等中毒症状。

(4) 未煮熟的秋扁豆不宜食用。扁豆中含有两种毒素：一种为扁豆中的凝集素；另一种为豆类中的溶血素。秋季成熟的扁豆中含量极高，如果未充分煮熟，食用后往往会发生头痛、头晕、恶心、呕吐、腹泻等症状。故煮扁豆，应煮熟煮烂。

(5) 腌制不透的酸菜不宜食用。在腌制酸菜时，用盐不足会使得一部分细菌得不到抑制，菜中的硝酸盐还原成有害的亚硝酸盐，这种化学变化在腌制后一星期左右达到最高峰，如果此时食用可能会发生急性亚硝酸盐中毒。

(6) 腐烂的蔬菜不要吃。蔬菜鲜嫩，富含水分，具有生命活力。新上市蔬菜从表面看似乎停止了生长，实际上仍然进行着复杂的生理和生物化学变化，其营养成分逐渐下降。应尽量选择新鲜蔬菜，特别注意不要吃腐烂的蔬菜，尤其是烂白菜。因为白菜中含有大量的硝酸盐，腐烂后经细菌作用，可转变成亚硝酸盐。亚硝酸盐不仅能使血液中的低铁血红蛋白变成高铁血红蛋白，使血液失去载氧能力而引起食物中毒，同时还能促使胺形成一种致癌物质亚硝胺。

（二）水果的合理利用

1. 加工对水果营养价值的影响

纯果汁分为两类：一类是带果肉的混浊汁，其中含有除部分纤维素之外水果中的全部养分，如柑橘汁等；另一类是澄清汁，经过过滤或超滤，除去了水果中的膳食纤维、各种大分子物质和脂类物质，只留下糖分、矿物质和部分水溶性维生素，如苹果汁。市售“果汁饮料”中原果汁的含量在 10%以下，有的在 2.5%以下，只能提供水分和部分热能。制作果酱和果脯时精制糖含量过大。水果干制时维生素 C 损失较大，但可使矿物质得到浓缩。水果可以加工成多种果酒。与蒸馏酒相比，果酒中的酒精度低，并含有较丰富的糖类、氨基酸、矿物质和维生素，含有水果中有益健康的一些有机酸类、多酚类物质和风味物质等。

2. 储藏对水果营养价值的影响

水果存放时间不宜太长，以免维生素被氧化、破坏。萎蔫和高温会加速水果中维生素 C 的损失。酸性水果在常温环境下储藏较好。苹果如果放在阴凉处，一般可保存 7～10d，用塑料袋装好可保存更长时间。香蕉在 12～13℃的温度下储存为佳，温度太低香蕉会被冻坏。水果罐头中的维生素保存率随储藏温度升高和储藏时间延长而降低。

同步训练

根据情境导入案例，教师引导学生分组讨论蔬菜、水果的营养价值和特点，并探讨蔬菜和水果能否互相替代及其原因。

任务四

畜、禽肉及水产类的营养价值认知

情境导入

在众多营养健康专家的倡导下，如今已有越来越多的人知道科学健康的饮食应少吃“红肉”而多吃“白肉”。通常把牛肉、羊肉和猪肉叫作红肉，而把鱼肉、禽肉叫作白肉。红肉的特点是肌肉纤维粗硬、脂肪含量较高，而白肉肌肉纤维细腻、脂肪含量较低、脂肪中不饱和脂肪酸含量较高。红肉和白肉对人类慢性病的影响也不一样，流行病学研究发现，吃红肉的人群患结肠癌、乳腺癌、冠心病等慢性病的危险性增高，而吃白肉可以降低患这些病的危险性。由此可见，“宁吃天上飞禽四两，不吃地上走兽半斤”的说法是符合现代营养新观念的。

任务描述

请根据上述情境，分析“红肉”和“白肉”营养价值的异同，“白肉”能否完全替代“红肉”。

相关知识

一、畜肉的营养价值

畜肉类是指猪、牛、羊等牲畜的肌肉、内脏、头、蹄、骨、血及其制品，因畜肉类肌色较深，呈暗红色，所以有“红肉”之称。畜肉类食品经适当加工烹调后不仅味道鲜美、饱腹作用强，而且易于消化吸收。总体而言，畜肉类富含蛋白质、脂肪、矿物质和维生素等营养素。畜肉因其种类、年龄、肥瘦程度及部位的不同而营养素的分布有异。肥瘦不同的肉中脂肪和蛋白质的变动较大，相对而言，动物内脏脂肪少，蛋白质、维生素、矿物质和胆固醇含量较高。

（一）畜肉的主要营养成分

1. 蛋白质

畜肉蛋白质大部分存在于肌肉组织中，含量占10%～20%。其中，牛羊肉的蛋白质含量（20%）高于猪肉（15%）。按照蛋白质在肌肉组织中存在的部位不同，又分为肌浆中的蛋白质（占20%～30%）、肌原纤维中的蛋白质（占40%～60%）、间质蛋白（占10%～20%）。畜肉类的蛋白质为完全蛋白质，含有充足的人体必需的氨基酸，而且种类和比例接近人体的需要，因此易被人体消化吸收，充分利用，营养价值很高，为优质蛋白质。然而，存在于结缔组织中的间质蛋白，主要是胶原蛋白和弹性蛋白，如猪皮和筋腱，虽然蛋白质含量也较高，可达35%～40%，但其必需氨基酸组成不平衡，如色氨酸、酪氨酸、蛋氨酸含量很少，利用率低，为不完全蛋白质。因此，以猪皮和筋腱为主要原料的食物，常常需要搭配其他食物来补充必需氨基酸。

此外，畜肉中含有可溶于水的含氮浸出物，包括肌凝蛋白原、肌肽、肌酸、肌苷、嘌呤、尿素和氨基酸等非蛋白含氮浸出物，使肉汤具有鲜味，成年动物含量较幼年动物高。

2. 脂肪

畜肉的脂肪含量因牲畜的种类、年龄、肥瘦程度及部位的不同而有较大差异。总体而言，肥猪肉中的脂肪含量达90%，猪里脊肉含脂肪7.9%，猪前肘含脂肪31.5%，猪五花肉含脂肪35.3%，牛五花肉含脂肪5.4%，瘦牛肉脂肪含量最低，仅2.3%。

畜肉类脂肪以饱和脂肪酸为主，90%为中性脂肪，熔点较高，主要成分是甘油三酯，少量卵磷脂、胆固醇和游离脂肪酸。

需注意的是，胆固醇多存在于动物内脏中，如猪肉胆固醇为81mg/100g，猪脑为2 571mg/100g，猪肝为288mg/100g，猪肾为345mg/100g，牛瘦肉为58mg/100g，牛肝为297mg/100g，牛脑为2 447mg/100g。因此，对于血脂异常和胆固醇较高的人群，在日常膳食中要尽量减少动物内脏的摄入量。膳食中动物脂肪的主要作用是提供人体所需能量，所以应合理控制，防止能量摄入过多，引起肥胖和其他慢性疾病，如心血管疾病。

3. 碳水化合物

畜肉中的碳水化合物以糖原形式存在于肌肉和肝脏中，含量极少。宰后的动物肉尸在保存过程中，由于酶的分解作用，糖原含量会逐渐下降。

4. 矿物质

畜肉中矿物质总含量占0.8%～1.2%，其中钾含量最高，铁、磷次之，钙含量低，含磷较多。肉类中的铁以血红素铁的形式存在，因其生物利用率高，是膳食铁的良好来源。而且铁的吸收率不受食物中各种干扰物质的影响，如植酸、鞣酸等，以肝脏含铁量最高，如猪肝中的含铁量高达22.6mg/100g。畜肉中锌、硒、铜等微量元素也较为丰富，且吸收利用率远远高于植物性食物。

5. 维生素

畜肉富含维生素，包括维生素B_1、B_2、A、E、B_6、B_{12}和叶酸、烟酸等，其中脂溶性维生素含量较低，而水溶性维生素含量较高，但维生素C除外，其含量较低。一般而言，畜肉的B族维生素含量丰富，尤其是猪肉，其维生素B_1含量较高，是牛肉的8倍，羊肉的4倍。家畜内脏含有多种维生素，不同程度高于畜肉，特别是维生素D、维生素A和维生素B_{12}。以猪肝为例，每100g猪肝中含有 4 973mg 维生素 A，羊肝中含量更高，可达 20 972mg/100g。

猪肉及内脏的主要营养素含量见表 2-5。

表 2-5　猪肉及内脏主要营养素含量（每 100g 可食部）

食品种类	蛋白质（g）	脂肪（g）	钙（mg）	铁（mg）	视黄醇当量（μg）	$VitB_1$（mg）	$VitB_2$（mg）	胆固醇（mg）
猪肉（瘦）	20.3	6.2	6	3.0	44	0.54	0.10	79
猪心	16.6	5.3	12	4.3	13	0.19	0.48	151
猪肝	19.3	3.8	6	22.6	4 972	0.231	2.08	288
猪肾	15.4	3.2	12	6.1	41	0.31	1.14	354
猪脑	10.8	9.8	30	1.9	—	0.11	0.19	2 571

（二）常见畜肉的营养价值

1. 猪肉

猪肉通常分为“肥肉”和“瘦肉”两部分。肥肉中含有 90%左右的脂肪，蛋白质含量仅为 2%～3%；瘦猪肉中的蛋白质含量为 15%左右。在各畜种中，猪肉属于高脂肪、低蛋白质的品种。猪肉的脂肪含量与其部位关系很大。例如，排骨肉中含脂肪高达 30%，而里脊肉的脂肪含量仅为 8%。心、肝、肾等内脏器官含脂肪少而蛋白质和胆固醇含量较高。总的来说，猪肉属于能量和脂肪含量高的食品。

猪肉脂肪中必需脂肪酸含量约为 8%，约 40%的脂肪酸为饱和脂肪酸，猪脂肪在体温下呈液态，消化率可达 90%以上。100 克猪脂肪中含有胆固醇 107mg。因此，心血管病人和老年人不应大量食用猪肉，特别是肥肉。猪肉与香菇、海带、魔芋等食品同炖时，由于可溶性膳食纤维对脂类的吸附作用，降低了脂肪和胆固醇的吸收量，是一种值得提倡的食品搭配。

猪肉中的维生素 B_1 含量较高，每 100g 猪里脊肉中含维生素 B_1 约 0.47mg。维生素 B_2、烟酸的含量也较高，分别为每 100g 中 0.12mg 和 5.2mg。每 100g 中铁含量为 3.0mg、锌含量为 2.30mg，而钙含量仅为 6mg。瘦猪肉是铁和锌的膳食来源，其生物利用率较高。

2. 牛肉

与猪肉相比，牛肉属于蛋白质含量较高，而脂肪含量较低的肉类。每 100g 瘦牛肉中的蛋白质含量达 20g 左右，脂肪含量为 2～5g。然而需要注意的是，经过肥育的牛所产“肥牛瘦肉”中的脂肪含量提高，可达 20g 以上。

牛属于食草动物，其脂肪饱和程度很高，每 100g 牛油中含亚油酸仅 3.6g，饱和脂肪酸含量为 55g 以上，胆固醇含量为 133mg。老年人和心脑血管病患者应当注意少吃肥牛肉和含较多牛油的曲奇饼等食物。

牛肉中富含多种 B 族维生素，其中维生素 B_2、烟酸和叶酸含量较高，此外，尚含极少量维生素 A。牛肉中含大量肌红蛋白，其铁含量较高，而且易于被人体吸收。此外，牛肉中锌含量也较高。因此，牛肉可以为人体补充微量矿物质。民间认为牛肉可强壮身体，与其较高的蛋白质、铁和 B 族维生素含量是一致的。

3. 羊肉

羊肉肉质细嫩而鲜美，其瘦肉的蛋白质含量与牛肉相近，为 17%～20%，脂肪含量为 4%左右。

用于涮食的羊肉片和炖食用的羊排骨肉中含脂肪较高，通常在20%以上。总的来说，羊肉的脂肪含量介于牛肉和猪肉之间。

羊油中含短链饱和脂肪酸较多，饱和程度很高，其熔点可达50℃以上，在体温下仍呈固态。因此，羊肉适宜趁热食用，在冷食时脂肪消化率较低。

羊肉中的维生素和矿物质含量与牛肉类似，它是B族维生素和铁、锌等矿物质的好来源。

4. 动物内脏

许多人喜爱食用动物内脏，主要包括肝、肾、心等。与肌肉相比，动物内脏中蛋白质含量高、脂肪含量低，各种维生素、矿物质比肉类丰富。然而动物内脏中的胆固醇含量比瘦肉高，需要控制胆固醇摄入量的人最好少吃内脏。

肝脏是维生素在动物体内的储藏场所，因而它是各种维生素的宝库，特别是维生素A、D、B_2的极好来源。肝中尚含有动物性食品中较少见的维生素C和E。羊肝中的维生素A含量高于猪肝，我国中医学很早就懂得用羊肝来治疗因维生素A缺乏引起的夜盲症。除此之外，肝脏中还含有少量维生素C和维生素E。心、肾等内脏的维生素含量均较瘦肉高。

肝脏是铁的储藏器官，含铁量为各部位之冠。每100g猪肝中含铁22.6mg，相当于成年男子一日需要量的1.7倍，而且肝脏所含铁为血红素铁，吸收率在各种食品中最高。因此，肝脏是最佳的补血食品之一。

心、肾等内脏的维生素和矿物质含量亦十分丰富，营养价值高于瘦肉，但不及肝脏。血液和脾脏中含铁极为丰富，它们和肝脏一样也是膳食铁的优质来源。例如每100g猪脾中含铁11.3mg，基本可满足成年男子一天的铁需要。

需要注意的是，肝脏也是动物体内的解毒器官，如果动物患病或食用过有毒物质或药物等，它们往往会残留在肝脏中。因此，选购时应注意选择经过检疫、新鲜而健康的肝脏，且在烹煮的过程中一定要煮透，以去除异味。

二、禽肉的营养价值

禽肉包括鸡、鸭、鹅、鸽、鹌鹑、火鸡等禽类的肌肉、内脏及其制品。由于禽肉类和水产品的肉色较浅，呈白色，又有“白肉”之称。禽肉与畜肉的组织结构基本相同，即由结缔组织、肌肉组织、脂肪组织、骨骼组织组成。但是禽肉的结缔组织较少，肌肉组织纤维较细，脂肪含量较少且比畜类脂肪熔点低，其中含有20%的亚油酸，易于消化吸收。禽肉的营养价值与畜肉相似，可为人体提供蛋白质、脂肪、矿物质和维生素，禽肉蛋白质的氨基酸组成接近人体需要，含量约为20%，质地较畜肉细嫩且含氮浸出物多，故禽肉炖汤的味道较畜肉鲜美。

（一）蛋白质

禽肉的蛋白质含量约为20%，鸡肉、鹌鹑肉的蛋白质含量高于鹅肉，鸭肉次之，而各种禽内脏的蛋白质含量最低。

（二）脂肪

禽肉的脂肪含量较畜肉而言相对较低，以鸭、鹅最高，在20%左右，鸡和鸽子的脂肪含量为14%～17%，火鸡和鹌鹑的脂肪含量最低，在3%以下。禽肉脂肪中不饱和脂肪酸比例较高，以单不饱和脂肪酸为主，多不饱和脂肪酸比例较低。

（三）维生素

禽肉提供多种维生素，以维生素A和B族维生素为主，其中内脏含量高于肌肉。

（四）矿物质

禽肉类也提供多种矿物质，家禽内脏的矿物质含量高于肌肉。内脏和血中铁含量十分丰富，铁消化利用率高，是铁的最佳食物来源，其中鸭肝中铁含量最丰富，对缺铁性人群是补充铁的非常好的食物来源。

禽肉的主要营养素含量见表2-6。

表2-6 鸡、鸭、鹅及其内脏主要营养素的含量（每100g可食部）

食物名称	蛋白质（g）	脂肪（g）	视黄醇当量（μg）	硫胺素（mg）	核黄素（mg）	钙（mg）	铁（mg）	胆固醇（mg）
鸡	19.3	9.4	48	0.05	0.09	9	1.4	106
鸡肝	16.6	4.8	10 410	0.33	1.10	7	12.0	356
鸡肫	19.2	2.8	36	0.04	0.09	7	4.4	174
鸭	15.5	19.7	52	0.08	0.22	6	2.2	94
鸭肝	14.5	7.5	1 040	0.26	1.05	18	23.1	341
鸭肫	17.9	1.3	6	0.04	0.15	12	4.3	135
鹅	17.9	19.9	42	0.07	0.23	4	3.8	74

人们最常食用的禽肉为鸡肉。鸡肉的肉质嫩，味鲜美，蛋白质含量为20%左右，脂肪含量为4%～8%，是一种低脂肪而高蛋白质的肉类，比牛羊肉更容易消化。鸡皮下组织中的脂肪含量较高，达20%以上，因此带皮鸡肉的脂肪含量较无皮部分高，如鸡翅膀的脂肪含量为12%。每100g鸡肉中含胆固醇117mg。鸡肉中的维生素B_2含量较牛羊肉低，维生素B_1含量不及猪肉，但其中富含烟酸。与其他肉类一样，鸡肉是铁和锌等微量元素的良好来源。小鸡肉中含水分较高，脂肪含量稍低，肉质细，适合炒食；老鸡肉中肌纤维较粗，含水量较低，脂肪含量高，因而适合煮汤。许多人认为鸡汤中的养分多于鸡肉，这是一种误解。鸡汤中溶解了鸡肉的可溶养分，包括氨基酸、蛋白质、B族维生素和部分矿物质，但总的来说，大部分蛋白质和矿物质仍然留在鸡肉中。因此，不建议食汤而弃肉。

乌鸡是著名的药用鸡，现代科学研究表明其营养价值和药用价值高于甲鱼，乌鸡中所含氨基酸种类多，含量高，每100g中氨基酸含量高达31.46g。因其含有特殊物质“黑素”，因而使乌鸡具有消炎作用，可提高肌体免疫力，滋补强身。

三、水产类的营养价值

我国海岸线绵长，海域辽阔，水产品资源丰富，品种繁多。水产品包括鱼类、甲壳类和软体动物类。根据生活环境不同，鱼类可分为海水鱼和淡水鱼。根据生活的海水深度，海水鱼又可分为深水鱼和浅水鱼。按体形分，可以把鱼简单地分为圆柱形和扁形两种。甲壳类包括小虾、对虾、龙虾、蟹类等。软体动物包括扇贝、牡蛎、蛤类等双壳类和章鱼、乌贼等无壳类软体动物。鱼肉和禽肉类一起，也被称为“白肉”。

（一）鱼类的营养价值

1. 蛋白质

鱼类是人类食用最多的水产品，其肌肉蛋白质含量一般为15%～22%，平均为18%，其所含蛋白质绝大多数是含有8种必需氨基酸的营养价值很高的完全蛋白质。鱼肉的肌纤维细、短，间质蛋白少，组织软而细嫩，较畜、禽肉更易消化吸收，其营养价值与畜、禽肉近似。氨基酸组成较为平衡，与人体需要接近，利用率高，属于优质蛋白质，但色氨酸含量偏低。存在于鱼类结缔组织和软骨中的含氮浸出物主要为胶原和黏蛋白，是鱼汤冷却后形成凝胶的主要物质。

2. 脂肪

鱼类含脂肪很少，一般为1%～10%。鱼的种类不同脂肪含量差别也较大，鱼类脂肪在肌肉组织中含量很少，主要分布皮下和内脏周围。需要注意的是，鱼类中的胆固醇含量一般为100mg/100g，但鱼子含量较高，如鲳鱼子胆固醇含量为1 070mg/100g，虾子胆固醇为896mg/100g。因此，对于血脂异常、胆固醇含量较高的人群，在食用鱼子时要尤其注意。鱼类脂肪多为不饱和脂肪酸，占80%左右，熔点较低，常温下为液态，消化吸收率较高，可达95%。鱼类脂肪中含有长链多不饱和脂肪酸，主要是二十碳五烯酸（EPA）和二十二碳六烯酸（DHA）。在许多婴幼儿辅食或婴幼儿奶粉、代乳品中都添加了EPA和DHA，可以促进大脑神经系统和视觉系统的发育。此外，EPA和DHA可以降低血中低密度脂蛋白，升高高密度脂蛋白，从而防治动脉粥样硬化，预防冠心病的发生。同时，EPA和DHA也可以降低癌症发生的危险。因此常吃鱼，尤其是深海鱼，其心血管疾病和肿瘤的发生率较低。

3. 矿物质

鱼类矿物质含量占1%～2%，其中锌和硒含量很丰富，磷的含量占总灰分的40%。此外，钙、钠、氯、钾、镁含量丰富。鱼类中的铁含量与肉类相当或略低，钙的含量较畜肉高，为钙的良好来源。海产鱼类含碘丰富，一般可达50～100μg/100g，而淡水鱼含量相对较低，仅为5～40μg/100g。

4. 碳水化合物

与畜肉、禽肉类一样，鱼类的碳水化合物含量较低，一般低于0.3%，主要贮藏在肌肉和肝脏中。

5. 维生素

鱼类的维生素B_1含量低于肉类，某些鱼中所含的硫胺素酶可促使维生素B_1降解。因此在生鱼存放或生吃时可破坏维生素B_1，但加热可破坏此酶。鱼类还是维生素B_2的良好来源，如鳝鱼、蟹类中的核黄素含量特别丰富。黄鳝中维生素B_2的含量为2.08mg/100g，河蟹为0.28mg/100g，海蟹为0.39mg/100g。鱼类的维生素A含量高于肉类，食用鱼类可补充相当数量的维生素A。例如，食用100g鲮鱼肉可获得维生素A 125mg，相当于成年男性一日需要量的15%。某些海鱼的肝是维生素A、D的极丰富来源，但过量食用这些鱼肝可发生维生素A、D中毒。

在膳食中用鱼类替代一部分肉类，既可改善口味，又能改善营养平衡，对身体健康是十分有益的。就营养价值而论，鱼类的价格与其营养素含量没有关系。例如，廉价的鲢鱼和昂贵的鳗鱼的蛋白质含量几乎相同，约为18%。

（二）其他水产品的营养价值

其他水产品包括甲壳类和软体动物类，即虾、蟹、贝类、牡蛎、乌贼、章鱼等。这些水产品的蛋白质含量约为15%，以河蟹、对虾、章鱼较高，脂肪和碳水化合物含量较低，维生素含量与鱼类近似。矿物质含量为1.0%～1.5%，其中钙、钾、锌、硒和碘含量非常丰富。一般而言，甲壳类和软体动物类的钙含量在150mg/100g以上，其中虾皮的钙含量很高，可达991mg/100g。微量元素中硒含量最为丰富。此外，牡蛎、扇贝的锌含量较高，河蚌和田螺的铁含量较高。因此，虾皮、牡蛎、扇贝等海产品是补充钙和锌的重要食物来源。

综上所述，水产品与人类的健康、长寿有着密切关系。为了改善我国城乡居民的膳食营养，增强整个民族的体质，我们要大力发展水产业，提倡多吃水产品。

四、加工、烹调对畜禽类食物及水产品营养价值的影响

（一）加工、烹调对畜禽类食物营养价值的影响

食物的加工、烹调会对其营养价值有一定影响。畜肉和禽肉的烹调方法较多，中国传统的烹制方法有炒、烧、爆、炖、蒸、熘、焖、炸、熏、煨等。

1. 炒

炒的方法在我国使用最为广泛，在滑炒和爆炒时，一般都要勾芡、挂糊，这种加工方式对营养素有一定的保护作用。

2. 炖和焖

炖这种加工方式适用于一些质地老、韧、硬的原料，是一种用慢火长时间进行加热，使食物酥烂脱骨的烹调方法。焖也是一种采用小火长时间加热使原料成熟的方法。在炖和焖的加工过程中，蛋白质轻微变性，纤维软化，胶原蛋白变为可溶性白明胶，使人体更易消化吸收，但由于加工过程中加热时间较长，也可使一些对热不稳定的维生素，如维生素 B_1、维生素 B_2 等破坏增多。

（二）加工、烹调对水产品营养价值的影响

鱼类和其他水产动物常常采用的烹调方法有蒸、煮、烧、炒、熘等，不同的加工烹调方法对水产品的营养价值也有不同影响。

1. 煮、红烧

对蛋白质起部分水解作用，对脂肪影响不大，但会使水溶性维生素和矿物质溶于水中，因此汤汁不宜丢弃。

2. 蒸

食物与水接触较少，水溶性维生素损失比较少。

同步训练

根据情境导入案例，教师引导学生分组讨论分析“红肉”和“白肉”营养价值的异同，说明“白肉”能否完全替代“红肉”。

任务五

蛋、奶及其制品的营养价值认知

情境导入

根据国家统计局发布的《中国统计年鉴 2021》，2014 年到 2020 年，蛋、奶摄入差距较大。7 年间，蛋类的人均年消费量有较明显的增加，从 2014 年的 8.6kg 增长到了 2020 年的 12.8kg，但仍没有达到每天一个鸡蛋的推荐标准。奶类的消费则差距更大。《中国居民膳食指南》（2022）建议，每人每天摄入奶及奶制品 300～500g，大约为每天一杯奶。然而，统计数据显示，2020 年人均奶摄入量仅为 13kg，约合每天 35.6g，缺口巨大。即便是在全国奶摄入量最高的北京，平均每人每天摄入量也仅为 82g。

任务描述

请结合临近社区的实际情况，分析上述情境中我国居民食物消费目标能否达到并讨论可行的方法。

相关知识

蛋类主要指禽类所产的卵，包括鸡蛋、鸭蛋、鹅蛋、鸽子蛋、鹌鹑蛋等；蛋制品是指以蛋类作为主要原料的食品，如松花蛋、蛋黄酱、咸蛋、蛋粉等。蛋类的营养素含量丰富，而且质量高，是营养价值很高的食物。不同品种的蛋类营养成分大致相同。

各种禽类蛋的结构都很相似，主要由蛋壳、蛋清、蛋黄三部分组成。蛋清包括两部分，外层为中等黏度的稀蛋清，内层包围在蛋黄周围的是胶质样的稠蛋清。蛋黄的表面包有蛋黄膜，由两条韧带将蛋黄固定在蛋的中央。

一、蛋类的营养价值

（一）蛋类的主要营养价值

1. 蛋白质

蛋类蛋白质含量较高，全蛋的蛋白质含量为 13%～15%，其中蛋清的蛋白质总量占全蛋的

54%，高于蛋黄（46%）。蛋类的蛋白质质量较高，生物学价值可达95%以上，几乎能被人体完全吸收，是天然食物中最理想的蛋白质。在进行食物蛋白质评价时，常作为参考蛋白。

2. 碳水化合物

同其他动物性食物一样，蛋类中的碳水化合物含量也非常低。鸡蛋中的含量为1%左右，分为两种状态存在：一部分与蛋白质相结合而存在，含量为0.5%左右；另一部分游离存在，含量约为0.4%，这部分碳水化合物98%为葡萄糖，其余为微量的果糖、甘露糖、阿拉伯糖、木糖和核糖。

3. 脂类

蛋中的脂肪含量为10%～15%，集中于蛋黄中，蛋清中含量很低。蛋黄中的脂肪呈乳化状态，易被人体消化吸收，并含有一定比例卵磷脂。蛋黄中的脂肪颗粒细小，易消化吸收，大部分为中性脂肪，即甘油三酯，占62%～65%，且以单不饱和脂肪酸最为丰富。此外，蛋黄是磷脂的极好来源，占脂肪总量的30%～33%。蛋黄中的磷脂主要包括卵磷脂和脑磷脂，卵磷脂可以降低血胆固醇水平，促进脂溶性维生素的吸收。

需要注意的是，蛋中的固醇含量较高，90%为胆固醇，以游离胆固醇为主，易被人体消化吸收。其中以鹅蛋黄中的含量最高，鸭蛋黄、鸡蛋黄次之，鹌鹑蛋黄中含量最低。

4. 矿物质

蛋类是多种微量元素的良好来源，包括铁、硫、镁、钾等。但需要注意，蛋黄和蛋清中铁的含量虽然较高，但以非血红素铁的形式存在，因受卵黄高磷蛋白的干扰，铁的消化吸收率降低，仅为3%。所以在婴幼儿的喂养过程中，如果添加的辅食以蛋类为主，需要注意铁的补充，否则易发生缺铁性贫血。

5. 维生素

蛋类的维生素主要存在蛋黄中，含量十分丰富，而且品种也较为齐全，包括所有的B族维生素，维生素A、D、E、K和微量的维生素C，其中以维生素A和核黄素最为突出。生蛋中含有抗生物素和抗胰蛋白酶因子，影响生物素的消化吸收和抑制胰蛋白酶的活性；但高温加热可破坏这两种抗营养因子。

（二）常见的蛋类及其制品的营养价值

用鲜蛋加工制作成的皮蛋、咸蛋、糟蛋等蛋类制品，也是人们日常生活中的常见食物。

1. 鲜鸡蛋

鸡蛋是营养丰富的天然食物。吃一个中等大小约50g的鸡蛋，可以获得蛋白质6g、脂肪5g、热能70Kcal。鸡蛋中的蛋白质均为完全蛋白，它还含有人体所必需的8种氨基酸，与人体蛋白质的组成极为相近，易于吸收。

2. 鸭蛋

鸭蛋含蛋白质、脂肪、碳水化合物、维生素A、硫胺素、核黄素、烟酸、钙、磷、铁、镁、钾等。鸭蛋的蛋白质含量不及鸡蛋，碳水化合物和铁的含量则相对较高。

3. 鹅蛋

鹅蛋是日常食用蛋类中体积和重量较大的一种，营养成分也较丰富，但质地较粗糙，草腥味较重，食味不及鸡、鸭蛋。

4. 鸽蛋

鸽蛋的脂肪含量较低，适合高脂血症患者食用。鸽蛋的钙、磷含量在蛋类中相对较高。

5. 鹌鹑蛋

鹌鹑蛋为禽蛋中珍品，含有蛋白质、胆碱、芸香、抗过敏蛋白、维生素等多种营养成分。其功效与鹌鹑肉相似，有营养滋补、增强机体免疫力等作用，是老少皆宜的佳品。

6. 松花蛋

松花蛋又名皮蛋，是家常菜中不可或缺的重要角色，用它做原料制作成的皮蛋瘦肉粥、皮蛋豆腐都是人们餐桌上的美味。皮蛋多以鸭蛋为原料，加工好的皮蛋，蛋白表层呈黑色凝固状，中心呈糨糊状；蛋白呈半透明的褐色凝固体。加工后的成品与新鲜鸭蛋相比，蛋白质稍有增加，同时矿物质含量增加明显，但 B 族维生素由于碱的作用几乎被全部破坏，降低了蛋类维生素的营养价值。另外，部分松花蛋在制作过程中加有一定量的铅，对人体有害，目前已有新的加工方法，使松花蛋降低铅或无铅，购买食用时应注意。

7. 咸蛋

咸蛋又名腌蛋、盐蛋，是将蛋放在浓盐水中或以食盐黏土混合物敷在蛋的表面腌制而成的。咸蛋由于食盐的渗透作用，含水量下降，而脂肪、碳水化合物及钙含量都有所上升，蛋白质可能因部分渗出，含量反而有所下降。从总体看，鲜蛋与咸蛋在营养价值上变化不大，但在腌制过程中有较多食盐渗入蛋内，钠含量大幅度上升，高血压患者不宜多食。咸蛋营养成分与鲜蛋一样，富含蛋白质、矿物质，其中含钙和铁的比例比鸡蛋、鲜鸭蛋都高。咸蛋味道鲜美，容易消化，是家常菜中的常见品。

8. 糟蛋

糟蛋是将蛋浸在酒糟中制成的蛋类制品。蛋在糟渍过程中，所产生的醇类可使蛋黄和蛋清凝固变性，味道微甜。又因产生醇类的同时也产生醋酸，可使蛋壳软化，蛋壳中的钙质就不断地渗透到蛋内，故糟蛋的含钙量特别高，是鲜蛋的 4.7 倍，是补钙佳品。

（三）加工烹调对蛋类营养价值的影响

不同的加工烹调方式对蛋类的价值影响也不同，其中煎、烤、炸等烹调方法使蛋中的维生素 B_1 和 B_2 损失较大。三种烹调方法对维生素 B_2 的损失率从高到低依次为：油炸 16%，煎荷包蛋 13%，炒蛋 10%。一般而言，煮蛋时温度不超过 100℃，对蛋类的营养价值影响很小，仅 B 族维生素有少量损失。加热过程可以让蛋白质变得软且松散，容易消化吸收，利用率较高。加热不仅能提高其消化吸收率，还有杀菌作用。生蛋清中存在的抗营养素和抗胰蛋白酶经加热后被破坏，更容易被人体吸收。

二、乳类及其制品的营养价值

乳类食品是指动物的乳汁及其制品。人们常食用的乳类主要包括牛奶、羊奶、马奶等。乳类营养丰富，除不含纤维素外，几乎含有人体所必需的各种营养素，且营养素组成比例适宜，容易被人体消化吸收，利用价值很高。乳类的水分含量为 86%～90%，是一般食物中水分含量最高的一种，因此，它的营养素含量与其他食物比较时，相对低一些。

奶的营养成分随动物的品种、饲养方式、季节变化、挤奶时间不同而有一定差异。它是婴幼儿的主要天然食物，也是病人、老年人、孕妇、乳母以及体弱者的良好营养品。乳制品是将鲜奶再经加工而制成的，如浓缩奶、奶粉、酸奶、奶酪、奶油等，是幼儿及老年人的最佳营养食品。

（一）乳类及其制品的基本营养价值

1. 牛奶

牛奶是诸多动物乳中营养价值最高的一种，它物美价廉，营养丰富，是年老体弱者的营养补品。其蛋白质以酪蛋白和乳白蛋白为主，含有 18 种氨基酸，其中包括人体所需的 9 种必需氨基酸，属于完全蛋白质，生物学价值为 85。牛奶中蛋白质含量为 3.5%～4.0%。牛奶脂肪中 95%～96% 为甘油三酯，脂肪颗粒小，呈高度分散状态，易于消化吸收。碳水化合物全部为乳糖，乳糖有促进胃液分泌和胃肠蠕动作用。牛奶含有丰富的钙、磷、钾等矿物质，其钙多以酪蛋白钙的形式存在，吸收率高，铁的含量较低，吸收率也较低。维生素含量因饲养条件、季节、加工方式不同而有差异。夏季维生素 D、C 含量高，冬季维生素 A 较高。

2. 羊奶

羊奶的营养价值与牛奶大致相同，其乳白蛋白含量较高，乳凝块较细而软，脂肪颗粒大小接近人乳，羊奶中含有多种矿物质，其铁、磷、钾含量较高。

3. 酸奶

酸奶是一种发酵奶制品，以鲜牛奶、奶粉或炼乳为原料接种乳酸菌，经过不同工艺发酵制成，其中以酸牛奶最为普遍。经发酵后，乳糖变成乳酸，蛋白质凝固和脂肪不同程度的水解，形成独特的风味，备受食用者喜爱。酸奶营养丰富，且易消化吸收，还可刺激胃酸分泌，乳酸杆菌和双歧杆菌具有整肠作用，蛋白质被部分水解产生活性肽类，提高了维生素 B_{12} 和叶酸的含量，乳酸可降低肠腔中的 pH 值，有利于钙元素的吸收。酸奶尤其适合于消化功能不良的老年人饮用，并能使成人原发性乳糖酶缺乏者的乳糖不耐受症状减轻。

4. 全脂奶粉

全脂奶粉是鲜奶经过喷雾干燥而制成的，便于运输、保存，食用方便。目前世界各国生产奶粉的厂家很多，品种各异。近年来生产母乳化奶粉的品种繁多，其优点是增加了铁、钙、锌等微量元素的含量，减少奶粉中酪蛋白的含量，提高了维生素 A 的含量。

5. 奶酪

奶酪的主要原料是牛奶，制作 1kg 的奶酪大约需要 10kg 的牛奶，因此，奶酪又被称为“奶黄金”。除含有较多优质蛋白质外，奶酪还含有碳水化合物、有机酸、钙、磷、钠、钾、镁、铁、锌以及脂溶性维生素 A，胡萝卜素和水溶性的维生素 B_1、B_2、B_6、B_{12}、烟酸、泛酸、生物素等多种营养成分，这些物质具有许多重要的生理功能。

奶酪在加工中，需要添加钙离子，从而使钙的含量增加，易被人体吸收。每 100g 软奶酪可满足成人钙日需求量的 30%～40%、磷日需求量的 12%～20%。每 100g 硬奶酪可完全满足成人每日的钙需求量和 40%～50%的磷需求量。

（二）乳类食物的营养特点

（1）乳类蛋白质的生理价值仅次于蛋类，也是一种优质蛋白，其中赖氨酸和蛋氨酸含量较高，能补充谷类蛋白质氨基酸组成的不足，提高其营养价值。

（2）乳类中胆固醇含量不多，还有降低血清胆固醇的作用。

（3）乳类中的碳水化合物主要为乳糖，这对婴幼儿来说比较适合，但某些成年人摄入一定量的乳类后，肚子痛胀，往往还伴有腹泻。为什么会出现这些症状呢？原因是这些人小肠内乳糖酶活性太低。乳糖酶是帮助消化乳糖的，它可把一分子乳糖分解成为一分子半乳糖和一分子葡萄糖，这样才能被吸收。如果乳糖酶的活性低，则不能分解乳糖，乳糖就会在大肠内发酵分解，产生水和 CO_2

及乳酸，乳酸不易被人体吸收，CO_2是气体，引起肠胀气、腹痛和腹泻等症状，医学上称“成人原发性乳糖吸收不良”。因此，这些人喝牛奶时，要注意少量多次，如果每次不超过 180ml，一般不会产生不适感觉，也可以选用酸奶或添加了乳糖酶的舒化奶产品。

（4）乳类还有一个特点，即其含有的营养素均溶解和分散在水溶液中，呈均匀的乳胶状液体，因此容易被人体消化吸收，营养价值高，这对患消化道疾病的患者尤为适合。

三、合理利用

（1）为了防止感染疾病和利于消化吸收，乳类需经过加热消毒后再食用。因为在挤取、装桶和运输过程中乳类易被细菌污染，其中可能有大肠杆菌、腐败菌、结核杆菌和链球菌等，但是加热消毒时如果煮的时间太久，会使某些营养素大量被破坏。如牛奶，当温度达到 60℃时，呈胶体状的蛋白微粒由溶胶变成凝胶状态，其中的磷酸钙也会由酸性变为中性而发生沉淀；加热到 100℃时，奶中的乳糖开始焦化，并逐渐分解为乳酸和产生少量甲酸，降低了色、香、味，故牛奶不宜久煮，家庭中一般加热至沸腾即可，微波炉加热 1～2min 的方式比较合理。

牛奶杀菌可以采用 60～70℃的传统巴氏杀菌、80～90℃的高温短时杀菌、90～120℃的超高温瞬时杀菌等。超高温瞬时杀菌对保存营养素最为有利，对蛋白质的生物价值无显著影响，但对消化率的影响是有利的。

（2）关于乳类及其制品的食用时间，也应注意。因为空腹时饮用牛奶，奶中的蛋白质等会变成热能消耗，很不经济。合理的食用方法是在喝奶前摄入馒头、饼干和稀饭之类富含碳水化合物的食物，这样可充分发挥乳类的作用。

（3）酸牛奶在加工过程中，其营养成分如蛋白质、钙、脂肪等并无损失，而乳糖却减少了 1/5，所以对那些乳糖酶活性低的成年人更为适宜。

（4）在保存乳类时应注意日光对维生素的破坏。有研究发现，新鲜牛奶经日光照射 1min 后，B 族维生素会很快消失，维生素 C 也所剩无几；即使在微弱的阳光下，经 6h 照射后，其中 B 族维生素也仅剩一半；而在避光器皿中保存的牛奶，不仅维生素没有消失，还能保持牛奶特有的鲜味。因此，牛奶应用不透明的包装，并存放在避光处。鲜牛奶必须储藏在 4℃下，并应尽快消费。奶粉宜储藏在阴凉处，并用隔氧、避光的包装。乳酪应储藏在 4℃下，黄油应储藏在 0℃以下。

同步训练

根据情境导入案例，教师引导学生分组讨论蛋、乳类食物的营养价值，并分析如何科学有效地利用蛋类和乳类食品，使营养素平衡。

任务六

其他食物的营养价值认知

情境导入

长期以来，老年保健品一直是消费维权领域的热点话题。2022年1月1日，最高人民法院、最高人民检察院联合发布的《关于办理危害食品安全刑事案件适用法律若干问题的解释》正式实施，对利用保健品诈骗老年人等犯罪的定罪处罚作出规定，依法惩治利用保健食品等骗取财物的行为，并设立了对老年人、未成年人等群体食品安全特殊保护的条款。此外，《民法典》的实施为食品药品安全领域的公益诉讼提供了实体法支持，为老年人保健消费维权提供了又一可能的解决路径。随着立法体系不断完善、执法力度不断加强，老年保健品消费市场秩序不断向好，监管效果显著。

任务描述

请根据上述情境，分析如何指导老年人合理选择保健食品。

相关知识

一、保健食品

根据《保健食品注册与备案管理办法（2020修订版）》，保健食品是指声称具有特定保健功能或者以补充维生素、矿物质为目的的食品，即适宜于特定人群食用，具有调节机体功能，不以治疗疾病为目的，并且对人体不产生任何急性、亚急性或者慢性危害的食品。

不同国家对保健食品的称谓不一，如健康食品、功能食品、特殊营养食品等。我国是保健食品起源最早的国家之一，民间自古就有食疗、食补、食养的各种理论及实践经验。从1996年开始，我国开始对保健食品执行严格的审批程序。

保健食品的一大特点是适宜于特定的人群。对正常人来说，只要一日三餐膳食安排合理，摄入的营养基本能满足日常需求，不需要吃特殊的保健食品。但随着年龄的增长，老年人的身体在形态和功能上逐渐发生衰退性的变化。这些改变，客观上决定了中老年人对营养的特殊需求，因而对保健食品的需求也逐渐增多。此外，亚健康状态人群也是保健食品的主要适用人群。因此，有针对性地选择一些保健食品是十分有益的，如延缓衰老类、增加骨密度类、抗疲劳类、营养素补充剂类、免疫调节功能类等。

（一）保健食品的基本功能

2016 年国家食品药品监督管理局关于保健食品的申报功能为 27 项，包括：增强免疫力、辅助降血脂、辅助降血糖、抗氧化、辅助改善记忆、缓解视疲劳、促进排铅、清咽、辅助降血压、改善睡眠、促进泌乳、缓解体力疲劳、提高缺氧耐受力、对辐射危害有辅助保护功能、减肥、改善生长发育、增加骨密度、改善营养性贫血、对化学性肝损伤的辅助保护作用、祛痤疮、祛黄褐斑、改善皮肤水分、改善皮肤油分、调节肠道菌群、促进消化、通便、对胃黏膜损伤有辅助保护功能。除以上，营养素类也纳入保健食品的管理范畴，称为营养素补充剂，以补充人体营养素为目的。

1. 抗氧化功能

随着年龄增加，老年人自身内环境稳定能力与应激能力下降，全身脏腑组织的生理功能衰退，人体代谢过程氧化还原反应中形成的自由基，可引起机体一系列衰老症状。抗氧化最终达到的效果是延缓衰老，改善生活质量，降低老年病发生的风险。老年人可适当选用具有抗氧化功能的保健食品。

具备抗氧化作用的食物及其营养素有：大豆含大豆皂苷，新鲜玉米含维生素 E，鸡蛋富含磷脂、维生素 A、B 族维生素、胡萝卜素，茶叶含维生素 E、C、P 和茶单宁、锰等，对抗衰老、防治老年病有一定效果。乌鸡的多种营养素齐全且含量高，其中维生素 E、胡萝卜素、维生素 C 等抗氧化营养素均高于普通肉鸡，可提高抗疲劳、耐寒、耐热、耐缺氧的能力，并能增强免疫功能，有滋补强身、延年益寿的作用。芝麻有抗氧化能力，对延缓衰老有益。

2. 增强免疫力

免疫力是人体自身的防御机制，是人体识别和消灭外来侵入的任何异物（病毒、细菌等），处理衰老、损伤、死亡、变性的自身细胞以及识别和处理体内突变细胞和病毒感染细胞的能力。现代免疫学认为，免疫力是人体识别和排除“异己”的生理反应。现代医学科学发现，免疫是一个与衰老有密切关系的因素，免疫功能减退是衰老的最重要原因之一。机体免疫系统能将入侵体内的细菌、病毒和体内已衰老死亡的细胞、已突变的细胞以及引起变态反应的物质，加以吞噬和消灭，从而保持体内环境的稳定，保持机体健康。但机体免疫功能在 30 岁左右就开始减退，这种变化是悄然、缓慢、持续地进行的。中老年人免疫系统功能降低，抵抗力下降。中老年人食用增强免疫力的保健食品正是一种安全的增强免疫力、改善亚健康的有效措施。

一些食物具有提高免疫功能、促进新陈代谢等多种抗衰老功能，如蜂乳能增强实验动物的免疫功能，在低压、缺氧、高温、中毒、感染、脏器损伤等情况下，死亡时间较对照组有所延长，蜂乳具有促组织再生的能力，促进蛋白质合成和新陈代谢，在减缓自然死亡率上发挥作用；韭菜含有一定量硫化物，而硫离子是当前已知阴离子中还原能力最强的还原剂，具有软化血管、促进淤血吸收、疏通微循环、调整血压、恢复心率、增进免疫功能，从而有防治老年病和抗衰老的作用。

3. 改善胃肠道功能

随着年龄的不断增长，老年人消化系统功能逐渐减退，牙齿松动和丢失，牙龈萎缩，唾液与咀嚼能力下降，胃酸减少，食欲减退，胃黏膜易损伤。肠道发生退行性变化，肠管肌肉逐渐萎缩，肠道蠕动与消化吸收能力下降，肠道黏液分泌减少，排便时腹肌无力，不能用力将肠道中的粪便排出体外等。因此，老年人可选择食用可调节肠道菌群、促进消化、通便、对胃黏膜有辅助保护作用的保健食品。

（二）保健食品的使用原则及注意事项

1. 保健食品的使用原则

（1）饮食为主的原则：在影响人类延年益寿的各种外界环境中，营养是最重要的因素。在人的一生中，合理营养与平衡膳食，是维护健康、预防疾病、获得长寿的重要条件。任何保健食品都不能代替粮谷类、豆类等主要食物所提供的蛋白质、能量、脂肪等营养素。

（2）有的放矢的原则：每种保健食品都有其适用的人群，不能一概而论，要理性选择保健食品，选购时应该按照个人的体质差异认真选择。滥用保健食品也会对机体带来一定的损伤。

（3）预防为主的原则：保健食品是针对某些营养问题所采取的措施，更多情况下是以预防某些疾病发生所采取的对策。

（4）经济允许的原则：大多数保健食品较普通食品价格昂贵，因此要根据自身的经济条件选择，同时更需要科学设计，以简单食品代替复杂食物。

（5）长期服用的原则：几乎所有保健食品都需要长期使用才能有明显的效果。

（6）区别药物的原则：保健食品不可代替药品，但可以用来进行辅助治疗。同时在保健食品包装标签上不能含有或暗示其具有治疗作用。

（7）专家指导的原则：使用保健食品前，需要咨询医生或营养师，不可自作主张。

2. 保健食品与营养品的区别

保健食品不是营养品。人体需要的营养素有很多，如水、蛋白质、脂肪、碳水化合物、维生素、矿物质、膳食纤维等，营养品一般都富含这些营养素，人人都适宜，如牛奶富含蛋白质、脂肪和钙等物质，它的营养价值很高，人人都适宜饮用。而保健食品是具有特定保健功能、只适宜特定人群的食品，它的营养价值并不一定很高。所以，人体需要的各种营养素还是要从一日三餐中获得。

3. 选择和食用保健品的注意事项

（1）注意保健食品标志和批号。保健食品标志见图 2－2。国产保健食品的批准文号为“卫食健字第　号”，或者“国食健字第　号”，进口保健食品为“卫进食健字第　号”。

保健食品

图 2－2　保健食品标志

（2）保健食品的标签除与普通食品一样必须标明生产日期、保质期外，还应注明适宜人群、食用量及食用方法、注意事项等。

（3）选择保健食品时，一定要到具备销售资质的正规市场，切不可轻信上门推销人员及媒体广告的夸大宣传，购买要谨慎。

二、调味品的营养价值

食物的色、香、味可以增进食欲，促进消化。所以，我们在烹调膳食时，经常会添加些调味品。调味品是指以粮食、蔬菜等为原料，经发酵、腌渍、水解、混合等工艺制成的各种用于烹调调味和食品加工的产品以及各种食品的添加剂。

（一）调味品的分类

目前，我国调味品大致可分为如下六个大类。

1. 发酵调味品

这一类是以谷类和豆类为原料，经微生物的酿造工艺而生产的调味品，其中包括酱油类、食醋类、酱类、腐乳类、豆豉类、料酒类等多个门类，每一门类又包括天然酿造品和配制品。

2. 酱腌菜类

酱腌菜类调味品包括酱渍、糖渍、糖醋渍、糟渍、盐渍等各类制品。

3. 香辛料类

香辛料类调味品是以天然香料植物为原料制成的产品，包括辣椒制品、胡椒制品、其他香辛料干制品及配制品等。如大蒜、葱、洋葱、香菜等生鲜蔬菜类调味品。

4. 复合调味品类

此类调味品包括固态、半固态和液态复合调味料。也可以按用途分为开胃酱类、风味调料类、方便调料类、增鲜调料类等。

5. 其他调味品

此类调味品包括食盐、糖、调味油，以及水解植物蛋白、鲣鱼汁、海带浸出物、酵母浸膏、香菇浸出物等。

6. 各种食品添加剂

这一类是指为改善食品品质和色、香、味，以及应防腐和加工工艺的需要而加入食品中的化学合成或天然物质，包括味精、酶制剂、柠檬酸、甜味剂、酵母、香精香料、乳化增稠剂、品质改良剂、防腐剂、抗氧化剂、食用色素等。

（二）常用调味品的营养价值

调味品除了具有调味价值之外，大多数还具有一定的营养价值和保健价值。其中有部分调味品因为使用量非常少，其营养价值并不十分重要；但也有部分调味品构成了日常饮食的一部分，并对维持健康起着不可忽视的作用。同时，调味品的选择和食用习惯往往对健康也有着相当大的影响。

1. 酱油

酱油是由脱脂大豆加小麦经酿制而成，其品种繁多，可以分为风味酱油、营养酱油、固体酱油三大类。酱油的鲜味主要来自含氮化合物，它含有以谷氨酸为代表的氨基酸和肽类，蛋白质与氨基酸含量的高低是其品质的重要标志。优质酱油的总氮含量多为 1.3%～1.8%，其中谷氨酸含量最高，其次为天门冬氨酸，这两种氨基酸均具鲜味。为防止腐败，酱油中所含的氯化钠占 12%～14%，是膳食中钠的主要来源之一。酱油含少量蛋白质、碳水化合物及其他矿物质和维生素。在供给热能和营养素方面，无实际意义。酱油有时会不经加热直接加入菜肴中，所以应重视酱油的卫生，防止污染。酱油中含有一定数量的 B 族维生素，其中维生素 B_1 含量在 0.01mg/100g 左右，而维

生素 B_2 含量较高，可达 0.05～0.20mg/100g，烟酸含量在 1.0mg/100g 以上。酱类中维生素 B_1 含量与原料含量相当，而维生素 B_2 含量在发酵之后显著提高，含量为 0.1～0.4mg/100g，烟酸含量也较高，达 1.5～2.5mg/100g。酱类的含盐量通常为 7%～15%。

2. 食醋

食醋是以粮食、糖类和酒糟为主要原料经醋酸酵母菌发酵制成的，含有醋酸 3%～4%。醋有增加或改善味道、软化植物纤维素和促进消化的作用。同时，还能溶解动物性食物中的骨质，增加人体对钙、磷的吸收。所以，醋是膳食中重要的调味品之一。另外，我们炒菜时放点醋，不但味道鲜美，而且还可保护维生素 C，因为在酸性环境中维生素 C 不易被破坏。与酱油相比，醋中蛋白质、脂肪和碳水化合物的含量都不高，但却含有较为丰富的钙和铁。

醋，按原料可以分为粮食醋和水果醋；按照生产工艺可以分为酿造醋、配制醋和调味醋；按颜色可以分为黑醋和白醋。目前大多数食醋都属于以酿造醋为基础调味制成的复合调味酿造醋。粮食醋的主要原料是大米、高粱、麦芽、豆类等加上麸皮，其主要酸味来源是醋酸。水果醋的主要原料是苹果、葡萄、柠檬、菠萝、柿子、香蕉、草莓等水果，其中的糖分经过乙醇发酵、醋酸发酵而产生各种有机酸类。

3. 食盐

咸味是食物中最基本的味道，而膳食中咸味的来源是食盐。粗盐的主要成分是氯化钠，还有少量钾、镁、钡、钙、碘等，海盐含碘较多，精盐则是比较纯的氯化钠。钠离子可以提供最纯正的咸味，而氯离子为助味剂。盐不仅是“百味之首”，还可以保持人体渗透压、酸碱度及水盐代谢的平衡。盐是维持人体生理机能不可缺少的物质成分。正常成年人每日食盐摄入量不应超过 6g，摄入盐过多可引起高血压，这已被世界卫生组织所认可，但食盐过少也可引起体内电解质紊乱，特别是体力劳动者出汗过多，若不及时补充盐分，会使人疲乏无力，甚至虚脱休克。缺盐时，心脏功能也会受到影响，肌肉可发生抽搐，胃液减少，消化能力会下降。由此我们可以看出，调味品不仅能改善膳食的味道、提高人们的食欲，而且含有不同的营养素，是饮食中不可或缺的物质。

食盐按照来源可以分为海盐、井盐、矿盐和池盐。按加工精度，可以分为粗盐、洗涤盐和精盐（再制盐）。粗盐中含有氯化镁、氯化钾、硫酸镁、硫酸钙以及多种微量元素，因而有一定的苦味。粗盐经饱和盐水洗涤除去其中杂质后称为洗涤盐，经过蒸发结晶可制成精盐。精盐的氯化钠含量达 90%以上，色泽洁白，颗粒细小，坚硬干燥。钾盐、铵盐、锂盐等也具有咸味，但咸味不正而且具有一定苦味。

精制食盐经过调味或调配，可以制成各种盐产品。自 1996 年起，我国普遍推广加碘食盐，其中每千克食盐当中加入碘 20～50mg，可有效预防碘营养缺乏。低钠食盐当中加入 1/3 左右钾盐，包括氯化钾和谷氨酸钾等，可以在基本不影响调味效果的同时减少钠的摄入量。加入调味品制成的花椒盐、香菇盐、五香盐、加鲜盐等产品的营养价值与普通食盐基本一致。盐每日必用，使用数量基本恒定，是营养强化的绝佳载体之一。目前已经开发出来的营养型盐制品包括钙强化营养盐、锌强化营养盐、硒强化营养盐、维生素盐等及复合元素强化盐，还有富含多种矿物质的竹盐等。

食盐不仅提供咸味，也是食品保存中最常应用的抑菌剂。每一类食品都具有被普遍认同的食盐浓度。在食品加工当中，单独食用的食物食盐浓度较低，与主食配合食用者则相对较高；低温或常温环境食用的食物食盐浓度较低，高温环境食用者则食盐浓度较高。此外，食盐浓度也需要与甜味剂、酸味剂、鲜味剂的浓度相协调。

由于我国居民平均摄盐量远高于世界卫生组织的推荐数值，因此在日常生活中应当注意控制食盐的摄入量，患有高血压病、心血管疾病、糖尿病、肾脏疾病或肥胖等疾病的人应当选择低钠盐，并注意调味清淡。

需要注意的问题是：一方面，咸味和甜味可以相互抵消。在1%～2%的食盐溶液中添加10%的糖，几乎可以完全抵消咸味。因而在很多感觉到甜咸两味的食品当中，食盐的浓度要比感觉到的水平更高。另一方面，酸味则可以强化咸味，在1%～2%的食盐溶液中添加0.01%的醋酸就可以感觉到咸味更强，因此烹调中加入食醋调味可以减少食盐的用量，从而有利于减少钠的摄入。

4. 味精

味精是最主要的鲜味调味品，它是咸味的助味剂，也有调和其他味道、掩盖不良味道的作用。1987年，联合国食品添加剂委员会认定，味精是一种安全的物质，除了2岁以下的婴幼儿食品之外，可以添加于各种食品当中。味精的主要成分是谷氨酸钠，一般其含量不低于60%，它本身就是一种营养物质——组成蛋白质的氨基酸，其他成分为食盐、淀粉和水分等。由于脑组织能氧化谷氨酸产生能量，促使脑神经疲劳得到恢复，因此味精可作为中枢神经和大脑皮质的“补剂”。可见味精既是一种调味品，也具备一定的营养价值。

味精加热时间太久，温度过高，易于变质。在60～90℃的溶液中，味精的溶解度最高，也就是鲜味最足，在100℃时它可随水蒸气而挥发，造成浪费，若超过130℃，即变质为具有致癌性的焦谷氨酸钠。所以炒菜及做汤时均宜在起锅前或出锅后加入味精。

5. 糖和甜味剂

食品中天然含有的各种单糖和双糖都具有甜味，其中以果糖最高，蔗糖次之，乳糖甜度最低。日常使用的食糖主要成分为蔗糖，是食品中甜味的主要来源。蔗糖可以提供纯正愉悦的甜味，也具有调和百味的作用，为菜肴带来醇厚的味觉，在炖烧菜肴中还具有增色增香的作用。

食用蔗糖主要分为白糖、红糖两类，其中白糖又分为白砂糖和绵白糖两类。白砂糖纯度最高，达99%以上；绵白糖纯度仅为96%左右，此外含有少量还原糖类，其吸湿性较强，容易结块。红糖含蔗糖84%～87%，其中含水分2%～7%，有少量果糖和葡萄糖，以及较多的矿物质。除蔗糖之外，很多小分子碳水化合物都能够提供甜味，也广泛地应用于食品当中。其中果糖和葡萄糖的甜味有清凉感，这是由于它们具有较大的负溶解热，可以带走口腔中的能量。果糖、葡萄糖、乳糖、麦芽糖等甜味来源具有和蔗糖相等的能量值。其中由于果糖甜度高于蔗糖，达到同样甜度时能量低于蔗糖。

木糖醇、山梨醇、甘露醇等糖醇类物质为糖类加氢制成，为保健型甜味剂，不升高血糖，不引起龋齿，然而保持了糖类的基本物理性质，已经广泛应用于糖尿病病人、减肥者食用的甜食，以及口香糖、糖果等食品当中。

现代食品工业经常使用淀粉水解生产的淀粉糖产品代替蔗糖提供甜味，其中主要包括淀粉糖浆和果葡糖浆。淀粉糖浆也常称玉米糖浆，是淀粉不完全水解的产物，其中含有糊精、麦芽糖、葡萄糖。水解程度用葡萄糖当量（DE值）来表示。果葡糖浆是淀粉糖浆中一部分葡萄糖异构为果糖所得的产品，以不同果糖含量来表示其甜度。

6. 芝麻酱

芝麻酱是把芝麻炒熟、磨碎而制成的酱，有香味，用作调料，也叫麻酱。它含有丰富的铁、钙、蛋白质及多种维生素，100g纯芝麻酱中含铁58mg，比猪肝含铁量高1倍，比鸡蛋黄高6倍。在日常膳食中经常食用芝麻酱，是防止和纠正缺铁性贫血的好方法。芝麻酱含有丰富的卵磷脂，具有很好的健脑功效，可防止头发过早变白或脱落。由于其热量、脂肪含量较高，因此不宜多吃，一般每日食用10g左右即可。

7. 大蒜

大蒜含有蛋白质、糖、维生素等营养成分。由于其含有杀菌素，对细菌具有抑制作用。大蒜中含硫挥发物43种、硫化亚磺酸酯类13种、氨基酸9种、肽类8种、苷类12种、酶类11种。大蒜素与维生素B_1结合可产生大蒜硫胺素，具有消除疲劳、增强体力的奇效。大蒜含有的肌酸酐是参与肌肉活动不可缺少的成分。大蒜还有促进新陈代谢、降低胆固醇和甘油三酯的含量、降血压、降血糖的作用，故对高血压、高血脂、动脉硬化、糖尿病等有一定疗效。

三、食用油脂的营养价值

我国的油料作物品种非常丰富，大豆、花生、油菜籽、葵花籽及棉籽等是我国五大油料作物，其中油菜籽和花生的产量居世界第一。众所周知，蛋白质、碳水化合物、脂肪是人体所需的三大营养要素，而食用油又是人们重要的脂肪摄入来源。烹调油的食物来源有两种：一种是来自动物脂肪的烹调油，如猪油、羊油、鸡油、黄油等；另一种是来自植物种子的烹调油，如豆油、花生油、芝麻油、菜籽油等。

各种烹调油多为纯脂肪，能供给丰富的热能，并延长食物在胃中停留的时间，产生饱腹感。所以吃了油煎的东西不易饥饿。植物油较动物油易于消化吸收，而且所含不饱和脂肪酸，特别是必需脂肪酸、维生素E都比动物油多。

（一）几种常见食用植物油、动物油的营养价值及营养特点

1. 花生油

花生油是淡黄色、透明状液体，色泽清亮，气味芬芳，滋味可口，营养丰富，是一种比较容易被人体消化吸收的食用油。

花生油的主要营养成分有：每100g花生油中约含水分0.1g、能量3 763.9kJ、脂肪99g、碳水化合物0.6g、维生素7.64～58.7mg，另有不等量的钙、磷、铁、锌等物质，其中锌的含量是食用油中最高的，每100g花生油含锌元素8.48mg，是菜籽油的16倍、豆油的7倍。花生油的脂肪酸构成较好，含不饱和脂肪酸80%以上，其中含单不饱和脂肪酸41%，亚油酸38%，易于人体消化吸收。在调节人体机能及预防疾病方面都有重要的作用。

据国外资料介绍，花生油可使人体内胆固醇分解为胆汁酸并排出体外，从而降低血浆中胆固醇的含量。另外，花生油中还含有甾醇、麦胚酚、磷脂、维生素E、胆碱等对人体有益的物质。经常食用花生油，可以防止皮肤皱裂老化、保护血管壁、降解胆固醇、防止血栓形成，有助于预防动脉硬化和冠心病。花生油中的卵磷脂和胆碱，还可有效地改善人的记忆力，延缓脑功能衰退，是中老年人理想的食用油脂之一。

在市场常见的植物油中，橄榄油和花生油是含单不饱和脂肪酸即油酸最多的食用油，油酸只降低有害胆固醇，不降低有益胆固醇。所以，富含油酸的食用油凭借其耐氧化、抗血栓、抗高血压、降低血脂浓度的特性自然成为人们关注的热点。各种脂肪酸的构成比例是评价油脂营养成分的重要指标，一般认为饱和脂肪酸、单不饱和脂肪酸、多不饱和脂肪酸三种脂肪酸成分的构成比例为1∶1∶1时，最益于人体健康。

常见食用植物油中脂肪酸的组成比例见表2-7。

表 2-7 常见食用植物油中脂肪酸组成比例

	饱和脂肪酸	单不饱和脂肪酸	多不饱和脂肪酸	
			ω-6（亚油酸）	ω-3（α-亚麻酸）
芝麻油	15%	38%	46%	0.3%
大豆油	16%	22%	52%	7%
茶油	10%	79%	10%	1%
玉米油	15%	27%	56%	0.6%
花生油	19%	41%	38%	0.4%
菜籽油	13%	20%	16%	9%

2. 菜籽油

菜籽油俗称菜油，又叫香菜油，是以十字花科植物芸苔即油菜的种子榨制所得的透明或半透明状的液体。菜籽油是我国主要的食用油之一，主产于长江流域及西南、西北等地，产量居世界首位。菜籽油一般呈金黄色泽或棕黄，有一定的刺激气味，这种气体是其中含有一定量的芥子苷所致。

菜籽油的胆固醇很少或几乎不含，所以控制胆固醇摄入量的人可以放心食用。菜籽油中含花生酸 0.4%～1.0%，单不饱和脂肪酸 20%，亚油酸 16%，芥酸 31%～55%，亚麻酸 9%。植物油中，菜籽油所含的饱和脂肪酸最少，不饱和脂肪酸占 90%以上，所以菜籽油有利胆功能，也有利于降低人体中的胆固醇。菜籽油适用于胆或胆管病患者、胆固醇高的老年人及胃肠消化吸收功能不佳者。人体对菜籽油消化吸收率很高，可达 99%，不过菜籽油中缺少亚油酸等人体必需脂肪酸，且其中脂肪酸构成不平衡，所以营养价值比一般植物油低。另外，菜籽油中含有大量芥酸和芥子苷等物质，如果长期食用富含芥酸的食用油，导致芥酸过多地在体内蓄积，容易引发血管壁增厚和心肌脂肪沉积。因此，联合国粮农组织及世界卫生组织已对菜籽油中芥酸含量做出限量规定，即菜籽油芥酸的含量应低于 5%。

3. 大豆油

大豆油是我国最常见的植物油。大豆油的色泽较深，有特殊的豆腥味，热稳定性较差，加热时会产生较多的泡沫，不宜长时间高温烹炸食物。大豆油含有较多的亚麻油酸，较易氧化变质并产生"豆臭味"。

从营养价值看，大豆油的脂肪酸构成较好，其中单不饱和脂肪酸占 22%，ω-6（亚油酸）约占 52%，ω-3（α-亚麻酸）约占 7%。美国科学家的研究发现，人体摄取的 ω-6 脂肪酸和 ω-3 脂肪酸保持适当的比率，对于人体维持健康平衡及预防心脑血管系统疾病十分关键。营养学家推荐的每日摄取比率为 4∶1～10∶1，大豆油的此比率约为 7∶1，在最适宜比率之间。在各种食用植物油中，没有第二种植物油的此比率能符合这个标准。

大豆中还含有多量的维生素 E、维生素 D 以及丰富的卵磷脂，对人体健康均非常有益。另外，大豆油的人体消化吸收率高达 98%，所以大豆油也是一种营养价值很高的优良食用油。

4. 葵花籽油

精炼后的葵花籽油呈清亮好看的淡黄色或青黄色，气味芬芳，滋味纯正。葵花籽油的人体消化率为 96.5%，它含有丰富的亚油酸，高达 63%，因此有"亚油酸王"之称，有显著降低胆固醇、防止血管硬化和预防冠心病的作用。葵花籽油的另一个显著特点是它的维生素 E 含量较高，其中最具生物活性的 α 生育酚有很好的抗氧化功能，长期食用可以延缓衰老。长期过多摄入富含多不饱和脂肪酸的植物食用油，会引起体内过氧化物增加，但葵花籽油中的维生素 E 可以防止不饱和脂肪酸在体内过度氧化，从而避免了一般植物油的缺陷。葵花籽油是营养价值很高，有益于人体健康的优良食用油。

5. 橄榄油

橄榄油是将油橄榄鲜果中冷榨出来的果汁分离水分后取得的油脂，被认为是“迄今所发现的油脂中最适合人体营养的油脂”，具有非常高的营养价值。

在所有的食用植物油中，对心脏最有益处的是橄榄油。它能阻止动脉粥样硬化，调节血脂，降低血压和血黏度，预防血栓的形成，保护心脏免受冠心病的危害，减少心血管疾病的发生。橄榄油中含有大量的角鲨烯、黄酮类物质和多酚化合物，能抑制肿瘤细胞生长，降低肿瘤发病率。希腊南方地区有以原生橄榄油烹调蔬菜的饮食习惯，可以把患类风湿关节炎的危险足足减少75%之多。橄榄油所含的维生素E，具有清除自由基的抗氧化功效，能够对类风湿关节炎这种自体免疫性疾病达到预防功效。橄榄油富含单不饱和脂肪酸，能增强人体对矿物质的吸收，人体消化吸收率高。橄榄油中的单不饱和脂肪酸可以适度地控制血糖水平，改善脂类代谢，因此对糖尿病有一定的治疗作用。对女性来说，原生橄榄油中所含丰富的不饱和脂肪酸，维生素E、K、A、D等及酚类抗氧化物质，能消除面部皱纹、防止肌肤衰老、护发和防治手足皲裂等，是可以吃的美容护肤品。

橄榄油在生产过程中未经过任何化学处理，其天然的营养成分保持完好。橄榄油性质稳定，适合高温烹调，只要最高温度不超过190℃，橄榄油就不会分解。用橄榄油炸过的食物，虽然也有一层金黄色的脆壳，但油不会渗入食物内部，显得比较清淡，更易消化。橄榄油加热后会迅速膨胀，烹制同样菜肴，橄榄油的需要量比其他的油少。

6. 粟米油

粟米油又称玉米胚芽油，由玉米胚芽精炼而成。粟米油的脂肪酸组成中，不饱和脂肪酸的含量占85%以上，其中亚油酸的含量占60%左右，它能抑制肠道对胆固醇的吸收，从而降低血脂、保护血管、减少动脉硬化的发生。粟米油中的卵磷脂也有此功效。粟米油含有丰富的维生素E，它是一种天然的抗氧化剂，对延缓人体衰老有一定作用，还含有较多的维生素B_1、B_2及甾醇等物质，这些都是对人体健康非常有用的物质。此外，粟米油容易被人体吸收，其吸收率高达97%。对大多数老年人来说，它是一种理想的食用油和保健油。

7. 芝麻油

芝麻油是以芝麻为原料所制取的油品，消化吸收率达98%。芝麻油中不含对人体有害的成分，而含有特别丰富的维生素E和比较丰富的亚油酸。经常食用芝麻油可调节毛细血管的渗透作用，加强人体组织对氧的吸收能力，改善血液循环，延缓衰老，保持青春。芝麻油也是食用品质好、营养价值高的优良食用油。

8. 亚麻籽油

亚麻籽油又称为胡麻油，越来越受到人们的关注。亚麻籽油中$\omega-3$脂肪酸（α-亚麻酸）的含量为51.7%～57%。α-亚麻酸是人体必需脂肪酸，在人体内可转化为二十碳五烯酸和二十二碳六烯酸，它们为鱼油中的有效活性成分。α-亚麻酸有抗肿瘤、抗血栓、降血脂、营养脑细胞、调节自主神经等作用。

有研究指出，目前人类日常饮食中$\omega-6/\omega-3$脂肪酸比例过高并呈现逐年上升趋势，2000年为（10～20）：1，2003年为（10～30）：1。大量流行病学资料显示，饮食中$\omega-6/\omega-3$脂肪酸比例过高与某些疾病的高发密切相关，如冠心病、糖尿病、乳腺癌等。$\omega-6/\omega-3$脂肪酸比例超过10：1的个人应该摄取更多富含$\omega-3$脂肪酸的食物。

ω-6 和 ω-3 脂肪酸在自然界中分布极不平衡，食物中 ω-6 的来源比较充足而 ω-3 的来源比较贫乏。如 ω-6（亚油酸）存在于各种植物油中，而 ω-3（α-亚麻酸）仅来源于亚麻籽油、苏籽油和大豆油。大豆油、低芥酸菜籽油中，ω-6 和 ω-3 脂肪酸比例接近于（4～10）：1。海洋产品是ω-3 脂肪酸的一个主要来源，目前有 78%的 ω-3 脂肪酸取自海产品，13%则来源于亚麻籽。

亚麻籽油的营养成分容易在高温中被破坏，所以最好选择有机冷榨的，在食用时最好凉拌和调汤，不能用来煎炒烹炸。亚麻籽油最好与其他食用油混合，做成调和油，这样各种营养成分就达成均衡。一般自己做调和油的比例建议为一份亚麻籽油和两份花生油或其他食用油，如果有条件，还可以加一些橄榄油，这样能更好地起到保健的作用。

9. 调和油

调和油是由几种烹调油经过搭配调和而成。其中，以大豆油和菜籽油为主，加入少量花生油以增加香气的调和油比较常见。调和油的营养价值依原料不同而有所差别，但都富含不饱和脂肪酸、维生素 E。它具有良好的风味和稳定性，且价格合理，最适合日常炒菜。烹调方式有蒸、煮和炒等。

10. 动物油

动物油就是动物脂肪，以猪油为代表，含饱和脂肪酸和胆固醇较多。动物油能促进脂溶性维生素 A、D、E、K 等的吸收。另外，动物油中的胆固醇还是人体组织细胞的重要成分，是合成胆汁和某些激素的重要原料。动物油的油脂与一般植物油相比，有不可替代的特殊香味，可以增进人们的食欲。特别是与萝卜、粉丝及豆制品相配时，可以获得用其他调料难以达到的美味。动物油中含有多种脂肪酸，饱和脂肪酸和不饱和脂肪酸的含量相当，具有一定的营养，并且能提供极高的热量。过多食用易引起高血压、动脉硬化、冠心病、高脂血症及脑血管意外，对人体不利。

（二）合理选择、利用食用油

选购食用油除考虑品牌、口味和价格之外，更要注重其营养成分与人体对营养素的需要相吻合，要相配才能达到最佳的营养效果。制作工艺并不是决定植物油好坏的绝对标准，首先明确只要是符合国家标准的食用油都是安全、放心的，然后选择哪种食用油更适合自己，要对比油中的营养成分，看当前自己更需要摄取哪些营养成分。

食用油不宜久存。食用油是很容易变质的，因为油脂会自动发生氧化作用。油脂氧化会产生很多有毒的氧化分解物质，人如果长期食用已经劣化的油脂，会使细胞功能衰竭，诱发多种疾病。油脂氧化后形成过氧化物会造成酸败，产生令人不愉快的气味。油脂的酸败不像食物腐败霉变那样容易引起人们的注意，当我们闻到不正常的气味时，油脂的过氧化物含量已经大大超过国家标准的数值了。因此为了避免食用油的变质，建议消费者最好购买小容量的桶装油。

四、饮料的营养价值

饮料是指以水为基本原料，由不同的配方和制造工艺生产出来，供人们直接饮用的液体食品。饮料除提供水分外，由于在不同品种的饮料中含有不等量的糖、酸、乳、钠、脂肪、能量以及各种氨基酸、维生素、矿物质等营养成分，因此有一定的营养。

（一）饮料的分类

饮料一般可分为无酒精饮料和含酒精饮料。无酒精饮料又称软饮料，是以补充人体水分为主要目的的流质食品，包括固体饮料。含酒精饮料包括各种酿造酒、蒸馏酒及配制酒。

1. 无酒精饮料的分类

（1）碳酸类饮料：是将二氧化碳气体和各种不同的香料、水分、糖浆、色素等混合在一起而形成的气泡式饮料，如可乐、汽水等。主要成分包括：碳酸水、柠檬酸等酸性物质，白糖，香料，有些含有咖啡因。

（2）果蔬汁饮料：各种果汁、鲜榨汁、蔬菜汁、果蔬混合汁等。

（3）功能饮料：含各种营养要素的饮品，满足人体特殊需求。

（4）茶类饮料：各种绿茶、红茶、花茶、乌龙茶、麦茶、凉茶以及冰茶等饮品。有些含有柠檬成分。

（5）乳饮料：牛奶、酸奶、奶茶等鲜乳或以乳制品为原料的饮品。

（6）咖啡饮料：含有咖啡成分的饮品。

2. 含酒精饮料的分类

市场上含酒精饮料品种繁多，各种品牌琳琅满目。按照制造工艺，酒大都可纳入这三类：酿造酒、蒸馏酒和配置酒。

（1）酿造酒。酿造酒是制酒原料经发酵后，并在一定容器内经过一定时间的窖藏而产生的含酒精饮品。这类酒品的酒精含量都不高，一般不超过百分之十几。这类酒主要包括啤酒、葡萄酒和米酒。

啤酒是用麦芽、啤酒花、水和酵母发酵而产生的含酒精的饮品的总称。啤酒按发酵工艺分为底部发酵啤酒和顶部发酵啤酒。底部发酵啤酒包括黑啤酒、干啤酒、淡啤酒、窖啤酒和慕尼黑啤酒等十几种，顶部发酵啤酒包括淡色啤酒、苦啤酒、黑麦啤酒、苏格兰淡啤酒等十几类。

葡萄酒主要以新鲜的葡萄为原料所酿制而成。依据制造过程的不同，可分成一般葡萄酒、气泡葡萄酒、酒精强化葡萄酒和混合葡萄酒等四种。一般葡萄酒就是我们平常饮用的红葡萄酒、白葡萄酒和桃红葡萄酒。气泡葡萄酒以香槟酒最为著名，只有法国香槟地区所生产的气泡葡萄酒才可以称为香槟酒，而世界上其他地区生产的只能叫气泡葡萄酒。酒精强化葡萄酒的代表是雪利酒和波特酒。混合葡萄酒如味美思等。

米酒主要以大米、糯米为原料，经过精湛技术，与酒曲混合发酵而制成。其代表为我国的黄酒和日本的清酒。

（2）蒸馏酒。蒸馏酒的制造过程一般包括原材料的粉碎、发酵、蒸馏及陈酿四个过程，这类酒因经过蒸馏提纯，故酒精含量较高。按制酒原材料的不同，大约可分为以下几种：

1）中国白酒：一般为小麦、高粱、玉米等原料经发酵、蒸馏、陈酿制成。中国白酒品种繁多，有多种分类方法。

2）白兰地酒：是以水果为原材料制成的蒸馏酒。白兰地特指以葡萄为原材料制成的蒸馏酒。其他白兰地酒还有苹果白兰地、樱桃白兰地等。

3）杜松子酒：人们通常按其英文发音叫作金酒，也有叫琴酒、锦酒的，是一种加入香料的蒸馏酒。由于用混合法制造，因而也有人把它列入配制酒。

4）威士忌酒：是用预处理过的谷物制造的蒸馏酒。这些谷物以大麦、玉米、黑麦、小麦为主，或加以其他谷物。发酵和陈酿过程的特殊工艺造就了威士忌酒的独特风味。威士忌酒的陈酿过程通常是在烤焦过的橡木桶中完成的。不同国家和地区有不同的生产工艺，威士忌酒以苏格兰、爱尔兰、加拿大和美国四个地区的产品最具知名度。

5）伏特加：伏特加可以用任何可发酵的原料酿造，如马铃薯、大麦、黑麦、小麦、玉米、甜菜、葡萄甚至甘蔗。其最大的特点是不具有明显的特性、香气和味道。

6）龙舌兰酒：以植物龙舌兰为原料酿制的蒸馏酒。

7）朗姆酒：主要以甘蔗为原料，经发酵蒸馏制成。一般分为淡色朗姆酒、深色朗姆酒和芳香型朗姆酒。

（3）配制酒。配制酒是以酿造酒、蒸馏酒或食用酒精为酒基，加入各种天然或人造的原料，经特定的工艺处理后形成的具有特殊色、香、味、型的调配酒。中国有许多著名的配制酒，如虎骨酒、参茸酒、竹叶青等。外国配制酒种类繁多，有开胃酒、利口酒等。

（二）酒类的营养价值

1. 酒的能量

酒所能提供的能量主要取决于酒中所含乙醇的量。酒类中都含有不同数量的乙醇、糖和微量的肽类、氨基酸。每克乙醇可提供 7kcal（29.2kJ）的能量，远高于同质量的碳水化合物和蛋白质的能量值。蒸馏酒的能量主要来自乙醇，发酵酒的能量一方面来自乙醇，另一方面则来自碳水化合物及其他成分。每升啤酒可提供 400kcal（1 680kJ）左右的能量，相当于 200g 面包，或 500g 土豆，或 45g 植物油，或 60g 奶油等，因此，称啤酒为“液体面包”。而每升甜葡萄酒、黄酒提供的能量是啤酒的 1.5 倍以上。

酒提供能量有高效、迅速等特点。如运动员在较长时间的比赛或训练之后，适当饮用一些啤酒，能快速补充能量。但肥胖者过多饮用啤酒、葡萄酒、黄酒等，可能对维持体重或减肥不利。

2. 酒的营养价值

（1）糖。发酵酒类的主要营养成分是糖，也是这类酒能量的主要来源。酒中的糖不仅具有营养作用，也能影响和决定酒的口感。如葡萄酒中糖可增加甘甜、醇厚的味感，若糖度高、酸度低则呈现甜腻感。发酵酒中所含的糖的种类很多，如葡萄糖、麦芽糖、麦芽三糖、麦芽四糖、糊精、阿拉伯糖、木糖、鼠李糖、棉籽糖、蜜二糖、半乳糖等。

（2）蛋白质。酒中的蛋白质主要以氨基酸和短肽的形式存在。由于酒的配料和酿造方法不同，其含量相差较大。如黄酒、葡萄酒、啤酒等发酵酒类中，氨基酸和短肽的含量较多，而蒸馏酒类中几乎不含氨基酸。

（3）矿物质。酒中的矿物质含量与酿酒的原料、水质和工艺有着密切的关系。如葡萄酒、黄酒和啤酒中的矿物元素含量最多。其中钾的含量较为丰富，一般为 0.3～0.8g/L，其他矿物元素如钠、镁、钙、锌等都有不同程度的存在。

（4）维生素。在啤酒和葡萄酒中还含有各种维生素。数据资料显示，啤酒和葡萄酒内含有多种 B 族维生素，如维生素 B_1、B_2、B_6、B_{12}，烟酸、泛酸、叶酸、生物素及维生素 C 等。一般每升葡萄酒中还含有 220～730mg（平均为 436mg）的肌醇。啤酒中的维生素 B_1 含量虽低，但维生素 B_2 和烟酸的含量却较丰富。

3. 酒中的非营养成分

酒类除了具有上述常见营养成分外，还有很多其他非营养素化学成分，如乙醇、酯类、有机酸、醛类、酮类和酚类化合物等。这些成分一方面直接或间接赋予酒的色泽、香型、风味、口感等各种品质特性，从而决定着酒类的种类、档次和质量；另一方面也影响和决定着酒的营养作用、保健作用或其他生理作用，如其中的多酚类物质具有很强的抗氧化性，黄酮类具有预防心血管疾病的功能等。

（三）茶的营养价值

茶，可以说是目前世界上最易坚持、饮用量最大的健身饮品。茶能够成为当今世界人民喜爱的饮料，不仅是因它具有独特风味，更是因为茶对人体有很高的营养价值和保健功效。

经分析鉴定，茶叶内含化合物有500多种，其中包括人体所需要的86种元素中的28种。这些化合物有些是人体所必需的成分，称为营养成分，这些营养成分包括维生素、蛋白质、氨基酸、类脂、糖及矿物质元素等；还有一部分化合物是对人体有保健和药效作用的成分，称为有药用价值的成分，如茶多酚、咖啡因、脂多糖等。所以说茶是人体营养的补充源。茶在开发智慧、预防衰老、提高免疫功能、改善肠道细菌结构和消臭、解毒方面的功效已被许多科学研究所证实，因此它也是一种性能良好的机能调节剂。

按照我国传统医药学的说法，茶叶因品种、产地不同，有寒温甘苦等茶性的不同，对人体的功效作用也各异。为了取得更佳的保健效果，人们春、夏、秋、冬四季饮茶，要根据茶叶的性能功效，随季节变化选择不同的品种，以益于健康。春季饮花茶，令人精神振奋，消除春困，提高人体机能效率。夏季饮绿茶，具有消热、消暑、解毒、去火、降燥、止渴、生津、强心提神的功能。绿茶富含维生素、氨基酸、矿物质等营养成分，饮之既有消暑解热之功，又具增添营养之效。秋季饮青茶，适合秋天气候，常饮能润肤、益肺、生津、润喉，有效清除体内余热，恢复津液，对金秋保健大有好处。冬季饮红茶，可补益身体，善蓄阳气，生热暖腹，从而增强人体对冬季气候的适应能力。红茶也含有丰富的蛋白质，能够强身补体，使人体更好地顺应自然环境的变化。

1. 维生素

茶叶中含有多种维生素。按其溶解性可分为水溶性维生素和脂溶性维生素。

水溶性维生素，可以通过饮茶直接被人体吸收利用。因此，饮茶是补充水溶性维生素的好方法，经常饮茶可以补充人体对多种维生素的需要。维生素C在茶叶中含量较高，一般每100g绿茶中含量可高达100～250mg，高级龙井茶含量可达360mg以上，比柠檬、柑橘等水果含量还高。红茶、乌龙茶因加工中经发酵工序，维生素C受到氧化破坏而含量下降，每100g茶叶只剩几十毫克，尤其是红茶，含量更低。每人每日只要喝10g高档绿茶，就能满足人体对维生素C的日需要量。

由于脂溶性维生素难溶于水，茶叶用沸水冲泡也难以被吸收利用，因此，现今提倡适当“吃茶”来弥补这一缺陷，即将茶叶制成超微细粉，添加在各种食品中，如含茶豆腐、含茶面条、含茶糕点、含茶糖果、含茶冰激凌等。吃了这些茶食品，则可获得茶叶中所含的脂溶性维生素营养成分，更好地发挥茶叶的营养价值。

2. 蛋白质和氨基酸

茶叶中能通过饮茶被直接吸收利用的水溶性蛋白质含量约为2%，大部分蛋白质为水不溶性物质，存在于茶渣内。茶叶中的氨基酸种类丰富，多达25种以上，其中的异亮氨酸、亮氨酸、赖氨酸、苯丙氨酸、苏氨酸、缬氨酸，是人体必需的8种氨基酸中的6种。这些氨基酸在茶叶中含量虽不高，但可作为人体日需量不足的补充。

3. 矿物质

茶叶中含有人体所需的常量元素和微量元素。常量元素主要是磷、钙、钾、钠、镁、硫等；微量元素主要是铁、锰、锌、硒、铜、氟和碘等。如茶叶中含锌量较高，尤其是绿茶，每克绿茶平均含锌量达73mg，高的可达252mg；每克红茶中平均含锌量也有32mg。茶叶中铁的平均含量，每克干茶中为123mg；每克红茶中含量为196mg。这些元素对人体的生理机能有着重要的作用。经常饮茶，是获得这些矿物质元素的重要渠道之一。

4. 茶的药理作用

茶为药用，在我国已有2 700年的历史。东汉的《神农本草》、唐代陈藏器的《本草拾遗》、明代顾元庆《茶谱》等史书，均详细记载了茶叶的药用功效。《中国茶经》中记载茶叶的药理功效有24

例。日本僧人荣西禅师在《吃茶养生记》中将茶叶列为保健饮料。现代科学大量研究证实，茶叶确实含有与人体健康密切相关的生化成分，茶叶不仅具有提神清心、清热解暑、消食化痰、去腻减肥、解毒醒酒、生津止渴、降火明目、止痢除湿等药理作用，还对现代疾病，如辐射病、心脑血管病、癌症等疾病，有一定的药理功效。可见，茶叶药理功效之多、作用之广，是其他饮料无可替代的。正如宋代诗人欧阳修《茶歌》赞颂的那样："论功可以疗百疾，轻身久服胜胡麻。"茶叶具有药理作用的主要成分是茶多酚、咖啡因、脂多糖等。具体作用有：

（1）有助于延缓衰老。茶多酚具有很强的抗氧化性和生理活性，是人体自由基的清除剂。据有关部门研究证明，1mg茶多酚清除对人机体有害的过量自由基的效能相当于9μg超氧化物歧化酶（SOD），大大高于其他同类物质。茶多酚有阻断脂质过氧化反应、清除活性酶的作用。有研究证实，茶多酚的抗衰老效果要比维生素E强18倍。

（2）有助于抑制心血管疾病。茶多酚对人体脂肪代谢有着重要作用。人体的胆固醇、三酸甘油酯等含量高，血管内壁脂肪沉积，血管平滑肌细胞增生后形成动脉粥样化斑块等心血管疾病。茶多酚，尤其是茶多酚中的儿茶素及其氧化产物茶黄素等，有助于使这种斑状增生受到抑制，使形成血凝黏度增强的纤维蛋白原降低，从而抑制动脉粥样硬化。

（3）有助于抗癌。茶多酚可以阻断多种致癌物质在体内合成，并具有直接杀伤癌细胞和提高机体免疫能力的功效。据有关资料显示，茶叶中的茶多酚，对胃癌、肠癌等多种癌症的预防和辅助治疗，均有裨益。

（4）有助于预防和治疗辐射伤害。茶多酚及其氧化产物具有吸收放射性物质锶90和钴60毒害的能力。据有关医疗部门临床实验证实，对肿瘤患者在放射治疗过程中引起的轻度放射病，用茶叶提取物进行治疗，有效率可达90%以上；对血细胞减少症，茶叶提取物治疗的有效率达81.7%；对因放射辐射而引起的白细胞减少症治疗效果更好。

（5）有助于抑制和抵抗细菌、病毒。茶多酚有较强的收敛作用，对病原菌、病毒有明显的抑制和杀灭作用，对消炎止泻有明显效果。我国有不少医疗单位应用茶叶制剂治疗急性和慢性痢疾、阿米巴肠病，治愈率达90%左右。

（6）有助于美容护肤。茶多酚是水溶性物质，能清除面部的油腻，收敛毛孔，具有消毒、灭菌、抗皮肤老化、减少日光中的紫外线辐射对皮肤的损伤等功效。

（7）有助于醒脑提神。茶叶中的咖啡因能促使人体中枢神经兴奋，增强大脑皮层的兴奋过程，起到提神益思、清心的效果。

（8）有助于利尿解乏。茶叶中的咖啡因可刺激肾脏，促使尿液迅速排出体外，提高肾脏的滤出率，减少有害物质在肾脏中的滞留时间。咖啡因还可排除尿液中的过量乳酸，使人体尽快消除疲劳。

（9）有助于降脂助消化。唐代《本草拾遗》中对茶的功效有"久食令人瘦"的记载。我国边疆少数民族有"不可一日无茶"之说。因为茶叶有助消化和降低脂肪的重要功效，用当今时尚语言说，就是有助于减肥。这是由于茶叶中的咖啡因能提高胃液的分泌量，可以帮助消化，增强分解脂肪的能力。

（10）有助于护齿明目。茶叶中含氟量较高，每100g干茶中含氟量为10～15mg，且80%为水溶性成分。茶叶是碱性饮料，可抑制人体钙质的减少，对预防龋齿、护齿、坚齿，都是有益的。据有关资料显示，在小学生中进行"饭后茶疗漱口"实验，龋齿率可降低80%。此外，茶叶中的维生素C等成分，能降低眼睛晶体混浊度。经常饮茶，对减少眼疾、护眼明目均有积极的作用。

5. 饮茶的注意事项

不要饮茶过度，不要饮浓茶，适量为宜；不要空腹饮茶和睡前饮茶，以免刺激肠胃和影响睡眠；不要用茶水服药。

（四）其他饮料的营养价值

1. 碳酸饮料

碳酸饮料含有较高的咖啡因，而咖啡因是一种中枢兴奋剂，能刺激胃酸分泌增加，使人体大脑兴奋、呼吸加快、心率加快，故经常失眠的人不宜饮用。不含维生素，也不含矿物质，其主要成分为糖、色素、香料及碳酸水等，除热量外，几乎没有什么营养成分。

2. 果汁饮料

果汁饮料热量不高，富含维生素、胡萝卜素等物质，具有抗氧化、助消化和增加体能等价值。果汁是维生素 C 和多种矿物元素的良好来源，也含有一定量的糖分。纯果汁营养价值较高，因为价格昂贵，在市场上往往不如“果汁饮料”受消费者欢迎。果汁饮料中含纯果汁 10%左右，但其他营养素含量较低。由于消费者希望从果汁饮料中获得维生素 C，果汁饮料生产者往往在产品中额外添加，以提高产品的营养价值，也能起到防腐作用。

椰子汁含有大量植物蛋白以及 17 种人体所需的氨基酸和锌、钙、铁等微量元素，是迄今为止世界上氨基酸含量最高的天然饮品。其所含的维生素 E 能保持女性青春活力，丰富的锌可促进生长发育，镁可改善老年人的循环系统。常饮椰子汁不仅不会增加体重，还可降低人体血脂水平，预防高脂血症，从而起到对心血管的保健作用。

3. 咖啡

咖啡除含咖啡因外，本身营养价值不高，宜做调味饮料，喝时最好加入牛奶。若长期嗜饮，可引起心悸和心律不齐，因而一定要有所节制。

同步训练

根据情境导入案例，教师引导学生分组讨论如何指导老年人选择适宜的保健食品、调味品、食用油脂及饮料以促进健康。

项目小结

本项目包括粮谷类食物的营养价值，豆类及其制品、坚果类的营养价值，蔬菜、水果的营养价值，畜、禽肉及水产类的营养价值，蛋、奶及其制品的营养价值，其他食物的营养价值等六个任务。本项目主要内容包括上述各类食物的主要营养价值及营养特点、营养素摄入与健康的关系、加工烹调和存储方法对营养价值的影响、合理利用各类食物以达到营养平衡等，还阐述了在选择各类食物时应该遵循的基本原则和注意事项。其中，各类食物的营养价值及合理利用是本项目的重点。

重要概念

保健食品　抗营养因子

课后讨论

1. 论述常见各类食物的营养价值及特点。

2. 老年人在选择保健食品时，首先应该关注哪些因素？

课后自测

一、选择题

1. 下列食品中含碳水化合物最多的是（　　）。
   A. 鸡蛋　B. 粮食　C. 鱼类　D. 蔬菜
2. 下列食物中能够提供植物性优质蛋白的是（　　）。
   A. 谷物　B. 大豆　C. 绿豆　D. 红豆
3. 影响蔬菜中钙吸收的主要因素为（　　）。
   A. 磷酸　B. 草酸　C. 琥珀酸　D. 植酸
4. 大豆中的蛋白质含量为（　　）。
   A. 15%～20%　B. 50%～60%　C. 10%～15%　D. 35%～40%
5. 以下水果中维生素 C 含量最高的是（　　）。
   A. 柠檬　B. 鲜枣　C. 橘子　D. 猕猴桃
6. 蔬菜切得过于细碎，主要损失的营养是（　　）。
   A. 蛋白质　B. 碳水化合物　C. 脂肪　D. 维生素
7. 菌藻类的主要营养成分不包括（　　）。
   A. 蛋白质　B. 膳食纤维　C. 脂肪　D. 维生素
8. 粮食类食品的各种烹调方法中，维生素 B_1 损失最大的一种是（　　）。
   A. 炸油条　B. 烤面包　C. 煮面条　D. 蒸米饭
9. 反复淘洗大米或将大米浸泡加热，损失最多的营养素为（　　）。
   A. 碳水化合物　B. 脂肪　C. 蛋白质　D. 硫胺素
10. 谷粒的哪一部分营养素种类最多？（　　）
    A. 谷皮　B. 糊粉层　C. 胚乳　D. 谷胚
11. 下列哪种植物油 ω-3（α-亚麻酸）的含量最高？（　　）
    A. 花生油　B. 豆油　C. 亚麻籽油　D. 橄榄油
12. 谷类食物中含有的维生素主要是（　　）。
    A. 维生素 A　B. 维生素 E　C. 维生素 C　D. B 族维生素

二、简答题

1. 简述大豆及其制品的营养特点。

2. 科学健康的饮食应少吃“红肉”而多吃“白肉”，这句话正确吗？为什么？

3. 加工、烹调及贮存等环节如何影响粮谷类食物的营养价值？

教学做一体化训练

三、案例分析题

张奶奶，67 岁，身高 161 厘米，体重 68 千克，患高血压 23 年，血糖正常，以往喜欢吃甜食。由于觉得自己较胖，最近张奶奶正在实施个人制订的减肥计划。以下是张奶奶一天的食谱：

早餐：一个煎鸡蛋、150 毫升的全脂牛奶

中餐：凉拌芹菜 300g、西瓜 200g

晚餐：250ml 鲜榨黄瓜汁、苹果 200g

请根据各类食物的营养价值和特点，指出张奶奶一天膳食存在的问题，并对其进行简单的膳食指导。

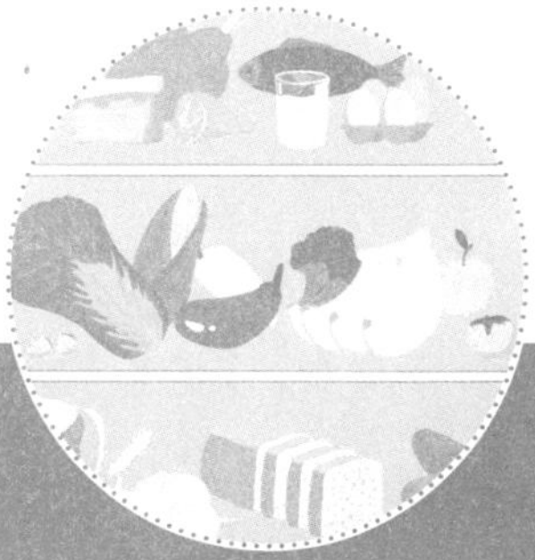

项目三

为老年人提供合理营养与平衡膳食

学习目标

知识目标

1. 能够说出常见膳食结构的类型及特点
2. 能够简述《中国居民膳食指南（2022）》和《中国老年人膳食指南（2016）》的内容
3. 能够解释中国居民平衡膳食宝塔和老年人膳食宝塔的内容
4. 能够简述食谱编制的方法
5. 能够说出不同种类食物的正确烹饪方法

能力目标

1. 能够正确应用膳食指南指导老年人合理膳食
2. 能够使用计算法和食物交换份法为老年人编制营养食谱
3. 能够选择正确的方法烹饪食物原料以减少营养素的损失

任务一

膳食结构及膳食指南的应用

情境导入

2020年3月，来自温州市科技局的一项调查显示，截至2020年初，温州市居民每日食用谷薯类摄入量为394.8g，蔬菜类为273.4g，水果类为180.0g，畜、禽肉类为71.7g，水产品类为78.4g，蛋类为35.5g，大豆及坚果类为29.8g，植物油、食盐食用量分别为25～30g和6g。

任务描述

请根据《中国居民膳食指南科学研究报告（2021）》，基于上述情境分析我国居民膳食结构的特点及存在的主要问题。

相关知识

膳食结构是指膳食中各类食物的数量及其在膳食中所占的比重。膳食指南是由营养健康权威机构为某地区或国家的普通民众发布的指导性意见，以营养学原则为基础，结合本国或本地的实际情况，以促进合理营养、改善健康状况为目的，教育国民如何明智而可行地选择食物、调整膳食。《中国居民膳食指南科学研究报告（2021）》可作为老年人提供平衡膳食的依据。

一、膳食结构

膳食结构是衡量一个国家或地区经济发展水平、社会文明程度和膳食质量的重要标志。通过适当的干预可以促使其向更利于健康的方向发展。

（一）膳食结构模式

1. 动植物性食物平衡的膳食结构

膳食中动物性食物和植物性食物所占的比例较适当。以日本为代表，其膳食结构特点是谷物消费量年人均约 94kg，动物性食品消费量年人均约 63kg（其中海产品所占比例达到 50%），每天能量摄入 8 368kJ 左右，三大营养素供能比例为：碳水化合物 57.7%、脂肪 26.3%、蛋白质 16.0%。该膳食结构营养平衡，已成为世界各国调整膳食结构的参考。

2. 以植物性食物为主的膳食结构

膳食以植物性食物为主，动物性食物为辅。以大多数发展中国家为例，其膳食中谷物消费量年人均约 200kg，动物性食物消费量年人均为 10～20kg，每天能量摄入基本能够满足机体需要，其中糖类功能比达 90%左右。该膳食结构纤维摄入水平高，容易出现营养缺乏病。

3. 以动物性食物为主的膳食结构

膳食以动物性食物为主。以美国、西欧和北欧等发达国家为例，其膳食中谷物消费量年人均约 65～70kg，动物性食品消费量年人均约 100kg 以上。每天能量摄入 13 807.2～14 664 kJ。三大营养素供能比例为糖类 42%、脂肪 40%、蛋白质 18%，该类膳食结构高脂肪、高蛋白质和高能量，膳食纤维摄入量低，是动脉粥样硬化、冠心病、脑血管疾病和肿瘤等慢性疾病、退化性疾病发生的主要原因。

4. 地中海膳食结构

近几年人们将注意力集中到地中海膳食，认为它可能是延缓衰老、促进长寿的理想膳食模式。地中海膳食指的是围绕在以希腊为代表的地中海周围国家，其膳食结构的特色是：饱和脂肪酸含量低而不饱和脂肪酸含量高，动物蛋白质含量低，碳水化合物含量高，蔬菜和豆类含量高。此外，食物加工程度低、主要食用油为橄榄油、每天食用适量奶酪或酸奶、常饮葡萄酒等也是其膳食特点。一系列调查研究表明，在地中海沿岸国家居民中，冠心病、脑血管疾病和肿瘤的发病率都低，因此他们的寿命较长。

我国属于以植物性食物为主的膳食结构，以植物性食物为主、高膳食纤维、低脂肪的饮食是我国传统膳食模式的特点。但随着社会经济的发展以及人口老龄化、城镇化的进程加快，居民的膳食结构发生了重要变化，不健康的生活方式也在不断增加，影响着人们的健康。

我们应该在我国传统膳食模式的基础上，根据自身膳食营养状况并结合当地实际营养条件，养成合理膳食、适度身体活动的健康生活方式。

（二）我国居民的膳食结构

1. 我国传统膳食结构的优点

我国传统的膳食以植物性食物为主，其特点是高碳水化合物、高膳食纤维、低动物脂肪。

（1）植物性食物为主。

我国传统膳食以植物性食物为主，动物性食物为辅，荤素结合。又以谷类食物作为最基本的食物来源。在谷类食物中含有大多数人体需要的营养素，能量、蛋白质、多种矿物质、维生素、膳食纤维大部分由谷类提供。

（2）高膳食纤维。

我国南方一年四季都有新鲜蔬菜供应，北方以薯类和根茎类蔬菜为多，这种膳食的粗纤维含量丰富。膳食纤维的作用已越来越被人们重视，膳食结构中保证一定量的膳食纤维可有效地降低肠道肿瘤、糖尿病、动脉硬化、肥胖、高脂血症等疾病的发病率。

2. 目前我国居民膳食结构存在的不足

中国传统的农耕文明决定了中国居民以谷物为主的膳食结构。但近年来，特别是改革开放以来，随着我国经济社会的快速发展，居民膳食质量明显提高，城乡居民由谷物为主变为肉、蛋、禽动物性食物食用率大幅度提高，能量和蛋白质摄入得到基本满足。食物链由过去的粗粮为主、少量肉食进入到精细粮、肉类食物参半的时期。我国分别于1959年、1982年、1992年、2002年、2019年进行了5次全国居民营养健康调查。2020年12月底，我国正式发布《中国居民营养与慢性病状况报告（2020年）》。报告显示，2013—2019年我国居民营养膳食状况明显改变，存在的问题主要表现在以下几方面：

（1）动物性原料及油脂摄入过多。

2013—2019年，我国人均肉类消费量由25.6kg/年上升至26.9kg/年，呈小幅上升趋势。2013年，肉食为国人提供的能量比例是20%，2019年是24.1%。人均油脂摄入量由2013年的10.6kg/年下降至2019年的9.5kg/年，而中国营养学会推荐的每人每年油脂摄入量应少于9kg。公共卫生专家认为，膳食结构的“西化”是造成我国居民糖尿病和高血压发病率逐渐升高的首要原因。

（2）粮食类食物摄入降低。

我国传统膳食将谷类食物作为最基本的食物来源，但这种传统正在发生改变，谷类食物消费量呈明显下降趋势，从2013年的148.76kg/年下降至2019年的130.1kg/年。而且，杂粮消费量锐减，米和面加工太精细，导致一些矿物质和维生素等营养素的摄入不足。我国居民豆类消费量呈上升趋势，分别从7.5kg/年增长至9.3kg/年，但距离中国营养学会的推荐标准还有一定差距。

（3）蛋、乳制品摄入量上升。

蛋、乳制品的摄入不足，可能会加大蛋白质缺乏症和患骨质疏松的风险。蛋、乳类食物消费量呈小幅上升趋势，分别从2013年的8.2kg/年、11.7kg/年上升至2021年的10.7kg/年、12.5kg/年。正在逐年接近中国营养学会的标准。

（4）果蔬摄入有所降低。

我国居民人均新鲜蔬菜消费量由2013年的94.9kg/年，小幅上升到2021年的95.2kg/年，瓜果的人均消费量由37.8kg/年，上升到51.4kg/年。果蔬摄入量均低于《中国居民膳食指南（2022）》的推荐量，即瓜果摄入量为73～126kg/年，蔬菜为108～180kg/年。

（5）食盐和糖的摄入减少，但仍偏高。

氯化钠是食品中常用的风味增强剂，但过量摄入对机体具有诸多危害，如导致高血压和骨质疏松等。近年来，城市居民的食盐摄入量呈下降趋势，2020年的人均日摄入量约为10.2g，农村居民的食盐摄入量为12～15g。两者均高于膳食推荐标准6g。2013—2019年，我国食糖消费量为1.2～1.3kg/年，符合中国营养学会的推荐标准（0.9～1.8kg/年）。但受风俗习惯的影响，南方人群膳食中喜欢加糖，导致糖的摄入量偏高，进而加大患肥胖和糖尿病等慢性疾病的风险。

我国合理膳食结构的调整应坚持植物性食物为主的原则，稳定粮谷类食物的摄入，增加蔬菜、水果及豆类的摄入量；适当增加动物性食物的摄入量，调整动物性食物的结构，即减少畜肉的摄入量，增加奶类及水产类食品的摄入量。

二、膳食指南

为了给居民提供最基本、科学的健康膳食信息，中国营养学会于2022年4月26日正式发布了《中国居民膳食指南（2022）》。以先进的科学证据为基础，密切联系我国居民膳食营养的实际，对各年龄段的居民摄取合理营养、避免由不合理的膳食带来疾病具有普遍的指导意义。

（一）一般人群膳食指南

一般人群膳食指南适用于6岁以上的人群，根据该人群的生理特点和营养需要，结合我国居民

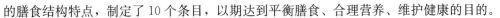

的膳食结构特点，制定了10个条目，以期达到平衡膳食、合理营养、维护健康的目的。

1. 食物多样，谷类为主，粗细搭配

人类的食物是多种多样的。各种食物所含的营养成分不完全相同。除母乳外，任何一种天然食物都不能提供人体所需的全部营养素。平衡膳食必须由多种食物组成，才能满足人体的各种营养需求，达到合理营养、促进健康的目的。

多种食物应包括以下五大类：

(1) 谷类及薯类：谷类包括米、面、杂粮，薯类包括马铃薯、甘薯、木薯等，主要提供碳水化合物、蛋白质、膳食纤维及B族维生素。

(2) 动物性食物：包括肉、禽、鱼、奶、蛋等，主要提供蛋白质、脂肪、矿物质、维生素A和B族维生素。

(3) 豆类及其制品：包括大豆及其他干豆类，主要提供蛋白质、脂肪、膳食纤维、矿物质和B族维生素。

(4) 蔬菜、水果类：包括鲜豆、根茎、叶菜、茄果等，主要提供膳食纤维、矿物质、维生素C和胡萝卜素。

(5) 纯能量食物：包括动、植物油，淀粉，食用糖和酒类，主要提供能量。植物油还可提供维生素E和必需脂肪酸。

粮谷类食物是中国传统膳食的主体，是人体能量的主要来源，也是最经济的能源食物。坚持谷类为主，就是为了保持我国膳食的良好传统，避免高能量、高脂肪和低碳水化合物膳食的弊端。人们应每天保持摄入适量的谷类食物，一般成年人以每天摄入250～400g为宜。

另外要注意粗细搭配，经常吃一些粗粮、杂粮和全谷类食物，每天最好能吃50～100g。稻米、小麦不要碾磨太精细，否则谷粒表层所含的维生素、矿物质和膳食纤维大部分会流失到糠麸之中。

2. 多吃蔬菜、水果和薯类

新鲜的蔬菜、水果是人类平衡膳食的重要组成部分，也是我国传统膳食的重要特点之一。蔬菜与水果含有丰富的维生素、矿物质和膳食纤维。蔬菜的种类繁多，包括叶、茎、花薹、茄果、鲜豆、食用蕈藻等，不同品种所含的营养成分不尽相同，甚至差别很悬殊。红、黄、绿等深色蔬菜中的维生素含量超过浅色蔬菜和一般水果，它们是胡萝卜素、维生素B_2、维生素C和叶酸、矿物质（钙、磷、钾、镁、铁）、膳食纤维以及天然抗氧化物的主要或重要来源。

有些水果的维生素及某些微量元素的含量不如新鲜蔬菜，但水果含有的葡萄糖、果糖、柠檬酸、果胶等物质又比蔬菜丰富，红黄色水果是维生素C和B族维生素的极好来源。我国近年来开发的野果如猕猴桃、刺梨、沙棘、黑加仑等也是维生素C、胡萝卜素的优良来源。

薯类含有丰富的淀粉、膳食纤维及多种维生素和矿物质。富含蔬菜、水果和薯类的膳食对保持身体健康，保持肠道正常功能，提高免疫力，降低患肥胖症、糖尿病、高血压等慢性疾病的风险具有重要作用。

推荐我国成年人每天吃蔬菜300～500g，最好深色蔬菜约占一半，水果200～400g，每周吃5次左右的薯类，每次摄入50～100g，最好用蒸、煮、烤的方式。

3. 每天吃奶类、大豆或其制品

奶类营养成分齐全，组成比例适宜，容易消化吸收，除含丰富的优质蛋白质和维生素外，含钙量较高，利用率也很高，是膳食钙质的极好来源。各年龄人群适当多饮奶有利于骨健康，建议每人每天平均饮奶300ml，饮奶量多或有高血脂和超重肥胖倾向者应选择低脂、脱脂奶。

大豆含丰富的优质蛋白质、必需脂肪酸、钙及维生素B_1、维生素B_2、烟酸、维生素E、膳食纤维等营养素，且含有磷脂、低聚糖以及异黄酮、植物固醇等多种植物化学物质。应适当多吃大豆及其制品，建议每人每天摄入30～50g大豆或相当量的豆制品。

4. 常吃适量的鱼、禽、蛋和瘦肉

鱼、禽、蛋和瘦肉均属于动物性食物，是人类优质蛋白、脂类、脂溶性维生素、B族维生素和矿物质的良好来源，是平衡膳食的重要组成部分。

动物性食物中的蛋白质不仅含量高，而且氨基酸组成更适合人体需要，尤其富含赖氨酸和蛋氨酸，如与谷类或豆类食物搭配食用，可更好地发挥蛋白质的互补作用。但动物性食物一般含有一定量的饱和脂肪和胆固醇，摄入过多可能增加患心血管病的危险。

鱼类脂肪含量一般较低，且含有较多的多不饱和脂肪酸。有些海产鱼类富含二十碳五烯酸（EPA）和二十二碳六烯酸（DHA），特别是海鱼肝脏含维生素A极为丰富，还富含维生素B_{12}、叶酸等，对预防血脂异常和心脑血管病等有一定作用。禽类脂肪含量也较低，且不饱和脂肪酸含量较高，其脂肪酸组成也优于畜类脂肪。蛋类富含优质蛋白质，各种营养成分比较齐全，是很经济的优质蛋白质来源。畜肉类一般含脂肪较多，能量高，但瘦肉脂肪含量较低，铁含量高且利用率好。肥肉和荤油为高能量和高脂肪食物，摄入过多会导致肥胖，并可能引起多种慢性疾病，应当少吃。目前我国部分城市居民食用动物性食物较多，尤其是食入的猪肉过多。应调整肉食结构，适当多吃鱼、禽肉，减少猪肉摄入。以上动物性食物成人每日应摄入的量分别为：鱼虾类50～100g，畜禽肉类50～75g，蛋类25～50g。

5. 减少烹调油用量，吃清淡少盐膳食

脂肪是人体能量的重要来源之一，并可提供必需脂肪酸，有利于脂溶性维生素的消化吸收，但是脂肪摄入过多是引起肥胖、高血脂、动脉粥样硬化等多种慢性疾病的危险因素之一。膳食盐的摄入量过高与高血压的患病率密切相关。食用油和食盐摄入过多是我国城乡居民共同存在的营养问题。为此，建议我国居民应养成清淡少盐膳食习惯，即膳食不要太油腻，不要太咸，不要摄入过多的动物性食物和油炸、烟熏、腌制食物，尽量少吃富含反式脂肪酸的食物。建议成人每人每天的烹调油用量不超过25g，食盐摄入量不超过6g，包括酱油、酱菜等食物中的食盐量。

6. 食不过量，天天运动，保持健康体重

进食量和运动是保持健康体重的两个主要因素，食物提供人体能量，运动消耗能量。如果进食量过大而运动量不足，多余的能量就会在体内以脂肪的形式积存下来，增加体重，造成超重或肥胖；相反若食量不足，可由于能量不足引起体重过低或消瘦。正常生理状态下，食欲可以有效控制进食量，不过有些人食欲调节不敏感，满足食欲的进食量常常超过实际需要。食不过量意味着少吃几口，不要每顿饭都吃到十成饱。由于生活方式的改变，人们的身体活动减少，目前我国大多数成年人体力活动不足或缺乏体育锻炼，应改变久坐少动的不良生活方式，养成天天运动的习惯，坚持每天多做一些消耗能量的活动，保持进食量和能量消耗之间的平衡。

7. 三餐分配要合理，零食要适当

合理安排一日三餐的时间及食量，进餐定时定量。早餐提供的能量应占全天总能量的25%～30%，午餐应占30%～40%，晚餐应占30%～40%，可根据职业、劳动强度和生活习惯进行适当调整。一般情况下，早餐安排在6:30—8:30，午餐在11:30—13:30，晚餐在18:00—20:00进行为宜。要每天吃早餐并保证其营养充足，午餐要吃好，晚餐要适量。不暴饮暴食，不经常在外就餐，尽可能与家人共同进餐，并营造轻松愉快的就餐氛围。零食作为一日三餐之外的营养补充，可以合理选用，但来自零食的能量应计入全天能量摄入之中。

8. 每天足量饮水，合理选择饮料

水是膳食的重要组成部分，是一切生命必需的物质，在生命活动中发挥着重要功能。体内水的来源有饮水、食物中所含的水和体内代谢产生的水。水主要通过肾脏，以尿液的形式排出，其次是经肺呼出、经皮肤和随粪便排出。进入体内的水和排出来的水基本相等，处于动态平衡。饮水最好选择白开水。

饮料多种多样，需要合理选择，如乳饮料和纯果汁饮料含有一定量的营养素和有益膳食成分，适量饮用可以作为膳食的补充。有些饮料添加了一定的矿物质和维生素，适合热天户外活动和运动后饮用。有些饮料只含糖和香精香料，营养价值不高。多数饮料含有一定量的糖，大量饮用含糖量高的饮料，会在不经意间摄入过多能量，造成体内能量过剩。有些人尤其是儿童青少年，每天喝大量含糖的饮料代替喝水，是一种不健康的习惯，应当改正。

9. 饮酒应限量

在节假日、喜庆和交际的场合，人们饮酒是一种习俗。酒基本上是纯能量食物，不含其他营养素。无节制的饮酒，会使食欲下降，食物摄入量减少，以致发生多种营养素缺乏、急慢性酒精中毒、酒精性脂肪肝，严重时还会造成酒精性肝硬化。过量饮酒还会增加患高血压、中风等疾病的危险；并可导致事故及暴力的增加，对个人健康和社会安定都是有害的，应该严禁酗酒。另外饮酒还会增加患某些癌症的危险。若饮酒尽可能饮用低度酒，并控制在适当的限量以下，建议成年男性一天饮用酒的酒精量不超过 25ml，成年女性不超过 15ml。孕妇和儿童、青少年应忌酒。

10. 吃新鲜卫生的食物

食物放置时间过长就会引起变质，可能产生对人体有毒有害的物质。另外，食物中还可能含有或混入各种有害因素，如致病微生物、寄生虫和有毒化学物等。吃新鲜卫生的食物是防止食源性疾病、实现食品安全的根本措施。

正确采购食物是保证食物新鲜卫生的第一关。烟熏食品及有些加色食品可能含有苯并芘或亚硝酸盐等有害成分，不宜多吃。食物合理储藏可以保持新鲜，避免受到污染。高温加热能杀灭食物中大部分微生物，延长保存时间；冷藏温度常为 4～8℃，只适于短期贮藏；而冻藏温度低达－23～－12℃，可保持食物新鲜，适于长期贮藏。烹调加工过程也是保证食物卫生安全的一个重要环节。需要注意保持良好的个人卫生以及食物加工环境和用具的洁净，避免食物烹调时的交叉污染。另外，食物腌制要注意加足食盐，避免高温环境。有一些动物或植物性食物含有天然毒素，为了避免误食中毒，一方面需要学会鉴别这些食物，另一方面应了解对不同食物去除毒素的具体方法。

（二）中国居民平衡膳食宝塔

中国居民平衡膳食宝塔（见图 3－1）是根据《中国居民膳食指南（2022）》，结合中国居民的膳食结构特点设计的。它把平衡膳食的原则转化成各类食物的重量，并以直观的宝塔形式表现出来，便于理解和在日常生活中实行。

平衡膳食宝塔提出了一个营养上比较理想的膳食模式。它所建议的食物量，特别是奶类和豆类食物的量可能与大多数人当前的实际膳食还有一定距离，对某些贫困地区来讲可能距离更远，但为了改善我国居民的膳食营养状况，这是不可缺的。应把它看作是一个奋斗目标，努力争取，逐步达到。

1. 膳食宝塔结构

平衡膳食宝塔共五层，包含我们每天应摄入的主要食物种类。宝塔各层位置和面积不同，这在一定程度上反映出各类食物在膳食中的地位和应占的比重。谷类、薯类和杂豆居底层，每人每天应摄入 250～400g；蔬菜和水果占据第二层，每天应分别摄入 300～500g 和 200～350g；畜、禽、鱼、蛋等动物性食物位于第三层，每天摄入动物性食品 120～200g；奶类、豆类及坚果食物合居第四层，每天应摄入相当于鲜奶 300g 的奶类及奶制品和相当于干豆30～35g 的大豆类及坚果；第五层塔尖是烹调油和食盐，每天烹调油为 25～30g，食盐不超过 5g。宝塔没有建议食糖的摄入量。因为我国居

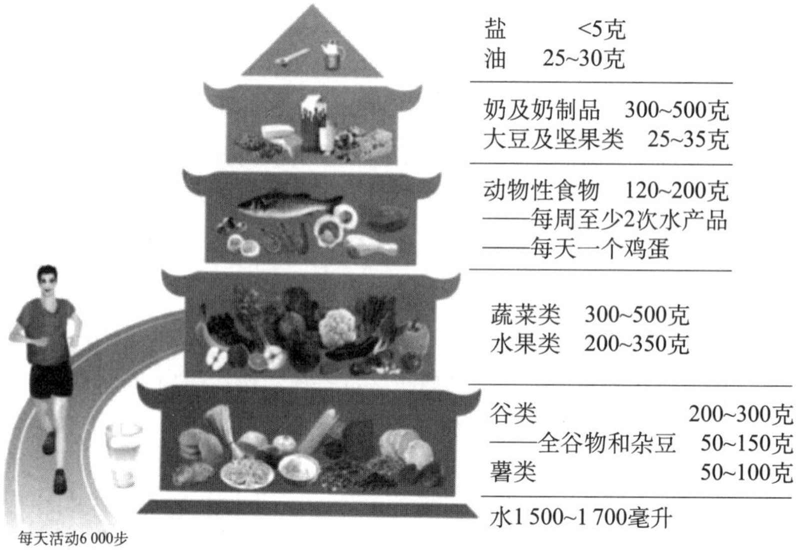

图 3-1 中国居民平衡膳食宝塔

民平均食糖的摄入量还不多，少吃些或适当多吃些可能对健康的影响不大。但多吃糖有增加龋齿的危险，尤其是儿童、青少年不应吃太多的糖和含糖食品。食盐和饮酒的问题在膳食指南中已有说明。

膳食宝塔图外侧为饮水和身体活动的形象，强调足量饮水和增加身体活动的重要性。水是膳食的重要组成部分，是一切生命必需的物质，其需要量主要受年龄、环境温度、身体活动等因素的影响。在温和气候条件下生活的轻体力活动的成年人每日至少饮水 1 500ml（7～8 杯）。在高温或重体力劳动的条件下，应适当增加饮水量。饮水应少量多次，要主动，不要感到口渴时再喝水。目前我国大多数成年人身体活动不足或缺乏体育锻炼，应改变久坐少动的不良生活方式，养成天天运动的习惯，坚持每天多做一些身体活动。建议成年人每天累计的身体活动量相当于步行 6 000 步以上。如每日基本活动量相当于 2 000 步、骑自行车 7 分钟相当于 1 000 步、拖地 8 分钟相当于 1 000 步、中速步行 10 分钟相当于 1 000 步、打太极拳 8 分钟相当于 1 000 步。如果身体条件允许，最好进行 30 分钟中等强度的运动。

2. 膳食宝塔建议的食物量

宝塔建议的各类食物的摄入量都是指食物可食部的生重量。各类食物的组成是根据全国营养调查中居民膳食的实际情况计算的，所以各类食物的重量不是指某一种具体食物的重量，而是一类食物的总量。在选择具体食物时，实际重量可以在互换表中查询。膳食宝塔中各类食物的建议量都有一个范围，下限适合一般城市成年女性（能量摄入 1 800kcal），上限适合一般农村从事重体力活动的成年男性（能量摄入 2 600kcal）。

（1）谷类、薯类及杂豆。

谷类是面粉、大米、玉米、小麦、高粱等及其制品，如米饭、馒头、烙饼、玉米面饼、饼干、麦片等。薯类包括红薯、马铃薯等，可替代部分粮食。杂豆包括大豆以外的其他干豆类，如红小豆、绿豆等。谷类、薯类及杂豆是膳食中能量的主要来源。建议量是以原料的生料重量计算，如面包、切面、馒头应折合成相当的面粉量计算，米饭、米粥应折合成相当的大米质量来计算。谷类、薯类及杂豆食物的选择应重视多样化、粗细搭配，适量选择一些全谷类制品、杂豆及薯类。每 100g 玉米糁和全麦粉所含的膳食纤维比精面粉分别多 10g 和 6g，因此建议每周吃 5～7 次粗粮或全谷类制品，每次 75～100g。

（2）蔬菜和水果。

蔬菜包括叶菜类、根茎类、瓜茄类、鲜豆类、葱蒜类及菌藻类等。深色蔬菜是指深绿色、深黄色、紫色、红色等颜色深的蔬菜，其所含的维生素和植物化学物质比较丰富，因此在每日建议的 300～500g 新鲜蔬菜中，深色蔬菜最好占一半以上。建议每日吃新鲜水果 200～350g，在鲜果供应不足时也可选择一些含糖量低的全果汁。蔬菜和水果经常放在一起，因为它们有许多共性。但蔬菜和水果终究是两类食物，各有优势，不能相互替代。尤其是儿童，不可只吃水果、不吃蔬菜。蔬菜、水果的重量按市售鲜重计算。

（3）畜禽肉类。

畜禽肉类包括猪肉、牛肉、羊肉、禽肉及动物内脏等，建议每日摄入 50～75g。目前我国居民的肉类摄入以猪肉为主，但猪肉脂肪含量较高，应尽量选择瘦畜肉或禽肉。动物内脏有一定的营养价值，但胆固醇含量较高，不宜过多食用。

（4）鱼虾类。

鱼虾类包括鱼类、甲壳类和软体类动物性食物，其特点是脂肪含量低，蛋白质丰富且易于消化，是优质蛋白质的良好来源。建议每日摄入量为 50～100g，有条件可以多吃一些。

（5）蛋类。

蛋类包括鸡蛋、鸭蛋、鹅蛋、鹌鹑蛋及其加工制成的咸蛋、松花蛋等，蛋类的营养价值较高，建议每日摄入量为 25～50g，相当于半个至 1 个鸡蛋。

（6）奶类及其制品。

奶类有牛奶、羊奶和马奶等，最常见的为牛奶。奶制品包括液态奶、奶粉、酸奶、奶酪等。建议摄入量相当于液态奶 300g、酸奶 360g、奶粉 45g，有条件可以多吃一些。但不建议摄入奶油、黄油。饮奶多者、中老年人、超重及肥胖者可以选择脱脂或低脂奶。乳糖不耐受的人群可以选择酸奶或低乳糖奶。

（7）大豆类及坚果。

大豆包括黄豆、青豆、黑豆，常见的豆制品包括豆腐、豆浆、豆腐干、千张等。推荐每日摄入 30～50g 大豆。按提供蛋白质的量计算，40g 干豆相当于 80g 豆腐干、120g 北豆腐、240g 南豆腐、800g 豆浆。坚果包括花生、瓜子、核桃、杏仁、开心果、榛子等，由于坚果的蛋白质与大豆相似，有条件可以吃 5～10g 坚果替代相应量的大豆。

（8）烹调油。

烹调油分为植物油和动物油。植物油常见的有花生油、豆油、菜籽油、调和油等，动物油包括猪油、牛油、黄油等。建议每天烹调油的摄入量不超过 25g（低能量摄入者）或 30g（高能量摄入者）。烹调油应经常更换品质，尽量少食用动物油。

（9）食盐。

健康成年人一天食盐（包括酱油和其他食物中的盐）的建议摄入量不超过 5g。一般 20ml 酱油中含 3g 盐，10g 黄酱中含 1.5g 盐，如果菜肴需要使用酱油和酱类，应减少食盐的用量。

3. 膳食宝塔应用中的注意事项

（1）根据能量水平确定食物需要。

膳食宝塔中建议的每人每日各类食物适宜摄入量范围适用于一般健康成人，在实际应用时要根据年龄、性别、身高、体重、劳动强度、季节等情况适当调整。

1）确定适宜的能量水平。

老年人、体力活动少的人需要的能量少，可减少进食数量。目前，由于人们膳食中脂肪摄入的增加和日常体力活动减少，许多人能量的摄入超过自身的实际需要。对于正常成人，体重是判断能量平衡的最好指标，每个人应根据自身的体重变化来调整食物的摄入，主要应调整的是含能量较多的食物。中国成年人平均能量摄入水平（见表 3－1）可以作为选择能量摄入水平的参考。实际应用中，要根据生理状态、生活特点、体力活动程度及体重情况进行调整。

表 3－1　中国成年人*平均能量摄入水平（kJ/kcal）

年龄组	城市		农村	
	男	女	男	女
18～59 岁	9 200/2 200	7 550/1 800	10 900/2 600	9 200/2 200
60～79 岁	8 350/2 000	6 700/1 600	10 050/2 400	8 350/2 000

* BMI 为 18.5～24.9kg/m²，无高血压、糖尿病、血脂异常。

2）确定食物需要。

膳食宝塔建议的每人每日各类食物适宜摄入量范围要根据能量需要进行选择，按照 6 个能量摄入水平分别建议 10 类食物的摄入量（见表 3－2）。建议量均为食物可食部分的生重量。

表 3－2　按照 6 个能量摄入水平建议的食物摄入量（g/d）

能量水平	6 700kJ 1 600kcal	7 550kJ 1 800kcal	8 350kJ 2 000kcal	9 200kJ 2 200kcal	10 050kJ 2 400kcal	10 900kJ 2 600kcal
谷类	250	250	300	300	350	400
大豆类	25	25	30	30	35	35
蔬菜类	300	300	350	400	450	500
水果类	200	200	300	300	350	350
肉类	50	50	55	60	70	80
乳类	300	300	400	400	450	500
蛋类	20	25	35	40	40	50
鱼虾类	50	50	60	65	70	80
食用油	25	25	25	25	30	30
食盐	5	5	5	5	5	5

膳食宝塔建议的各类食物摄入量是一个平均值。每日膳食中应尽量包含膳食宝塔中的各类食物。但无须每日都严格按照膳食宝塔建议的各类食物的量摄入。例如，烧鱼比较麻烦，就不一定每天都摄入 50～100g 鱼，可以改为每周摄入 2～3 次鱼、每次 150～200g，这样较为切实可行。实际上平时喜欢吃鱼的多摄入鱼，愿意吃鸡肉的多摄入鸡肉，重要的是一定要经常遵循膳食宝塔各层中各类食物的大体比例。在一段时间内，如一周，各类食物摄入量的平均值符合膳食宝塔的建议量。

（2）食物同类互换。

摄入多种多样的食物不仅是为了获得均衡的营养，也是为了使饮食更加丰富多彩。膳食宝塔包含的每一类食物中都有许多品种，虽然每种食物都与另一种不完全相同，但同一类中各种食物所含营养成分往往大体类似，在膳食中可以互相替换。按照同类互换、多种多样的原则调配一日三餐。同类互换就是以粮换粮、以肉换肉、以豆换豆。如面粉可与大米互换，馒头可与面条、烙饼互换；大豆可与豆制品互换；瘦猪肉可与牛、羊、鸡、鸭肉等互换；鱼可与虾、蟹等水产品互换；牛奶可与酸奶、奶粉等互换。多种多样是选用品种、形态、颜色、口感多样的食物。如每天吃 40g 豆类及

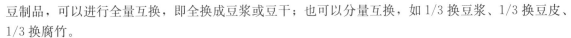

豆制品，可以进行全量互换，即全换成豆浆或豆干；也可以分量互换，如 1/3 换豆浆、1/3 换豆皮、1/3 换腐竹。

（3）要因地制宜充分利用当地资源。

我国幅员辽阔，各地的饮食习惯及物产不尽相同，只有因地制宜充分利用当地资源才能有效地应用平衡膳食宝塔。例如牧区奶类资源丰富，可适当提高奶类摄取量；渔区可适当提高鱼及其他水产品摄取量；农村山区则可利用山羊奶以及花生、瓜子、核桃、榛子等资源。在某些情况下，由于地域、经济或物产所限无法采用同类互换时，也可以暂用豆类替代乳类、肉类；或用蛋类替代鱼、肉；不得已时也可用花生、瓜子、榛子、核桃等干坚果替代肉、鱼、奶等动物性食物。

（三）《中国老年人膳食指南（2016）》

人体衰老是不可逆转的过程。随着年龄增长，老年人器官功能逐渐衰退，容易发生代谢紊乱，导致营养缺乏病和慢性非传染性疾病的危险性增加。合理饮食是身体健康的物质基础，对改善老年人的营养状况、增强抵抗力、预防疾病、提高生活质量具有重要作用。针对我国老年人的生理特点和营养需求，《中国老年人膳食指南（2016）》针对老年人的膳食补充了以下四条内容。

1. 食物要粗细搭配、松软、易于消化吸收

随着人们生活水平的提高，我国居民主食的摄入减少，食物加工越来越精细，粗粮摄入减少，油脂及能量摄入过高，导致B族维生素、膳食纤维和某些矿物质的供给不足，慢性病发病率增加。粗粮含丰富的B族维生素、膳食纤维、钾、钙等物质。老年人消化器官生理功能有不同程度的减退，咀嚼功能和胃肠蠕动减弱，消化液分泌减少。许多老年人易发生便秘，患高血压、血脂异常、心脏病、糖尿病等疾病的危险性增加。因此老年人选择食物要粗细搭配，食物的烹制宜松软、易于消化吸收，以保证均衡营养，促进健康，预防慢性病。

（1）老年人吃粗粮有的好处。

1）粗粮含有丰富的B族维生素和矿物质。

B族维生素包括维生素 B_1、B_2、B_6、烟酸、泛酸等，在体内主要以辅酶的形式参与三大营养素的代谢，使这些营养素为机体提供能量，还有增进食欲与消化功能、维护神经系统正常功能等作用。B族维生素主要集中在谷粒的外层。比较而言，粗粮的加工一般不追求精细，所以B族维生素含量比细粮高。此外，粗粮中钾、钙等矿物质的含量也比较丰富。

2）粗粮中膳食纤维含量高。

膳食纤维进入胃肠道，能吸水膨胀，使肠内容物体积增大，大便变软变松，促进肠道蠕动，起到润便、防治便秘的作用；同时缩短粪便通过肠道的时间，使酚、氨及细菌毒素等在肠道内停留的时间缩短。另外，粗粮中膳食纤维多，能量密度较低，可使摄入的能量减少，有利于控制体重，防止肥胖。

3）调节血糖。

粗粮或全谷类食物餐后血糖变化小于精制的米面，血糖指数较低，可延缓糖的吸收，有助于改善糖耐量及糖尿病患者的血糖控制。世界卫生组织、联合国粮农组织和许多国家糖尿病协会、营养师协会都推荐糖尿病患者采用高纤维低血糖指数的粗粮搭配控制血糖和体重。

4）防治心血管疾病。

粗粮中含有丰富的可溶膳食纤维，可减少肠道对胆固醇的吸收，促进胆汁的排泄，降低血胆固醇水平。同时，粗粮富含植物化学物如木酚素、芦丁、类胡萝卜素等，具有抗氧化作用，可降低发生心血管疾病的危险性。

（2）老年人每日摄入粗粮的数量。

老年人容易发生便秘，糖脂代谢异常，患心脑血管疾病的危险性增加，适当多吃粗粮有利于健康。研究表明，每天食用85g或以上的全谷类食物可帮助控制体重，减少若干慢性疾病的患病风险。因此建议老年人每天最好能吃到100g粗粮或全谷类食物。

（3）老年人食物应松软、易于消化。

在适合老年人咀嚼功能的前提下，要兼顾食物的色、香、味、形。要注意烹调的方法，以蒸、煮、炖、炒为主，避免油腻、腌制、煎、炸、烤的食物。宜选用的食物：柔软的米面及其制品，如面包、馒头、麦片、花卷、稠粥、面条、馄饨；细软的蔬菜、水果、豆制品、鸡蛋、牛奶等；适量的鱼虾、瘦肉、禽类。

2. 合理安排饮食，提高生活质量

合理安排老年人的饮食，使老人保持健康的进食心态和愉快的摄食过程。家庭和社会应从各方面保证其饮食质量、进餐环境和进食情绪，使其得到丰富的食物，保证其需要的各种营养素摄入充足，以促进老年人身心健康，减少疾病，延缓衰老，提高生活质量。

（1）与家人一起进餐，其乐融融。

有调查表明，老年人与家人、同伴一起进餐比单独进餐吃得好，不仅增加对食物的享受和乐趣，还会促进消化液的分泌，增进食欲，促进消化。老年人和家人一起进餐有助于交流感情，了解彼此在生活、身体、工作方面的状况，享受家庭乐趣，消除孤独，预防心理性疾病的发生。

（2）老年人营养需要特点。

为适应老年人蛋白质合成能力降低、蛋白质利用率低的情况，应选用优质蛋白质。老年人胆汁酸减少，酶活性降低，消化脂肪的功能下降，故摄入的脂肪能量比应以20%为宜，并以植物油为主。老年人糖耐量低，胰岛素分泌减少，且血糖调节作用减少，易发生高血糖，故不宜多用蔗糖。

一方面，随着年龄增加，老年人的骨矿物质不断丢失，骨密度逐渐下降，女性绝经后由于激素水平变化，骨质丢失更为严重；另一方面，老年人钙吸收能力下降，如果膳食钙的摄入不足，更容易发生骨质疏松和骨折，故应注意钙和维生素D的补充。

锌是老年人维持和调节正常免疫功能所必需的，硒可提高机体抗氧化能力，与延缓衰老有关，适量的铬可使胰岛素充分发挥作用，并使低密度脂蛋白水平降低，高密度脂蛋白水平升高，故老年人应注意摄入富含这些微量营养素的食物。

维生素不足与老年多发病有关，维生素A可减少老人皮肤干燥和上皮角化。β-胡萝卜素能清除过氧化物，预防肺癌，增加免疫功能，延迟白内障的发生。维生素E有抗氧化作用，能减少体内脂质过氧化物，消除脂褐质，降低血胆固醇浓度。老年人亦常见B族维生素的不足，特别应注意补充叶酸。维生素C对老年人有防止血管硬化的作用。老年人应经常食用富含各类维生素的食物。

3. 重视预防营养不良和贫血

60岁以上的老年人随着年龄的增长，可出现不同程度的老化，包括器官功能减退、基础代谢降低和体成分改变等，并可能存在不同程度和不同类别的慢性疾病。由于生理、心理和社会经济情况的改变，老年人摄取的食物量可能会减少从而导致营养不良。另外随着年龄的增长而体力活动减少，并因牙齿、口腔问题和情绪不佳，可能致食欲减退，能量摄入降低，必需营养素摄入减少，造成营养不良。《中国居民营养与慢性病状况报告（2020年）》表明，60岁以上老年人低体重（$BMI<18.5kg/m^2$）的发生率为17.6%，是45～59岁人群的2倍；贫血患病率为25.6%，也远高于中年人

群。因此老年人应重视预防营养不良与贫血。

（1）重视预防营养不良。

老年人营养不良的最明显表现为体重不足。体重不足是长期膳食能量、蛋白质摄入不足的结果，同时也可能伴有其他微量营养素供给不足。体重不足对老年人的健康产生一系列危害，如增加疾病的易感性，急性和慢性传染病的发病机会增多；骨折率上升；损伤及外科伤口愈合缓慢；易出现精神神经症状；对损伤、环境刺激、饥饿等应激状态的耐受力低下；对寒冷抵抗力下降等。

预防老年人营养不良与体重不足的措施主要包括：

1）保证充足的食物摄入，提高膳食质量。

增加营养丰富、容易消化吸收的食物。选择食物时，应注意保证奶类、瘦肉、禽类、鱼虾和大豆制品的摄入，按照饮食习惯烹制合乎口味的膳食，以保证能量和优质蛋白质的摄入，使体重维持在正常范围。

2）适当增加进餐次数。

老年人由于胃肠功能减退，一次进食较多，食物不易消化吸收，可少量多餐，每天进餐 4～5 次，这样既可以保证需要的能量和营养素，又可以使食物得到充分吸收利用。已经出现营养不良或低体重的老年人，更应注意逐步增加含量，使消化系统有适应的过程。

3）适当使用营养素补充剂。

部分老年人由于生理功能的下降及疾病等因素不能从膳食中摄取足够的营养素，特别是维生素、矿物质，可适当使用营养素补充剂。

4）及时治疗原发病。

老年人中支气管炎、肺气肿、肿瘤、心脑血管疾病、胃肠疾病等发病率增加，这些疾病容易导致营养不良，因此积极治疗原发病是改善营养状况的重要措施。

5）定期称量体重，监测营养不良。

体重减轻是老年人营养不良的主要表现，若体重突然急剧下降可能是一些重大疾病发生的前兆，因此，应当经常称量体重。

（2）重视预防贫血。

贫血可使老年人免疫力低下，致机体抵抗力减弱，容易发生感染。贫血可使神经系统和肌肉缺氧，容易出现疲倦乏力、头晕耳鸣、神情淡漠、记忆力衰退、抑郁等症状和认知功能受损，体能降低。老年人贫血容易对心脏产生不良影响，由于血红蛋白携氧能力减弱，心脏耐缺氧的能力下降，而老年人大多都有不同程度的心血管疾病，可出现心慌、心跳加快，使心脏负荷加重，严重时可导致心律失常、心衰。由于血红蛋白量减少，氧气的运送能力减弱，稍微活动或情绪激动可导致血液含量进一步降低和二氧化碳含量升高，出现气急、面色苍白、出冷汗等症状。贫血时消化功能和消化酶分泌减少，可导致食欲不振、恶心、呕吐、腹胀、腹泻等。贫血还可导致血管收缩和肾脏缺氧，使肾功能受损，可出现尿素氮升高，甚至蛋白尿，同时也会加重原有的肾脏疾病。

预防老年人贫血的措施主要包括：

1）增加食物摄入。

贫血的老年人要增加食物摄入量，增加主食和各种副食品，保证能量、蛋白质、铁、维生素 B_{12}、叶酸的供给，提供造血的必需原料。

2）调整膳食结构。

一般来说，老年人膳食中动物性食物摄入减少，植物性食物中铁的利用率差，因此，贫血的老年人应注意适量增加瘦肉、禽、鱼、动物血的摄入。动物性食品是膳食中铁的良好来源，吸收利用率高，维生素 B_{12} 含量丰富。新鲜的水果和绿叶蔬菜，可提供丰富的维生素 C 和叶酸，促进铁的吸收和红细胞合成。吃饭前后不宜饮用浓茶，以减少其中鞣酸等物质对铁吸收的干扰。

3）选用含铁的强化食物。

如强化铁的酱油、强化铁的面粉和制品等。国内外研究表明，食物强化是改善人群铁缺乏和缺铁性贫血最经济、最有效的方法。

4）适当使用营养素补充剂。

当无法从膳食中获得充足的营养素时，可以有选择地使用营养素补充剂，如铁、B 族维生素、维生素 C 等。

5）积极治疗原发病。

除了膳食营养素摄入不足以外，某些慢性疾病也可导致贫血。因此需要到医院查明病因，积极治疗原发性疾病。

4. 多做户外活动，维持健康体重

大量研究证实，身体活动不足、能量摄入过多引起的超重和肥胖是高血压、高血脂、糖尿病等慢性非传染性疾病的独立危险因素。适当多做户外活动，在增加身体活动量、维持健康体重的同时，还可接受充足紫外线照射，以利于体内维生素 D 合成，预防或推迟骨质疏松症的发生。

（1）适合老年人的户外活动。

根据老年人的生理特点，老年人适合耐力性项目，如步行、慢跑、游泳、跳舞、打太极拳、打乒乓球、打门球、打保龄球等。

1）步行。

步行时下肢支持体重，上下肢骨关节、肌肉与身体其他各部位协调配合，使各部位都得到锻炼；同时加强心肌收缩，加大心血输出量，使各组织血流量增加。天天散步，对于改善心肺功能、延缓下肢关节退行性变化有积极作用。

2）慢跑。

慢跑比散步强度大，消耗能量多，能加速血液循环，促进新陈代谢，增大能量消耗，改善脂质代谢，有利于预防高血压和高血脂。

3）做体操。

体操动作可简可繁，运动速度可快可慢，运动范围可大可小，运动量容易调整。经常坚持做体操可以使头颈、躯干、四肢灵活，保持良好体姿，发展柔韧性，维持神经、肌肉的协调能力。

（2）老年人运动的四项原则。

1）安全。

由于老年人体力和协调功能衰退，视、听功能减弱，对外界的适应能力下降，故参与运动时首先要考虑安全，避免有危险性的项目和动作，运动强度、幅度不能太大，动作要简单、舒缓。

2）全面。

要选择多种运动项目和能活动全身的项目，使全身各关节、肌肉群和身体多个部位得到锻炼。注意上下肢协调运动，身体左右侧对称运动，并注意颈、肩、腰、髋、膝、踝、肘、手指、脚趾等各个关节和各个肌群，眼、耳、鼻、舌、齿经常运动。

3）自然。

老年人运动方式应自然、简便，不宜做负重憋气、过分用力、头部旋转摇晃的运动，尤其对有动脉硬化和高血压的老年人，更应避免。憋气时因胸腔的压力增高，回心血量和脑供血减少，易头

晕目眩，甚至昏厥；憋气完毕，回心血量骤然增加，血压升高，易发生脑血管意外。头部旋转摇晃可能会使血液过多流向头部，当恢复正常体位、血液快速流向躯干和下肢时，会造成脑部缺血，出现两眼发黑、站立不稳等情况，容易摔倒。

4）适度。

老年人应该根据自己的生理特点和健康状况选择适当的运动强度、时间和频率。最好坚持每天锻炼，至少每周锻炼 3～5 次，每天户外活动时间 0.5～1h。老年人进行健康锻炼一定要量力而行，运动强度以轻微出汗、自我感觉舒适为度。世界卫生组织推荐的最适宜锻炼时间是上午 9:00—10:00和下午 16:00—18:00。

（3）老年人运动注意事项。

1）做全面身体检查。

通过检查可了解自己的健康状况，做到心中有数，为合理选择运动项目和适宜的运动量提供依据。

2）了解运动前后的脉搏。

测量早晨起床时的基础脉搏以及运动前后的脉搏变化，进行自我监测，必要时可测量血压。

3）锻炼要循序渐进。

每次运动以前要做几分钟准备活动，缓慢开始，运动量要由小到大，逐渐增加。以前没有运动习惯的老年人，开始几天可能会出现不适应反应，表现为疲劳、肌肉酸疼、食欲稍差，甚至睡眠不好等。此时应减少运动量，降低运动强度。经过一段时间适应后再慢慢地增加运动量，不要急于求成。

4）活动环境要好。

要尽量选择空气清新、场地宽敞、设施齐全、锻炼氛围好的场所进行锻炼。

（四）中国老年人平衡膳食宝塔

中国老年人平衡膳食宝塔（见图 3-2）是根据老年人的生理特点，把平衡膳食的原则转化成各类食物的重量，便于老年人在日常生活中实行。其中谷类、薯类及杂豆居底层，老年人每天应摄入 200～350g；蔬菜和水果居第二层，每天应分别吃400～500g 和 200～400g；鱼、禽、肉、蛋等动物性食物居第三层，每天应摄入125～200g（其中畜肉类 50g，鱼虾、禽类 50～100g，蛋类 25～50g）；奶类、豆类及坚果食物合居第四层，每天应摄入相当于鲜奶 300g 的奶类及奶制品和相当于干豆 30～60g 的大豆类及坚果；第五层塔顶是烹调油和食盐，每天烹调油为 20～25g，食盐不超过 5g。宝塔所建议的各类食物摄入量都是指食物可食部分的生鲜原料重量，各类食物的重量不是指某一种具体食物的重量，而是一类食物的总量。膳食宝塔中所标示的各类食物建议量的下限为能量水平 1 600kcal，上限为能量水平 2 200kcal。

膳食宝塔没有建议食糖摄入量，这是因为老年人糖耐量降低，胰岛素分泌减少，血糖调节功能下降，易发生高血糖和糖尿病，故不宜多食糖。老年人水分的摄取较年轻人更重要，可以从多方面来补充水分。膳食宝塔特别强调，老年人每日至少喝 1 200ml 水。其中包括饮食中的牛奶、稀饭、各类菜汤、洁净天然水、多汁的水果和瓜类、淡茶水等。要主动、少量、多次饮水，不要等到口渴时再喝水。运动是健康的基石，老年人应进行适量的身体活动，建议每天进行累计相当于步行6 000步以上的活动量。

老年人每天膳食摄入量，可根据年龄、性别、身高、体重、劳动强度、季节、生活习惯、经济状况等情况进行适当调整。重要的是每天要包括各类食物，在 1 周内各类食物摄入量的平均值大体

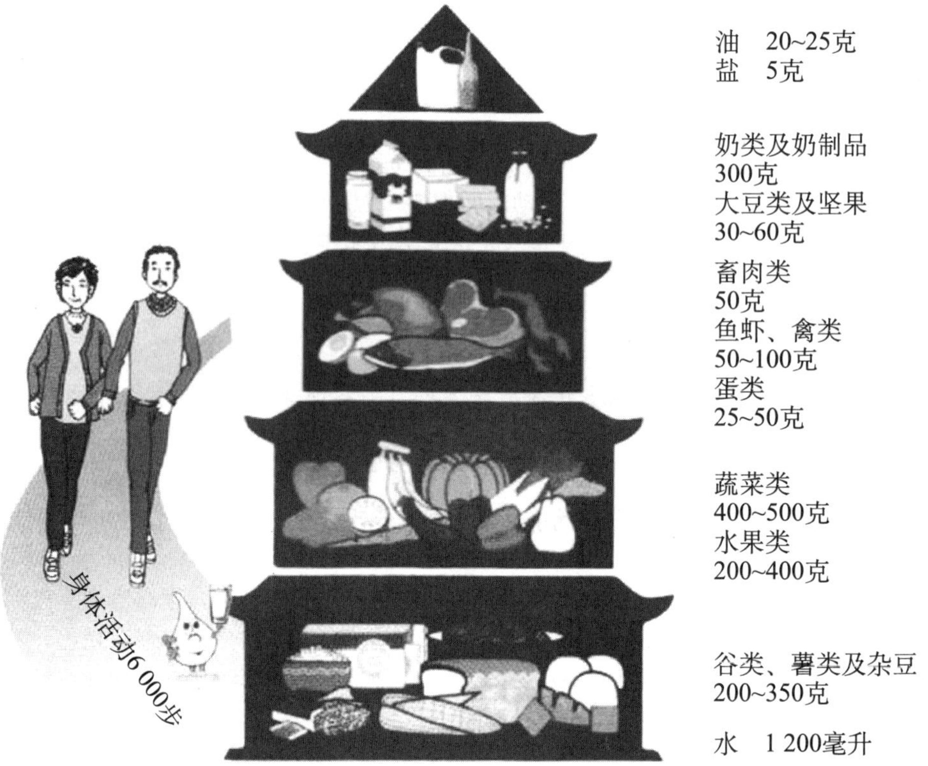

图 3-2 中国老年人平衡膳食宝塔

符合建议量。

1. 第一层：谷类、薯类及杂豆

老年人的一日三餐中，粗粮、细粮、薯类按照 1∶2∶1 用餐会更合理。在食用粗粮时应注意粗粮细作，以适应老人的消化功能。

2. 第二层：蔬菜和水果

蔬菜和水果提供的抗氧化营养素是预防老年人慢性疾病的重要饮食措施。老年人每日摄入的新鲜蔬菜中，深色蔬菜最好占一半。深色蔬菜是指深绿色、深红色、橘红色、紫红色等颜色深的蔬菜，一般含矿物质、维生素、膳食纤维和植物化学物比较丰富。由于不同植物化学物有不同的保健作用，应保证摄入尽可能多的植物化学物，以发挥延缓衰老、预防疾病、增进健康的作用。建议老年人平均每天吃 2～3 种新鲜水果，总量达 200～400g。蔬菜和水果各有优势，不能完全相互替代。

3. 第三层：肉、禽、鱼、蛋

肉、禽、鱼、蛋均属于动物性食物，是老年人优质蛋白、脂类、脂溶性维生素、B 族维生素和矿物质的良好来源，也是老年人平衡膳食的重要组成部分。

（1）膳食宝塔建议每日的畜肉量为 50g。红肉包括猪、牛、羊、马、驴等家畜的肌肉、内脏及其制品。畜肉含脂肪较高，应尽量选择瘦畜肉。动物内脏因胆固醇含量较高，老年人不宜过多食用。建议每周吃 1～2 次动物内脏，每次吃 50g。

（2）白肉一般指禽类及水产品类的食物，宜将鱼肉、禽肉作为老年人的首选肉品，因为它们的

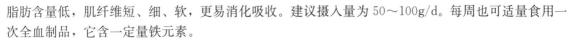

脂肪含量低，肌纤维短、细、软，更易消化吸收。建议摄入量为 50～100g/d。每周也可适量食用一次全血制品，它含一定量铁元素。

（3）有条件的老年人可以多选择一些海鱼和虾，以增加优质蛋白和 ω-3 系列多不饱和脂肪酸的摄取。

（4）蛋黄虽含胆固醇，但其中丰富的维生素与卵磷脂是老人不可缺少的营养品。大多数老人可吃一个鸡蛋，胆固醇异常者每周可吃 3～4 个鸡蛋。老人最好吃煮鸡蛋，少吃油煎鸡蛋，应尽量不吃或少吃咸蛋和松花蛋。

4. 第四层：奶类、豆类及坚果食物

（1）奶类是老年人优质蛋白质、钙等的重要来源。奶制品包括奶粉、酸奶、奶酪等，但不包括奶油。建议每人每天饮 300ml 鲜牛奶或相当量的奶制品，对于高血脂和超重肥胖倾向者，应选择低脂奶、脱脂奶及其制品。

（2）大豆包括黄豆、黑豆、青豆，其常见的制品包括豆腐、豆浆、豆腐干及千张等，可提供优质蛋白质、钙、多不饱和脂肪酸、磷脂等。老年人每天都应该进食一次豆制品，推荐每日摄入 30～50g 大豆类及坚果。豆浆是一种很好的食品，但其含钙量只相当于牛奶的 1/10，所以用豆浆来替代牛奶补钙是不妥当的。

（3）坚果是蛋白质、不饱和脂肪酸、维生素 E 等的良好来源，包括花生、瓜子、核桃、杏仁、榛子等。有条件的老人可吃 5～10g 坚果仁替代相应量的大豆。

5. 第五层：烹调油和食盐

（1）老年人每天烹调油的建议摄入量为 20～25ml，血脂异常、肥胖或者有肥胖家族史的老年人每天用油量要降到 20ml 左右。食用油尽量选用多种植物油，一段时间用一种油，下一段时间换另一种油。在烹调时少用油炸、油煎、爆炒，多选用蒸、煮、炖、清烩、拌等。

（2）老年人随着年龄增大，舌头表面的味蕾细胞逐渐减少，对咸味的味觉减退，可能使盐的摄取量增加。老年人应尽量减少摄入含钠较高的调味品，如酱油、黄酱、甜面酱、辣椒酱、味精、鸡精、虾酱、鱼露、蚝油等，以及含盐较高的食品，如酱菜、泡菜、腌菜、酱豆腐、韭菜花、腊肉、咸鱼、火腿等，偶尔摄入时，应减少食盐用量。可以用食物本身的味道，如青椒、西红柿、洋葱、香菇等，或利用葱、姜、蒜等产生的香味来刺激味觉，以增加食欲。也可以用白醋、柠檬、苹果、菠萝、橙汁来增加食物的味道，或用醋来降低对盐的用量。烹饪时不宜过多加糖，否则会降低食物的咸味，使盐的用量增加。

中国老年人平衡膳食宝塔是一种营养合理的平衡膳食模式，它对改善老年人群的营养状况、预防与膳食有关的疾病具有长远的意义。应用平衡膳食宝塔需要长期养成习惯，并坚持不懈，这样才能充分体现预防相关慢性病、促进健康、延缓衰老的重大促进作用。

同步训练

根据情境导入案例，教师引导学生分组讨论、正确汇报 2015—2021 年我国居民膳食结构的特点及存在的主要问题，并进行点评。

任务二

老年人营养食谱编制

情境导入

林爷爷，63岁，身高168cm，体重74kg，无糖尿病史，血脂水平正常。目前，林爷爷退休在家，主要从事一些日常的家务劳动。

任务描述

根据上述情境，请为林爷爷编制一日营养食谱。

相关知识

人体衰老是一个不可逆转的发展过程。随着年龄的增加，人体各器官的生理功能都会有不同程度的减退。根据老年人的营养需求，编制营养食谱，保证其合理膳食，对延年益寿、提高老年人生活质量十分重要。

一、老年人的营养需求

（一）老年人对营养素的需求

由于代谢及生理功能的变化，老年人的营养需要与青壮年既有共同点，也有其特殊性。

1. 适当控制热能的供给

老年人的基础代谢逐渐降低，一般比青壮年低15％～20％，加上体力活动减少，所以能量供给也要相应减少。如果老年人摄入能量过多，可使身体发胖，并且易导致动脉粥样硬化、糖尿病等。因此，有的学者建议采用随年龄增长而校正能量供给的办法，即60～70岁比青壮年供给能量减少20％左右，70岁以上减少30％左右，但也要按照每个人的具体活动情况而定。

2. 提供足够的优质蛋白质

老年人的新陈代谢过程以分解代谢为主，需要从膳食中摄入足够的蛋白质来补充机体内蛋白质的消耗。但是，老年人的消化功能减弱，对蛋白质的消化、吸收和利用能力较差，而且肾脏功能减

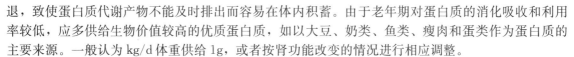

退，致使蛋白质代谢产物不能及时排出而容易在体内积蓄。由于老年期对蛋白质的消化吸收和利用率较低，应多供给生物价值较高的优质蛋白质，如以大豆、奶类、鱼类、瘦肉和蛋类作为蛋白质的主要来源。一般认为 kg/d 体重供给 1g，或者按肾功能改变的情况进行相应调整。

3. 脂肪的摄入量要适当

脂肪的摄入量太多既不易消化，也对心血管和肝脏不利；太少又影响脂溶性维生素的吸收和饮食的制作，也会影响老人的食欲。脂肪的摄入量以占全天总能量的 20%～25%为宜。对老年人脂肪供给的关键，是要尽量供给不饱和脂肪酸含量较多而胆固醇含量较少的脂类食物，这对预防动脉粥样硬化的发生有重要意义。膳食中脂肪的供给要以植物油为主，如橄榄油、花生油、葵花油等，尽量减少含胆固醇高的食物，如蛋黄、动物内脏、肥肉等。

4. 注意碳水化合物的食物来源

老年人糖耐量减低，胰岛素分泌减少，并对血糖的调节作用减弱，易发生血糖增高，所以，不宜食用含蔗糖高的食物。碳水化合物以含有丰富淀粉的谷类为主，其需要量以占全天能量的 60%左右为宜，如摄入过多，多余的部分会转变成脂肪，引起高脂血症。老年人应该多吃豆类、蔬菜和水果，粗粮细粮搭配食用。

5. 注意补充矿物质

老年人，尤其绝经后的妇女容易缺钙而出现骨质疏松症，需要足量的钙质补充，供给含钙丰富的食物，如奶类、豆类、虾皮等。老年人也容易发生缺铁性贫血，要注意补充铁。硒可以清除体内自由基，对老年人改善生化代谢、增强免疫力、促进食欲、抗氧化、抗衰老等有一定作用，膳食中应有适量的供给。老年人应保持清淡饮食，限制食盐摄入，以每日 5g 为宜。

6. 维生素的摄取要充足

维生素可以改善老年人的生化代谢、增强免疫力、促进食欲、延缓衰老，所以老年人维生素的供给要充足，特别是维生素 A、维生素 D、维生素 E、维生素 B_1、维生素 B_2、维生素 C 及叶酸等。应提供含维生素丰富的食物，如新鲜蔬菜和水果等。

7. 提供丰富的膳食纤维

丰富的膳食纤维可以预防老年人发生便秘、高血脂以及肠癌，要多摄入膳食纤维丰富的蔬菜和水果等食物。

（二）老年人膳食特点

根据老年人对各种营养素需求的特点，老年人的膳食应做到以下几点。

1. 食物多样化

食用多种多样的食物才能利用食物营养素互补的作用，达到全面营养的目的。主食应提倡谷类为主、粗细搭配、谷类及豆类搭配的混合食物，利用蛋白质的互补作用提高主食中蛋白质的价值。老年人摄入的主食中应包括一定量的粗杂粮，如全麦粉、玉米、小米、荞麦、燕麦等，每天最好能进食 100g 粗粮或全谷类食物。燕麦、荞麦还有降低胆固醇、甘油三酯的作用，可以协助治疗糖尿病、肥胖病。副食也要荤素搭配，以素食为主，配有适量瘦肉、鱼、禽、蛋、豆制品，以补充优质蛋白和脂溶性维生素。老年人不要因为牙齿不好而减少或拒食蔬菜或水果，可以把蔬菜切细、煮软，水果切细，以便容易咀嚼和消化。

2. 多吃新鲜蔬菜和水果

蔬菜是维生素、矿物质的重要来源，含有大量的膳食纤维，可促进胃肠蠕动，预防便秘和肠道肿瘤的发生。以新鲜的深色蔬菜为最佳，深色蔬菜最好占一半。应多吃新鲜水果，少用果汁、罐头水果，每天食用 2～3 种新鲜水果，总量达 200～400g。

3. 常吃大豆或其制品

大豆不但蛋白质丰富，其中还含有丰富的生物活性物质大豆异黄酮和大豆皂苷，可抑制体内脂质过氧化、减少骨钙丢失、增加冠状动脉和脑血流量、预防和治疗心脑血管疾病和骨质疏松症，对老年女性尤其重要。老年人每天应进食一次豆制品，推荐每日摄入30～50g大豆或相当量的豆制品。

4. 适量食用动物性食品

禽肉脂肪含量较低，且肌纤维细而短，较易消化，适于老年人食用。要尽量少吃动物内脏，如肝、肾、胰、脑、鱼子等。畜肉含脂肪较高，应尽量选择瘦畜肉。

5. 要经常食用海产品

鱼类含有丰富的优质蛋白，容易消化吸收，对老年人身体健康十分有利。另外，海带、紫菜等海生植物，不但含有丰富的钙、铁，而且对防止动脉硬化、减少脑血管意外的发生也有一定作用。

6. 每天饮用牛奶或食用乳制品

牛奶及其制品是钙的最好食物来源，摄入充足的奶类有利于预防骨质疏松症和骨折。虽然豆浆中含钙量较多，但远不及牛奶，因此不能以豆浆代替牛奶。建议每天至少饮用300ml的牛奶或相当量的奶制品。

7. 饮食清淡、少盐

选择用油少的烹调方法，如蒸、煮、炖，少用煎、炸、熏，避免摄入过多的脂肪而导致肥胖。少用各种含钠高的酱料、咸菜、腌肉，避免过多的钠摄入而引起高血压。

8. 合理安排餐次

早餐一定要吃，而且早餐的质量要好。由于老年人食欲减退，咀嚼能力较差、消化功能减弱，可不必强求一日三餐。建议每天安排4～5餐，每餐吃七八分饱。

二、营养食谱编制的理论依据及原则

食谱泛指食物搭配和烹调方法的汇总，也可指膳食调配计划，即每天每餐主食、副食的名称和数量。营养食谱编制时要注意具有规范性、科学性、可行性，按照人们身体的需要，根据食物中各种营养物质的含量来设计，使人体摄入的蛋白质、脂肪、碳水化合物、维生素和矿物质等几大营养素比例合理，即达到平衡膳食。食谱种类按照编制的时间分为“一日食谱”“一周食谱”，既可以每天编制，也可以每周编制。一日标准食谱确定后，可在保持标准食谱确定的总热能、各种营养素数量和比例不变的基础上，只进行主食和菜肴品种的调换。

（一）营养食谱编制的理论依据

营养食谱编制是一项实践性很强的工作，与老年人的日常饮食直接相关，需要以一系列营养理论为指导。

1. 中国居民膳食营养素参考摄入量（DRIs）

制定DRIs的目的在于更好地指导人们的膳食实践，评价人群的营养状况并为国家食物发展供应计划提供依据。DRIs是营养配餐中能量和主要营养素需要量的确定依据。DRIs中的RNI是个体适宜营养素摄入水平的参考值，是健康个体膳食摄入营养素的目标。编制营养食谱时，首先需要以各营养素的推荐摄入量（RNI）为依据确定需要量，一般以能量需要量为基础。制定出食谱后，还需要以各营养素的RNI为参考评价食谱的制定是否合理，如果与RNI相差不超过10%，说明编制的食谱合理可用，否则需要加以调整。

2.《中国居民膳食指南（2022）》和平衡膳食宝塔

膳食指南本身就是合理膳食的基本规范，为了便于宣传普及，它将营养理论转化为一个通俗易懂、简明扼要的可操作性指南，其目的就是合理营养、平衡膳食、促进健康。因此，膳食指南的原则就是食谱设计的原则，营养食谱的制定需要根据膳食指南考虑食物种类、数量的合理搭配。平衡膳食宝塔则是膳食指南量化和形象化的表达，是人们在日常生活中贯彻膳食指南的工具。宝塔建议的各类食物的数量既以人群的膳食实践为基础，又兼顾食物生产和供给的发展，具有实际指导意义。同时平衡膳食宝塔还提出了实际应用时的具体建议，如同类食物互换的方法，对制定营养食谱具有实际指导作用。根据平衡膳食宝塔，我们可以很方便地制定出营养合理、搭配适宜的食谱。

3.《中国食物成分表》

食物成分表是营养配餐工作必不可少的工具。要开展好营养配餐工作，必须了解和掌握食物的营养成分。中国疾病预防控制中心营养与健康所出版的《中国食物成分表》，所列食物以原料为主，各项食物都列出了产地和食部，包括 1 284 条食物的 31 项营养成分。“食部”是指按照当地的烹调和饮食习惯，把从市场上购买的样品去掉不可食的部分之后，所剩余的可食部分所占的比例。列出可食部分的比例是为了便于计算食品的营养素含量。食品的可食部分不是固定不变的，它会因食物的运输、储藏和加工处理不同而有所改变。因此当认为可食部分的实际情况和表中可食部分栏内所列数字有较大出入时，可以自己实际测量可食部分的量。通过《中国食物成分表》，我们在编制食谱时才能将营养素的需要量转换为食物的需要量，从而确定食物的品种和数量。在评价食谱所含营养素摄入量是否满足需要时，同样需要参考《中国食物成分表》中各种食物的营养成分数据。

4. 营养平衡理论

（1）膳食中三种产能营养素需要保持一定的比例平衡。

膳食中蛋白质、脂肪和碳水化合物除了各具特殊的生理功能外，其共同特点是提供人体所必需的能量。在膳食中，这三种产能营养素必须保持一定的比例，才能保证膳食平衡。若按其各自提供的能量占总能量的百分比计，则蛋白质占 10%～15%，脂肪占 20%～30%，碳水化合物占 55%～65%。打破这种适宜的比例，将不利于健康。

（2）膳食中优质蛋白质与一般蛋白质保持一定的比例。

食物蛋白质中所含的 20 多种氨基酸中有 8 种是必须由食物供给的必需氨基酸，人体对这 8 种必需氨基酸的需要量需保持一定的比例。动物性蛋白质和大豆蛋白质所含的必需氨基酸种类齐全、比例恰当、人体利用率高，称为优质蛋白质。常见食物蛋白质的氨基酸组成，都不可能完全符合人体需要的比例，多种食物混合食用，才容易使膳食氨基酸组成符合人体需要的模式。因此，在老年人的膳食构成中要注意将动物性蛋白质、一般植物性蛋白质和大豆蛋白进行适当搭配，并保证优质蛋白质至少占蛋白质总供给量的 1/3 以上。

（3）饱和脂肪酸、单不饱和脂肪酸和多不饱和脂肪酸之间的平衡。

不同食物来源的脂肪，脂肪酸组成不同，有饱和脂肪酸、单不饱和脂肪酸及多不饱和脂肪酸。饱和脂肪酸可使血胆固醇升高，不饱和脂肪酸特别是必需脂肪酸以及鱼贝类中的二十碳五烯酸（EPA）和二十二碳六烯酸（DHA）则具有多种有益的生理功能。因此必须保证食物中多不饱和脂肪酸的比例。一般认为，在脂肪提供的能量占总能量的 30%范围内，饱和脂肪酸提供的能量占总能量的 7%左右，单不饱和脂肪酸提供的能量占总能量的比例在 10%以内，剩余的能量均由多不饱和脂肪酸提供为宜。动物脂肪相对含饱和脂肪酸和单不饱和脂肪酸多，多不饱和脂肪酸含量较少。植物油主要含不饱和脂肪酸，两种必需脂肪酸亚油酸和亚麻酸主要存在于植物油中。鱼贝类食物含 EPA 和 DHA 相对较多。为了保证老年人每日膳食中饱和脂肪酸、单不饱和脂肪酸和多不饱和脂肪酸之间的平衡，要保证油脂中植物油的摄入，并经常食用鱼类等富含多不饱和脂肪酸的食物。

（二）营养食谱编制的原则

根据上述理论依据，营养食谱编制的原则如下。

1. 保证营养平衡

（1）按照《中国居民膳食指南（2022）》的要求，膳食应满足人体需要的能量、蛋白质、脂肪，以及各种矿物质和维生素，不仅品种要多样，而且数量要充足，膳食既要能满足就餐者需要又要防止过量。对于老年人，还要注意易缺乏营养素（如钙、铁等）的供给。

（2）各营养素之间的比例要适宜。膳食中能量来源及其在各餐中的分配比例要合理。要保证膳食蛋白质中优质蛋白质占适宜的比例。要以植物油作为油脂的主要来源，同时还要保证碳水化合物的摄入。各矿物质之间也要配比适当。

（3）食物的搭配要合理。注意主食与副食、杂粮与精粮、荤与素、凉与热等食物的平衡搭配。

（4）膳食制度要合理。一般应该定时定量进餐，成人一般一日三餐，老年人应少量多餐或在三餐之外加点心。

2. 照顾饮食习惯，注意饭菜的口味

在可能的情况下，既使膳食多样化，又照顾就餐者的膳食习惯。注重烹调方法，做到色香味美。

3. 考虑季节和市场供应情况

主要是熟悉市场可供选择的原料，并了解其营养特点。尽可能利用当地市场供给充足的粮油果蔬，减少不必要的采购浪费。

4. 兼顾经济条件

制定食谱，还要考虑进餐者的经济状况，既要使食谱符合营养要求，又要使进餐者在经济上有承受能力。

三、营养成分计算法编制食谱

完整的食谱包括主、副食的名称，所用原料的品种、数量、烹调方法、营养素标准、膳食制度等，通过表格形式编制。营养成分计算法是依据计算得到人体能量需要量，根据膳食组成，计算蛋白质、脂肪和碳水化合物的供给量，参考每日维生素、矿物质供给量，查阅《中国食物成分表》，选定食物种类和数量的方法。按照营养成分计算法编制一日食谱包括以下步骤。

（一）确定全日能量供给量

能量是维持生命活动正常进行的基本保证，编制食谱首先应该考虑的是保证能从食物中摄入适宜的能量。

1. 参照膳食营养素参考摄入量（DRIs）中能量的推荐摄入量（RNI）确定能量供给量

根据劳动强度、年龄、性别等确定老年人一日三餐的能量供给量。如本任务情境导入中63岁的林爷爷，按轻体力劳动计，其能量供给量标准为7.94MJ（1 900kcal）。养老机构中集体就餐老年人的能量供给量标准可以以就餐人群的基本情况或平均数值为依据，包括人员的平均年龄、平均体重等。参照能量的推荐摄入量确定的能量供给量标准只是提供了一个参考的目标，实际应用中还需参照用餐老年人的具体情况加以调整，如根据老年人的胖瘦情况制定不同的能量供给量。因此，在编制食谱前应对就餐人员的基本情况有全面的了解，如就餐老年人的人数、年龄、性别、身高、体

重、劳动强度、身体条件以及饮食习惯等。

2. 根据理想体重确定能量供给量

(1) 计算理想体重。

理想体重最常用的计算公式如下：

男性成人理想体重 (kg) ＝身高 (cm) －105

女性成人理想体重 (kg) ＝ [身高 (cm) －100] ×0.9

林爷爷的理想体重 (kg) ＝168 (cm) －105＝63kg

(2) 确定体型。

计算实际体重/理想体重×100%，按表 3－3 进行评定。

表 3－3 体型评价

实际体重/理想体重 (100%)	评价
＜80%	消瘦
80%～90%	偏轻
90%～110%	正常
110%～120%	超重
120%～130%	轻度肥胖
130%～150%	中度肥胖
＞150%	重度肥胖

还有一种目前经常使用的用于判断肥胖、正常及消瘦的方法是身体质量指数 (Body Mass Index，BMI)，将在项目五详细介绍。

BMI＝体重 (kg) /身高^2 (m^2)

林爷爷的 BMI＝74 (kg) /1.68^2 (m^2) ≈26.2，属于Ⅰ度肥胖。

(3) 确定每日每千克标准体重所需要的能量。

参考表 3－4，确定每日每千克标准体重所需要的能量。林爷爷主要在家从事一般家务劳动，其体力活动水平为轻体力劳动，确定林爷爷每日每千克标准体重所需要的能量为 25kcal。

表 3－4 不同人群每天每千克体重所需能量　　单位：kcal/ (kg・d)

体型	休息状态	轻体力劳动	中等体力劳动	重体力劳动
正常	15～20	25～30	35	40
消瘦	20～25	35	40	45～50
肥胖/超重	15	20～25	30	35

(4) 确定全日能量供给量。

总能量＝理想体重 (kg) ×每千克理想体重所需要的能量

确定林爷爷全日能量供给量＝63 (kg) ×25kcal/ (kg・d) ＝1 575kcal/d

(二) 确定三大营养素全日应提供的能量

能量的主要来源为蛋白质、脂肪和碳水化合物，为了维持人体健康，这三种能量营养素占总能量的比例应当适宜，一般蛋白质占 10%～15%，脂肪占 20%～30%，碳水化合物占 55%～65%。具体可根据本地生活水平，调整上述三类能量营养素占总能量的比例，据此求得三种能量营养素的一日能量供给量。

已知林爷爷每日能量需要量为 1 575kcal，三种产能营养素占总能量的比例取蛋白质占 15%、脂肪占 25%、碳水化合物占 60%，则三种能量营养素应提供的能量分别如下：

蛋白质 1 575kcal×15%=236.25kcal

脂肪 1 575kcal×25%=393.75kcal

碳水化合物 1 575kcal×60%=945kcal

（三）计算三大营养素每日需要量

知道了三种产能营养素的能量供给量，还需将其折算为需要量，即具体的数量，这是确定食物品种和数量的重要依据。由于食物中的产能营养素不可能全部被消化吸收，且消化率也各不相同，消化吸收后，在体内也不一定完全彻底被氧化分解产生能量。因此，食物中产能营养素产生能量的多少按如下关系换算：1g 碳水化合物产生能量为 16.7kJ（4.0kcal），1g 脂肪产生能量为 37.6kJ（9.0kcal），1g 蛋白质产生能量为 16.7kJ（4.0kcal）。根据三大营养素的能量供给量及能量折算系数，可求出每日蛋白质、脂肪、碳水化合物的需要量。如根据上一步的计算结果，可算出三种营养素的需要量如下：

蛋白质：236.25kcal÷4kcal/g≈59g

脂肪：393.75kcal÷9kcal/g≈44g

碳水化合物：945kcal÷4kcal/g≈236g

（四）计算三大营养素每餐需要量

知道了三种营养素每日的需要量后，就可以根据三餐的能量分配比例计算出三大营养素的每餐需要量。一般三餐能量的适宜分配比例为：早餐占 30%、午餐占 40%、晚餐占 30%。

根据上一步的计算结果，按照 30%、40%、30%的三餐供能比例，其早餐、午餐、晚餐三餐各需要摄入的三种营养素数量如下：

早餐：

蛋白质 59g×30%≈18g

脂肪 44g×30%≈13g

碳水化合物 236g×30%≈71g

午餐：

蛋白质 59g×40%≈24g

脂肪 44g×40%≈18g

碳水化合物 236g×40%≈94g

晚餐：

蛋白质 59g×30%≈18g

脂肪 44g×30%≈13g

碳水化合物 236g×30%≈71g

（五）确定主食的品种和数量（午餐为例）

我国当前的膳食结构是以碳水化合物和植物蛋白质为主提供能量和蛋白质，所以首先计算主食供给量。已知三大营养素的每餐需要量，根据《中国食物成分表》，可以确定主食的品种和数量。

粮谷类是碳水化合物的主要来源，因此主食的品种和数量主要根据各类粮谷类食物原料中碳水化合物的含量确定。主食的品种主要根据用餐者的饮食习惯来确定，北方习惯以面食为主，南方则以大米居多。

在实际工作中计算每天碳水化合物的进食量时，还应考虑到蔬菜、水果、动物性食品等食物中也含有一定量的碳水化合物。因此，对于碳水化合物含量高的蔬菜、水果等应减去其摄入的碳水化合物含量后，再设计主食碳水化合物的重量。

以下以林爷爷的午餐为例说明计算方法：

午餐：蛋白质需 24g；脂肪需 18g；碳水化合物需 94g。

在计算林爷爷午餐的主食供给量时，可以先将午餐的蔬菜（200g）和水果（100g）类固定，估计碳水化合物 15g。剩下的碳水化合物由主食供给。

如主食选择馒头（标准粉），查《中国食物成分表》得知，每 100g 馒头含碳水化合物 48.3g，则：

主食馒头的需要量＝（94－15）÷（48.3/100）≈164g

（六）确定副食的品种和数量（以午餐为例）

蛋白质广泛存在于动植物性食物中，除了谷类食物能提供的蛋白质，各类动物性食物和豆制品是优质蛋白质的主要来源。主食提供的蛋白质和脂肪算出后，依据需要量，其不足部分由副食补充。因此，副食品种和数量的确定应在已确定主食用量的基础上，依据副食应提供的蛋白质数量确定。

以林爷爷的午餐为例，计算步骤如下：

（1）计算主食中含有的蛋白质重量：

午餐主食馒头需 164g，再以 164g 馒头的基数计算蛋白质和脂肪的量。查《中国食物成分表》知：每 100g 馒头含蛋白质 7.8g，脂肪约 1g。

蛋白质含量为：7.8×164/100≈13g

脂肪含量为：1×164/100≈2g

（2）用应摄入的蛋白质重量减去主食中的蛋白质重量，即为副食应提供的蛋白质重量：

副食应提供的蛋白质重量＝24－13＝11g

（3）设定副食中蛋白质的 2/3 由动物性食物供给，1/3 由豆制品供给，据此可求出各自的蛋白质供给量：

动物性食物应含蛋白质重量＝11×2/3≈7g

豆制品应含蛋白质重量＝11×1/3≈4g

（4）查表并计算各类动物性食物及豆制品的供给量：

动物性食物和豆制品分别选择鲈鱼和豆腐干（香干），由《中国食物成分表》可知，每 100g 鲈鱼中蛋白质含量为 18.6g，每 100g 豆腐干的蛋白质含量为 15.8g，则：

鲈鱼重量＝7÷（18.6/100）≈38g

豆腐干（熏）重量＝4÷（15.8/100）≈25g

（5）设计蔬菜、水果的品种和数量：

确定了动物性食物和豆制品的重量，就可以保证蛋白质的摄入。最后是选择蔬菜的品种和数量。蔬菜的品种和数量可根据不同季节市场的蔬菜供应情况，以及与动物性食物和豆制品配菜的需要来确定。

林爷爷的午餐，蔬菜可以选择芹菜100g、油菜100g；水果选择苹果100g（加餐）。

（七）确定纯能量食物的量（以午餐为例）

以植物油作为每日纯能量食物的来源。油脂的摄入应以植物油为主，有一定量动物脂肪摄入。由《中国食物成分表》可知每日摄入各类食物提供的脂肪含量，将需要的脂肪总量减去食物提供的脂肪量即为每日植物油需要量。

查《中国食物成分表》知：每100g馒头含脂肪约1g；每100g鲈鱼中脂肪含量为3.4g；每100g豆腐干（香干）的脂肪含量为7.8g。

主食馒头的脂肪含量为：164×1/100≈2g

鲈鱼的脂肪含量为：38×3.4/100≈1g

豆腐干的脂肪含量为：25×7.8/100≈2g

午餐植物油需要量＝18－2－1－2＝13g

（八）食谱的评价与调整

根据以上步骤设计出营养食谱后，还应该对食谱进行评价，确定编制的食谱是否科学合理。应参照《中国食物成分表》初步核算该食谱提供的各种营养素量，与DRIs进行比较，相差在10%以内，可认为合乎要求，低于标准80%为供给不足，低于60%则认为是缺乏。制定食谱时，不必严格要求每份食谱的能量和各类营养素均与DRIs保持一致。一般情况下，每天的能量、蛋白质、脂肪和碳水化合物的量与DRIs相差不大，其他营养素以一周为单位进行计算、评价即可。

根据食谱的制定原则，食谱的评价应该包括以下几个方面：

（1）五大类食物是否齐全，是否做到了食物种类多样化？

（2）各类食物的量是否适宜？

（3）全天能量和营养素摄入是否适宜？

（4）三种产能营养素（蛋白质、脂肪、碳水化合物）的供能比例是否适宜？

（5）优质蛋白质占总蛋白质的比例是否恰当？

（6）三餐能量摄入分配是否合理，早餐是否保证了能量和蛋白质的供应？

为林爷爷编制的一日食谱见表3－5。

表3－5 林爷爷一日食谱

餐次	食物名称	原料	用量（g）
早餐	牛奶	鲜牛奶	250
	玉米饼	玉米面	50
	拌豆芽	绿豆芽	100
	煮鸡蛋	鸡蛋	50
加餐	苹果	苹果	100
午餐	清蒸鲈鱼	鲈鱼	40
		植物油	3
	香干炒芹菜	香干	25
		芹菜	100
		植物油	5

续表

餐次	食物名称	原料	用量（g）
午餐	素炒油菜	油菜	100
		植物油	5
	馒头	馒头	160
加餐	香蕉	香蕉	100
晚餐	青椒肉片	青椒	100
		猪肉（里脊）	30
		植物油	5
	蒸米饭	米饭（蒸，粳米）	200
	蒸甘薯	甘薯	50

以下对林爷爷的一日食谱进行评价：

（1）按类别将食物归类排序，并列出每种食物的数量，看食物种类是否齐全，见表3－6。

（2）从《中国食物成分表》中查出每100g食物所含营养素的量（见表3－7），计算出每种食物所含能量及三种产能营养素的量，填入表3－6中。对一周食谱进行评价时，还需要评价各种维生素及矿物质的量。

（3）将所有食物中的各种营养素分别累计相加，计算出一日食谱中能量及三种产能营养素的量，填入表3－6中。一般认为，能量可有±5%的出入，即能量摄入量占标准总供给量的百分比在95%～105%为正常；其他营养素允许有±10%的出入，即营养素摄入量占标准供给量的百分比在90%～110%均为正常。计算结果显示，本食谱能量为1 563kcal，蛋白质64g、脂肪42g、碳水化合物232g，能量及三大营养素数量供给是适宜的。

表3－6　一日食谱中每种食物所含营养素的量

类别	食物名称	重量（g）	能量（kcal）	蛋白质（g）	脂肪（g）	碳水化合物（g）
粮谷类及薯类	玉米面	50	170	4	2	35
	馒头	160	373	12	2	77
	米饭	200	234	5	1	52
	甘薯	50	50	1	0	12
蔬菜水果类	绿豆芽	100	18	2	0	2
	芹菜	100	20	1	0	3
	油菜	100	23	2	0	3
	青椒	100	22	1	0	4
	香蕉	100	91	1	0	21
	苹果	100	52	0	0	12
豆类	豆腐干	25	37	4	2	1
禽畜肉及鱼类	鲈鱼	60	60	11	2	0
	猪里脊	30	47	6	2	0
蛋类	鸡蛋	50	69	6	5	1
奶类	鲜牛奶	250	135	8	8	9
纯热能	植物油	18	162	0	18	0
合计			1 563	64	42	232

表 3－7　食物成分表中每 100g 食物所含营养素的量

食物名称	重量（g）	能量（kcal）	蛋白质（g）	脂肪（g）	碳水化合物（g）
玉米面	100	340	8.1	3.3	69.6
馒头	100	233	7.8	1	48.3
米饭	100	117	2.6	0.3	26
甘薯	100	99	1.1	0.2	23.1
绿豆芽	100	18	2.1	0.1	2.1
芹菜	100	20	1.2	0.2	3.3
油菜	100	23	1.8	0.5	2.7
青椒	100	22	1	0.2	4
香蕉	100	91	1.4	0.2	20.8
苹果	100	52	0.2	0.2	12.3
豆腐干	100	147	15.8	7.8	3.3
鲈鱼	100	100	18.6	3.4	0
猪里脊	100	155	20.2	7.9	0.7
鸡蛋	100	138	12.7	9	1.5
鲜牛奶	100	54	3	3.2	3.4
植物油	100	900	0	100	0

（4）计算三种产能营养素的供能比例。

由蛋白质、脂肪、碳水化合物三种营养素的能量折算系数可以算得：

蛋白质提供能量占总能量比例＝64×4÷1 563＝16.4％

脂肪提供能量占总能量比例＝42×9÷1 563＝24.2％

碳水化合物提供能量占总能量比例＝232×4÷1 563＝59.4％

蛋白质、脂肪、碳水化合物适宜的供能比分别为 10％～15％、20％～30％、55％～65％。本食谱的蛋白质、脂肪、碳水化合物的摄入比例是比较合适的。

（5）计算动物性及豆类蛋白质占总蛋白质的比例。

将来自动物性食物及豆类食物的优质蛋白质累计相加，本例结果为 35g，食谱中总蛋白质的含量为 64g，可以算得：

优质蛋白质占总蛋白质的比例＝35÷64≈54.7％

优质蛋白质占总蛋白质的比例超过一半，可以认为优质蛋白质的供应量比较适宜。

（6）计算三餐提供能量占全天摄入总能量的比例。

将早、中、晚三餐的所有食物提供的能量分别按餐次累计相加，得到每餐摄入的能量，然后除以全天摄入的总能量，得到每餐提供能量占全天总能量的比例。本例中，将上午加餐合并入午餐，下午加餐合并入晚餐，计算三餐供能比。

早餐：392÷1 563≈25％

午餐：682÷1 563≈44％

晚餐：489÷1 563≈31％

一般三餐能量的适宜分配比例为：早餐占 30％、午餐占 40％、晚餐占 30％。本例中的三餐供能比比较适宜。

评价结果显示，为林爷爷设计的一日食谱种类齐全，能量及三大营养素数量适宜，三种产能营养素比例恰当，优质蛋白质供应充足，三餐能量分配合理，是设计比较科学合理的营养食谱。本例中一日食谱的制定和评价主要是根据三种产能营养素的状况来进行的。在实际的食谱制定和评价过程中，还必须对各种维生素、矿物质的适宜性进行评价，而且需要检测就餐人群的体重变化及其他营养状况指标，对食谱进行调整。

实际工作中，食谱的编制往往不是一次就能成功的，需要反复修改和评价，进行综合考虑。食谱编制方法，一方面，要确定用餐者每天所需要的能量。对于不同年龄、性别、体力劳动和身体素质的人，能量的实际需求会有差别，所以，不需要固守一个标准一成不变。即便是对于同一个人，不同的季节、不同的生活和工作状况，其膳食需要也是随之变化的。由于影响能量和营养素吸收、利用的因素很多，因此食谱编制得是否符合用餐者需要，关键要看实际应用。另一方面，如果用餐者按照编制的食谱用餐一段时间后，出现能量供应不足、营养素缺乏等情况，则必须调整食谱。因此，当食谱开始使用后，还需要对用餐者进行跟踪调查和营养状况评价，并不断修改和完善食谱。

四、食物交换份法编制食谱

食物交换份法编制食谱是将常用食物按其所含营养素量的近似值归类，计算出每类食物每份所含的营养素值和食物质量，然后将每类食物的内容列出表格供交换使用，最后根据不同能量需要，按蛋白质、脂肪和碳水化合物的合理分配比例，计算出各类食物的交换份数和实际重量，并按每份食物等值交换表选择食物。食物交换份法编制食谱比计算法简单、方便、快捷，容易被非专业人员掌握并使用。

（一）食物分类

根据膳食指南及平衡膳食宝塔对食物的归类，按常用食物所含营养素的特点划分食物种类，将食物分为四大组，共八小类。

（1）谷薯组：含碳水化合物较丰富的谷薯类食物；

（2）蔬果组：含维生素、矿物质和膳食纤维丰富的蔬菜、水果类；

（3）肉蛋组：含优质蛋白质丰富的肉、鱼、乳、蛋、豆及豆制品类；

（4）热能组：含能量丰富的油脂、纯糖和坚果类食物。

各类食物及每一个食物交换份中所含三大产能营养素的量，如表 3－8 所示。

表 3－8 食物分类及每一交换份食物的营养素含量

组别	食品类别	每份质量（g）	能量（kcal）	蛋白质（g）	脂肪（g）	碳水化合物（g）	主要营养素
谷薯组	1. 谷薯类	25	90	2.0	—	20.0	碳水化合物、膳食纤维
蔬果组	2. 蔬菜类	500	90	5.0	—	17.0	矿物质、维生素、膳食纤维
	3. 水果类	200	90	1.0	—	21.0	
肉蛋组	4. 大豆类	25	90	9.0	4.0	4.0	蛋白质
	5. 奶类	160	90	5.0	5.0	6.0	
	6. 肉蛋类	50	90	9.0	6.0	—	
热能组	7. 坚果类	15	90	4.0	7.0	2.0	脂肪
	8. 油脂类	10	90	—	10.0	—	

（二）各类食物的每单位交换代量表

（1）谷薯组，主要提供碳水化合物和膳食纤维，如表 3－9 所示。

表 3－9　谷薯类食品的能量等值交换份表

食品名称	质量（g）	食品名称	质量（g）
大米、小米、糯米、薏米	25	干粉条、干莲子	25
高粱米、玉米渣	25	油条、油饼、苏打饼干	25
面粉、米粉、玉米面	25	烧饼、烙饼、馒头	35
混合面	25	咸面包、窝窝头	35
燕麦片、莜麦面	25	生面条、魔芋生面条	35
荞麦面、苦荞面	25	马铃薯	100
各种挂面、龙须面	25	湿粉皮	150
通心粉	25	鲜玉米（1 个，带棒心）	200
绿豆、红豆、芸豆、干豌豆	25		
注：每份谷薯类食品提供蛋白质 2g、碳水化合物 20g、能量 376kJ（90kcal）。根茎类一律以净食部分计算。			

（2）蔬果组，主要提供矿物质、维生素和膳食纤维，如表 3－10 和表 3－11 所示。

表 3－10　蔬菜类食品的能量等值交换份表

食品名称	质量（g）	食品名称	质量（g）
大白菜圆、白菜、菠菜、油菜	500	白萝卜、青椒、茭白、冬笋	400
韭菜、茴香、茼蒿	500	倭瓜、南瓜、菜花	350
芹菜、苤蓝、莴笋、油菜薹	500	鲜豇豆、扁豆、洋葱、蒜苗	250
西葫芦、番茄、冬瓜、苦瓜	500	胡萝卜	200
黄瓜、茄子、丝瓜	500	山药、荸荠、藕、凉薯	150
芥蓝、瓢菜	500	慈姑、百合、芋头	100
蕹菜、苋菜、龙须菜	500	毛豆、鲜豌豆	70
鲜豆芽、鲜蘑、水浸海带	500		
注：每份蔬菜类食品提供蛋白质 5g、碳水化合物 17g、能量 376kJ（90kcal）。每份蔬菜一律以净食部分计算。			

表 3－11　水果类食品能量等值交换份表

食品名称	质量（g）	食品名称	质量（g）
柿子、香蕉、鲜荔枝	150	李子、杏	200
梨、桃、苹果	200	葡萄	200
橘子、橙子、柚子	200	草莓	300
猕猴桃	200	西瓜	500
注：每份水果提供蛋白质 1g、碳水化合物 21g、能量 376kJ（90kcal）。每份水果一律以市品质量计算。			

（3）肉蛋组，主要提供蛋白质，如表 3－12 至表 3－14 所示。

表 3-12 肉、蛋类食品能量等值交换份表

食品名称	质量（g）	食品名称	质量（g）
热火腿、香肠	20	鸡蛋（1 个带壳）	60
肥瘦猪肉	25	鸭蛋、松花蛋（1 个带壳）	60
熟叉烧肉（无糖）、午餐肉	35	鹌鹑蛋（6 个带壳）	60
熟酱牛肉、熟酱鸭、大肉肠	35	鸡蛋清	150
瘦猪、牛肉、羊肉	50	带鱼	80
带骨排骨	50	草鱼、鲤鱼、甲鱼、比目鱼	80
鸭肉	50	大黄鱼、黑鲢、鲫鱼	80
鹅肉	50	对虾、青虾、鲜贝	80
兔肉	100	蟹肉、水发鱿鱼	100
鸡蛋粉	15	水发海参	350
注：每份肉类食品提供蛋白质 9g、脂肪 6g、能量 376kJ（90kcal）。除蛋类为市品重量，余一律以净食部分计算。			

表 3-13 大豆类食物能量等值交换份表

食品名称	质量（g）	食品名称	质量（g）
腐竹	20	北豆腐	100
大豆	25	南豆腐（嫩豆腐）	150
大豆粉	25	豆浆	400
豆腐丝、豆腐干、油豆腐	50		
注：每份大豆及其制品提供蛋白质 9g、脂肪 4g、碳水化合物 4g、能量 376kJ（90kcal）。			

表 3-14 奶类食物能量等值交换份表

食品名称	质量（g）	食品名称	质量（g）
奶粉	20	牛奶	160
脱脂奶粉	25	羊奶	160
乳酪	25	无糖酸奶	130
注：每份奶类食品提供蛋白质 5g、脂肪 5g、碳水化合物 6g、能量 376kJ（90kcal）。			

（4）热能组，主要提供脂肪，见表 3-15。

表 3-15 供给热能的食物能量等值交换份表

食品名称	质量（g）	食品名称	质量（g）
花生油、香油（1 汤勺）	10	猪油	10
玉米油、菜籽油（1 汤勺）	10	牛油	10
豆油（1 汤勺）	10	羊油	10
红花油（1 汤勺）	10	黄油	10
核桃、杏仁、花生米	15	葵花籽（带壳）	25
西瓜子（带壳）	40	蔗糖	20
注：每份油脂类食品提供脂肪 10g（蔗糖提供碳水化合物）、能量 376kJ（90kcal）。			

（三）确定食物交换份数和食谱

（1）根据膳食宝塔建议的不同能量的各种食物需要量，参考食物交换代量表，确定食物交换

份数。

例如："情境导入"中，轻体力活动的林爷爷全天能量需求量约为 1 600kcal，根据中国居民膳食宝塔，参考表 3－2，1 600kcal 能量需要摄入谷类 225g、蔬菜 300g、水果 200g、肉类 50g、蛋类 25g、鱼虾类 50g、豆类及豆制品 30g、奶类及奶制品 300g、油脂 20g，这相当于 9（225/25）份谷薯类食物交换份、1～2 份果蔬类交换份、4 份肉蛋奶等动物性食物交换份、1 份豆类食物交换份、2 份油脂类食物交换份。

(2) 根据不同能量膳食食物份数分配表（见表 3－16），确定所需的食物交换份数。

表 3－16　不同能量需要所需的各组食品交换份数

能量（kcal）	交换份	谷薯组	果蔬组	肉蛋组	热能组
1 200	13.5	6	2	4	1.5
1 300	14.5	7	2	4	1.5
1 400	16	8	2	4	2
1 500	17	9	2	4	2
1 600	18	10	2	4	2
1 700	19	11	2	4	2
1 800	20	12	2	4	2
1 900	21	12.5	2	4	2.5
2 000	22	13.5	2	4	2.5
2 100	23.5	14.5	2	4.5	2.5
2 200	24.5	15.5	2	4.5	2.5
2 300	25.5	16	2.5	4.5	2.5
2 400	27	17	2.5	4.5	3
2 500	28	18	2.5	4.5	3
2 600	29	19	2.5	4.5	3
2 700	30	19.5	2.5	4.5	3
2 800	31	20	3	4.5	3.5
2 900	32	21	3	4.5	3.5
3 000	33.5	22.5	3	4.5	3.5
3 100	34.5	23	3.5	4.5	3.5
3 200	35.5	24	3.5	4.5	3.5

例如："情境导入"中，轻体力活动的林爷爷全天能量需求量约为 1 600kcal，查表 3－16，得出林爷爷全天膳食总交换单位为 18 份，其中谷薯类食物 10 交换份、果蔬类 2 交换份、肉蛋奶等动物性食物 4 交换份、油脂类食物 2 交换份，将其按照早 30%、中 40%、晚 30%的三餐能量分配到一日三餐中即可。

将 18 个交换份的食物分配到一日三餐中，早餐为 5 交换份、午餐为 8 交换份、晚餐为 5 交换份，具体食谱可以做如下安排：

早餐：窝头 70g（谷类 2 份）、凉拌黄瓜豆腐丝（黄瓜 125g/蔬菜 0.25 份、豆腐丝 50g/豆类 1 份）、牛奶 300g（乳制品 2 份）

加餐：桃 100g（果蔬类 0.5 份）

午餐：酱牛肉 35g（肉蛋类 1 份）、素炒丝瓜 250g（蔬菜 0.5 份）、米饭 125g（谷类 5 份）

加餐：葡萄 100g（果蔬类 0.5 份）

晚餐：杂豆米饭 50g（谷类 2 份）、番茄炒蛋（鸡蛋 1 个/蛋类 1 份、番茄 125g/蔬菜 0.25 份）、煮鲜玉米 1 个（谷类 1 份）

全日烹调用油 20ml

食物交换份法是一种比较粗略的方法，实际应用中，可将计算法与食物交换份法结合使用，首先用计算法确定食物的需要量，然后用食物交换份法确定食物种类及数量，再对设计的食谱进行评价和调整。通过食物的同类互换，可以以一日食谱为模本，设计出一周、一月食谱。随着计算机技术的广泛应用，已出现了用于制定食谱的专用软件，应用软件编制食谱可简化步骤，进一步提高效率。

同步训练

张奶奶，65 岁，身高 160cm，体重 65kg，退休在家，无糖尿病史，血脂水平正常，请使用食物交换份法为其编制一日营养食谱。

一、计算理想体重

理想体重常用计算公式：

男性成人体重（kg）＝身高（cm）－105

女性成人体重（kg）＝［身高（cm）－100］×0.9

二、计算体重指数

BMI＝体重（kg）/身高^2（m^2）

三、确定体力劳动强度

四、确定每日所需的总能量和三大营养素的需要量

（一）确定每日每千克标准体重所需要的能量

参考表 3－4，确定每日每千克标准体重所需要的能量。

（二）计算每日所需的总能量

总能量＝理想体重（kg）×每千克理想体重所需要的能量［kcal/（kg·d）］

（三）计算三大营养素的每日需要量

1. 按照三大营养素提供的热能占总能量的比例，先算出三大营养素提供的能量

三大营养素占总能量的比例：蛋白质 10%～15%、脂肪 20%～30%、碳水化合物 55%～65%，

我们分别取蛋白质15%、脂肪25%、碳水化合物60%来计算。

2. 利用热能系数，计算出三大营养素的每日需要量，填写表3-17

三大营养素的热能系数为：

蛋白质：16.7kJ/g（4kcal/g）

脂肪：37.6kJ/g（9kcal/g）

碳水化合物：16.7kJ/g（4kcal/g）

表3-17　三大营养素的每日需要量

营养素	占热能比例（%）	提供的能量（kcal）	每日需要量（g）
蛋白质	15		
脂肪	25		
碳水化合物	60		

五、确定每天所需的食物交换份数

查表3-16，确定每天所需的食物交换份数，填写表3-18。

表3-18　每天所需的食物交换份数

能量（kcal）	总交换份数	谷薯组份数	果蔬组份数	肉蛋组份数	热能组份数

六、确定三餐份数的餐次分配

三餐能量分配比例，按照早餐30%、午餐40%、晚餐30%分配。

早餐份数＝全天交换份数×30%＝________交换份

午餐份数＝全天交换份数×40%＝________交换份

晚餐份数＝全天交换份数×30%＝________交换份

七、将食物份数换算成具体食物重量

初步配制食谱，填写表3-19。

表3-19　食谱（一）

餐次	份数	食物类别	食物份数	具体食物	每份质量（g）	食物量（g）
早餐						
午餐						
加餐						
晚餐						

八、食谱评价与调整

（一）全天能量和三大营养素摄入量评价，填写表3-20和表3-21

表 3-20　全天能量和三大营养素摄入量

食物名称	食物量/g	能量/kcal	蛋白质/g	脂肪/g	碳水化合物/g
合计					

表 3-21　三餐能量和三大营养素摄入量

餐次	能量/kcal	占总能量比例	蛋白质/g	脂肪/g	碳水化合物/g
早餐					
午餐					
加餐					
晚餐					
合计					

（二）三餐能量比例评价

（三）三大营养素占总能量的比例评价

（四）优质蛋白质占总蛋白质摄入量的比例评价

（五）综合分析评价

（六）食谱重新调整

如果经过评价发现编制的食谱存在不足，需要对食谱进行重新调整，并再次对食谱进行评价，填写表 3-22。

表 3-22　食谱（二）

餐次	份数	食物类别	食物份数	具体食物	每份质量（g）	食物量（g）
早餐						
午餐						
加餐						
晚餐						

任务三

食物的合理烹饪

情境导入

为林爷爷编制的一日营养食谱中包括玉米饼、馒头、米饭等主食，香干炒芹菜、素炒油菜、青椒肉片等副食。

任务描述

请根据上述食谱原料，运用合理的烹饪方法为林爷爷进行营养餐的制作以减少营养素的损失。

相关知识

有了营养食谱还必须根据食谱原料，运用合理的烹饪方法进行营养餐的制作。在烹饪过程中，食物中的蛋白质、脂肪、碳水化合物、维生素、矿物质、水等营养素发生着多种变化，了解这些变化，对于合理选用科学的烹调方法，严格监控烹饪过程中食物的质量，提高营养素在食物中的保存率和在人体中的利用率都有着重要作用。此外，营养餐的制作还应保证食物的色、香、味俱全，这

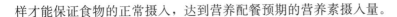

样才能保证食物的正常摄入，达到营养配餐预期的营养素摄入量。

一、营养素在烹饪前的损失及保护

在烹饪前环节中不正确的方法是导致食物营养素破坏和流失的主要途径，而认真选择食物原料，科学合理地保存、加工和烹制食物，才能有效地保留食物中的营养素，为人体提供营养平衡和优质安全的食物，满足人体健康的要求。因此，在烹饪前首先要做好食物原料的选择、贮藏、合理择洗加工等工作。

（一）采购阶段

以粮食为例，随着人们生活水平的提高，为了追求食物的口感，精细粮食备受优待，精米、白面成了人们餐桌上的主角。殊不知，大米、小麦经过精深加工后，口感虽然好了，但存在于其外壳和胚芽中的B族维生素、膳食纤维、矿物质等营养素却损失很多。与全麦粉相比，经过深加工的精白面粉损失的钙高达60%、锌78%、铁76%、镁85%、锰86%，精白粉中的膳食纤维仅为标准粉的25%。精白米比普通米损失的蛋白质达16%、脂肪65%、B族维生素75%、维生素E 86%、叶酸67%，钙、铁等矿物元素几乎“全军覆没”。从上述数据可见，长期吃精细粮食会导致膳食纤维和维生素、矿物质的缺乏。因此，在选购粮食时，要五谷杂粮并重，不要过多选择和食用精细加工的原料。

（二）清洗加工阶段

食物中营养素的损失也发生在清洗加工阶段。例如，有些人认为米不淘洗三五遍是洗不干净的。然而，淘洗次数越多，大米中的营养素损失得也就越多，尤其是B族维生素和矿物质。据实验证明，淘洗一次大米，损失维生素 B_1 40%～60%、维生素 B_2 23%、烟酸25%、矿物质70%以上，且淘洗次数越多，浸泡时间越长，水温越高，维生素损失越多。因此，需根据米的清洁度适当淘洗，一般经清水淘洗两次即可，且不要长时间浸泡，不要用力搓，也不要用热水烫洗。

择菜时只要菜心几乎成了一些人的习惯。蔬菜的外层叶口味不如菜心，而蔬菜的外层叶及一般人不吃的莴笋叶、芹菜叶的营养素含量往往高于菜心，如莴笋叶中的胡萝卜素就比莴笋茎高很多。

清洗蔬菜时，长时间浸泡会使营养素的流失增多，尤其是水溶性的营养素。如蔬菜中的维生素C和矿物质、食用菌中的水溶性蛋白质等会随浸泡和洗涤时间的延长而增加损失。以新鲜绿叶蔬菜为例，先洗后切，其维生素C仅损失1%，而切后浸泡10min，维生素C损失达16%～18.5%，且浸泡时间越长，维生素损失越多。蔬菜应先洗后切，不要在水中浸泡，洗涤次数也不要太多。蔬菜最好用不锈钢刀切，因为一般菜刀中的铁会破坏蔬菜中的维生素C。另外，蔬菜的切配和烹制时间应尽量缩短，做到现切现烹，不要切得太碎，避免增加易氧化的营养素与空气接触而增加损失。

动物性原料存在解冻的问题，包括微波炉解冻、低温解冻（4℃左右）、自然解冻、冷水解冻、盐醋解冻等方法。

（三）储存阶段

现在人们工作比较忙，往往周末采购一周的食物备用，其实这不是明智之举。任何食品储存时间越长，营养素丧失也越多，即使是放在冷冻的条件下也不例外。例如，鱼在零下18℃存放3个月，维生素E和维生素A会减少30%左右。动物性食物不宜长时间在冰箱贮藏，肉类长时间冷藏会发生干耗作用，变得干枯无味，降低营养价值和适口性。选用冰冻原料时，原料应充分解冻后再用。解冻原料不能再冻，动物原料若反复冻融，营养素损失更多，且易引起微生物污染与感官质量的变化。动物性原料在解冻和清洗中长时间浸泡，会因细胞破裂，增加营养素渗出流失，尤其是加盐腌制搓洗，改变了食物组织细胞的渗透压，导致细胞内水液渗出，营养物质也随之外溢。

蔬菜水果类等植物性原料也不要一次性采购太多而长时间贮存。蔬菜水果类原料贮存时间越长，营养素损失越多。以菠菜为例，刚刚采摘的菠菜在20℃室温条件下存放4天后，叶酸的水平可下降50%，即便是将菠菜放入4℃左右的冰箱内，8天后叶酸同样会下降50%。同时，伴随贮藏时间的延长还会使亚硝酸盐的含量增加，产生食品安全隐患。因此，叶菜类应尽量现购现用，同时在择洗时不要丢弃太多的外层叶和茎皮，凡能食用的部分都应尽量在烹调中保存和利用。

二、营养素在烹饪加工中的变化

自然界中每种食物原料均含有不同的营养素，各类食物中所含营养素的数量一般是指烹饪前的含量。任何原料经过烹饪加工所含有的营养素都有一定程度的改变，从而影响膳食的营养价值。食物中的营养素可因受烹饪过程中理化因素的影响，直接造成营养素的流失和破坏；或由于理化作用发生改变，影响营养素的消化吸收；也可能因烹制方法欠妥破坏营养素，同时产生有害的物质，降低食物的营养价值并产生食品安全隐患。

（一）蛋白质在烹饪加工中的变化

蛋白质在烹饪加工中容易因环境改变而丧失原有的生物功能，发生蛋白质变性，从而利于人体的消化吸收，许多食品加工需要应用蛋白质变性的性质来完成，如水煮蛋、咸蛋、皮蛋、豆腐等。在烹调过程中，蛋白质还会发生水解作用，使蛋白质更容易被人体消化吸收并产生诱人的鲜香味。变性和水解是蛋白质在烹饪过程中发生的对营养有利的积极理化反应。此外，蛋白质在烹饪加工中还会发生对营养有利的消极反应，如温度高、时间长的烹饪（油炸）会促进蛋白质分子交联、氨基酸异构化和裂解反应，降低蛋白质的消化率，甚至产生致癌物质。

（二）脂肪在烹饪加工中的变化

油脂或含油脂较多的食品，在储存期间，因空气中的氧、日光、微生物、酶等的作用，会产生苦涩气味，甚至产生毒性，称为油脂酸败。高温下反复加热过的油脂，会出现色泽变深、黏度变大、泡沫增加、发烟点下降现象，称为油脂老化。油脂老化不仅使油脂的风味下降，风味品质下降，而且也使其营养价值降低，并产生许多毒性成分。油脂老化主要有热分解反应和热聚合反应。在高温下，热分解反应对油脂的质量影响很大。当用肉眼看到油面出现蓝色烟雾时，就说明油脂已发生了热分解。煎炸食物时，油温控制在油脂的发烟点以下，就可减轻油脂的热分解，降低油脂的消耗，保证产品的营养价值和风味质量。油脂在长期反复加热后，不仅会发生热分解反应，还会发生热聚合反应，其结果是油脂色泽变暗、黏度增加、起泡性增加、泡沫稳定性增强，冷却后会发生凝固现象。热聚合会产生一些有毒物质，对人体健康有害。因此，应尽量避免高温长时间加热，不要带着火苗烹饪，油炸用油不宜反复使用，烹饪中尽量减少油脂与空气的接触面积。

（三）碳水化合物在烹饪加工中的变化

碳水化合物在烹饪加工中会发生糊化和老化。淀粉粒在适当的温度（一般在60～80℃）下在水中溶胀、分裂，形成均匀糊状溶液的作用称为糊化。糊化的过程使淀粉逐渐失去晶体结构，分子间存在大量的水，淀粉分子呈零散、扩张的状态，因此易受淀粉酶作用，更有利于人体的吸收。烹饪过程中挂糊、上浆、勾芡，以及煮饭、蒸包子、烤面包等加工过程，主要都因淀粉的糊化作用所致。

淀粉老化是糊化的逆过程。糊化的淀粉处于较低的温度下，会出现不透明，甚至凝结或沉淀的现象，这种现象称为淀粉的老化。老化的实质是在糊化过程中，已经溶解膨胀的淀粉分子重新排列组合，形成一种类似天然淀粉结构的物质。如凉的馒头、米饭变硬、干缩，凉粉变得硬而不透明等。淀粉老化最适宜的温度是2～4℃，温度高于60℃或低于－20℃都不会发生老化。利用淀粉加热糊化、冷却又老化的原理，可制作粉丝、粉皮、虾片等食品。

（四）维生素在烹饪加工中的变化

脂溶性维生素对热相对稳定。天然存在于动物食品中的维生素A相对是稳定的，一般烹调加工中不易破坏。维生素D对热、碱也较稳定。维生素E对氧敏感，易于被破坏。水溶性维生素中，核黄素（维生素B_2）对热稳定，硫胺素（维生素B_1）在酸性条件下对热稳定。维生素C结晶时稳定，但水溶液中极易氧化，遇空气、热、光、碱等物质，尤其是氧化酶存在的情况下，更易被氧化导致果蔬褐变。因此在蔬菜加工中最好采用焯水、热烫等短时间热处理法，以减少维生素C的损失。

（五）矿物质在烹饪加工中的变化

矿物质的性质相对稳定，在烹饪中不易流失。但不当的加工方式，如长时间浸泡、焯水、原料先切后洗、与空气接触面大等，都会造成矿物质的流失。

三、常见烹饪方法对营养素的影响

中国是烹饪的王国，有着几千年悠久的历史，名扬海内外。其独特的民族文化特征，与世界各国各民族的饮食烹饪相比较，更有自己的独到之处。这是我国各族劳动人民辛勤劳动的结晶，是中华民族的骄傲。但传统烹饪习惯中，由于营养观念淡薄，人们往往采取不当的烹饪方法，结果造成营养素的破坏和大量流失。只有充分地了解常见烹饪方法对营养素的影响，重视食物烹调加工中的营养保护，减少有害物质的产生，才能充分发挥食物的最大营养效能。

（一）常见主食烹调方法对营养素的影响

米、面中的不溶性维生素和矿物质容易受到损失。如淘米时，随淘米次数、浸泡时间的增加，营养素的损失也会增加。不同的烹调方法对营养素的影响也不同。

捞米饭：可使大量维生素、无机盐、碳水化合物甚至蛋白质溶于米汤中，如丢弃米汤不食用，就会造成损失。

熬粥、蒸馒头：加碱可使维生素B_1和维生素C被破坏。

炸油条：因加碱和高温油炸，维生素B_2和维生素C受损失约50%，维生素B_1则几乎损失殆尽。

面条：捞面比吃汤面营养素损失多，有30%～50%维生素B_1和B_2及蛋白质溶于汤中，所以吃面条最好连汤吃下。

（二）常见副食烹调方法对营养素的影响

不同的烹调加工方式对蔬菜等副食的营养也有很大的影响。

凉拌：把嫩黄瓜切成薄片凉拌，放置 2 小时，维生素损失 33%～35%；放置 3 小时，损失 41%～49%。

蒸：蒸制菜是以水蒸气为传热介质的，由于原料与水蒸气基本上处于一个密封的环境中，原料是在热蒸汽下成熟的，所以可溶性物质的损失也就比较少，既能保持食品的外形，又不破坏食品的风味。但由于需要较长的烹饪时间，故因加热而引起维生素 C 分解的量增加，也会使部分 B 族维生素遭受破坏。

煮：蔬菜与水一同加热后，蔬菜中的水溶性维生素、无机盐便会溶于水，使碳水化合物及蛋白质被部分水解。所以，人们在吃菜时最好连汤一起食用，或以鲜汤作为一些菜肴的调配料。煮菜汤时应水沸下菜，时间要短。煮骨头时应加些醋，使钙溶于汤中以利于人体吸收。

炒、爆、熘：采用炒、爆、熘制作的菜肴，由于操作迅速，加热时间很短，高温除了使维生素 C 损失较大外，其他营养素均损失不大。若加水过多，大量的维生素溶于水里，不吃菜汤，维生素就会随之丢失。特别是把青菜煮一下再炒，维生素和无机盐的损失则更严重。炒菜时不应过早放盐，宜用淀粉勾芡，淀粉对维生素 C 有很好的保护作用。

炖、焖、煨：炖、焖、煨均以水为传热介质，采用的火力一般都是小火或微火，烹制所需的时间比较长，因而大量可溶性物质溶解于汤中。此外，因温度较低，原料中的蛋白质的变性温和，处于容易消化的状态，不溶、坚韧的胶原蛋白在与热水的长期接触中转变了可溶性的白明胶。另外，原料在烹饪过程中受热发生变性、失水收缩现象，溶于水的无机盐随原料内部的水分一起溢出、流失。而加热时间的长短，又可影响原料中维生素的含量，维生素 C、维生素 B_1 等最容易受到破坏而损失。其中维生素 B_1 损失最多，可高达 60%～65%。

涮与氽：涮与氽以水为传热介质，所以原料体积较小，前者加工为薄片，后者加工为片、丝、条，或制成丸子。汤或水均用大火烧开，汤菜比例是汤多菜少，因此在单位时间里原料能获得较多的热量而成熟。如涮羊肉时，肉片在沸水中停留的时间很短，因而肉中的一些可溶性营养物质损失较少。

煎和炸：煎是用少量油快炸食品，如煎鸡蛋、煎虾饼等，因其时间短，营养素损失不大。炸是旺火加热，以大量食油为传热介质的烹调方法，油温较高，原料挂糊与否及油温高低可使炸制品获得多种不同的质感。在炸的过程中，所有营养素都有不同程度的损失，蛋白质因高温炸焦而严重变性，脂肪也因炸发生一系列反应，使营养价值降低，炸熟的肉会损失 B 族维生素。为了不使原料的蛋白质、维生素减少，挂糊油炸常作为最佳补救措施。

熏烤：食物直接在明火上烤，或利用烤箱烘烤，均可使维生素 A、B 族维生素、维生素 C 受到破坏。肉、鱼熏烤后，脂肪的不完全燃烧及淀粉受热后的不完全分解可产生致癌物质，所以一般不应用明火直接熏烤。

常用烹调方法对营养素的影响如表 3－23 所示。

表 3－23　常用烹调方法对营养素的影响

烹调方法	对营养素的影响	减少损失的措施	备注
煮、蒸	(1) 对碳水化合物及蛋白质起部分水解作用 (2) 使水溶性维生素（B 族维生素、维生素 C）及矿物质（钙、磷等）溶于水中	连汤一起食用	(1) 捞面条可损失 30%～50%的维生素 B_1 和 B_2 及 22%烟酸 (2) 捞米饭损失 67%的维生素 B_1、50%的维生素 B_2 和 76%的烟酸，同时还可使部分矿物质损失掉 (3) 米、面、蛋类以煮、蒸的烹饪方法最好

续表

烹调方法	对营养素的影响	减少损失的措施	备注
炖、煨、卤	(1) 使水溶性维生素和矿物质溶于汤内 (2) 部分维生素遭到破坏	连汤带汁一起食用	红烧、清炖时，肉中维生素损失最多
煎、炸、炒	(1) 对所有营养素都有不同程度的破坏 (2) 蛋白质因高温而严重变性 (3) 油脂热聚合物和过氧化脂质含量升高 (4) 产生丙烯醛	(1) 上浆挂糊 (2) 急炒 (3) 勾芡 (4) 加醋 (5) 降低油温，控制在 170～200℃ (6) 避免陈油反复使用，更换新油	(1) 炒，维生素损失最少 (2) 流水冲洗，先洗后切，急火快炒，现吃现做，可以最大程度保留蔬菜中的维生素 C 和矿物质
烧烤	(1) 维生素 A、B、C 大部分损失 (2) 脂肪、蛋白质、氨基酸损失，同时存在 3，4 -苯并（α）芘问题	尽量少用明火，缩短烧烤时间	尽量避免使用烧烤法烹调食物。食用烧烤食物时多吃一些富含维生素的蔬菜、水果，不仅能补充营养素，还有抗癌的作用
熏	(1) 破坏维生素，特别是维生素 C (2) 脂肪、蛋白质、氨基酸损失，同时存在 3，44 -苯并（α）芘问题	避免烟熏温度过高，控制在 200～400℃	虽然熏制食物能增加风味，但为了健康应做到不吃或少吃

四、保护食物营养素的烹饪加工措施

食物烹调加工的目的在于使食物具有良好的感官性状和口味，容易消化吸收，并杀灭其中的有害微生物和寄生虫，或消除原有的有害物质如生物碱、皂苷等。食物经过烹调处理，可发生一系列的物理、化学变化，有的变化能增进食品的色、香、味，提高食物所含营养素在人体内的利用率；有的则会使某些营养素遭到破坏，特别是那些不稳定的成分，如维生素 C、B_1、B_2 等。因此，在烹调加工时，一方面要利用加工过程中的有利因素，达到提高营养、促进消化吸收的目的；另一方面也要尽量控制不利因素，减少营养素的损失。烹调加工对营养素的影响因食物中各种营养素理化性质的不同而异，也与烹调加工方法有直接关系。烹饪中要根据不同的原料，选择合理的烹调加工方法，以最大限度地减少对食物营养素的不利影响。

（一）减少营养素损失的烹饪措施

食物烹调和加工时营养素的损失虽不能完全避免，但以下一些措施有利于使菜肴保存更多的营养素。

1. 加醋

由于维生素具有怕碱不怕酸的特性，醋可保护食物中的维生素，使之少受氧化破坏，因此在菜肴中尽可能放点醋，凉拌蔬菜或烹制鱼、肉时宜提前加醋，醋还能使原料中的钙被溶解得多一些，从而促进钙的吸收。

2. 上浆挂糊

食物原料先用淀粉和鸡蛋上浆挂糊，烹调时食物表面可形成一保护层，减少营养素与空气、热油接触的机会，不但可使原料中的水分和营养素不致大量溢出，减少损失，而且不会因高温使蛋白质变性、维生素被大量破坏。

3. 勾芡

勾芡所用的淀粉含有谷胱甘肽，其所含的硫氢基有保护维生素 C 的作用。勾芡能使汤料混为一体，使浸出的一些成分连同菜肴一同摄入，减少营养素的损伤。

4. 旺火急炒

旺火急炒是减少营养素损失的最佳烹调方法。菜要烹饪至熟，加热时间要短，烹调时尽量采用旺火急炒的方法。因原料通过旺火急炒，能缩短菜肴成熟时间，从而降低营养素的损失率。猪肉切成丝，用旺火急炒，其维生素 B_1 损失率为 13%、B_2 为 21%、烟酸为 45%，若切成块用文火炖，则维生素 B_1 损失率为 65%、B_2 为 41%、烟酸为 75%。西红柿去皮切块，放入油内炒 3～4 分钟，其维生素 C 的损失率仅为 6%左右。一般说，叶菜类用旺火急炒，可使维生素 C 平均保存率高达76%～96%。另外，必须注意在旺火急炒时不宜过早加盐，否则会使食物渗透压过早增大，造成水溶性营养物质流失或氧化。

5. 先洗后切

各种菜肴原料，尤其是蔬菜，应先清洗，再切配，这样能减少水溶性原料的损失。而且应该尽可能做到现切现烹饪，并且切割不宜太碎，这样能减少营养素氧化损失。

6. 酵母发酵

酵母主要由蛋白质和碳水化合物构成，并且含有丰富的 B 族维生素和钙、铁等其他微量元素。制作面食时如用老面发酵，因添加碱而容易破坏食物中的维生素。应尽量使用酵母发酵的方法，通过发酵使面团内的酵母菌大量增殖，从而增加面团中的 B 族维生素，同时还能破坏面粉中的植酸，减少其对某些营养素消化吸收的不良影响，使制作的面食松软可口的同时大大提高了食品的营养价值，酵母中还含有丰富的赖氨酸，可以弥补谷物中赖氨酸的不足。

7. 焯烫

一定要等水沸后再放入食物焯烫。加热时间宜短，食物分多次下锅，这可减少维生素 C 的破坏。如土豆放入沸水中煮熟，维生素 C 损失率为 10%，而放入冷水中煮熟，维生素 C 损失率为 40%。

8. 慎用碱

碱能破坏蛋白质、维生素等多种营养素。因此，在焯菜、制面食等各种膳食烹饪过程中，欲致原料酥烂时，应避免用苏打。

（二）不同种类食物的合理烹饪加工

1. 米类的加工与烹调

米类在烹调之前一般均需淘洗，并择去沙石等。在这过程中会造成部分营养素的丢失，特别是水溶性维生素，因为新米中维生素和矿物质大部分含于米粒外层的糊粉层和胚芽中。米越精白，搓洗次数越多，水温越高，以及在水中浸泡的时间越长，各种营养素的损失就越严重。因此，洗米时应根据米的清洁程度尽量减少淘米次数，一般两次即可。淘米时不要用流动水冲洗或开水烫洗，更不可用力搓洗。

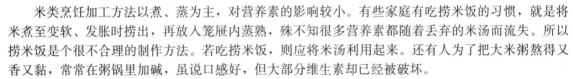

米类烹饪加工方法以煮、蒸为主，对营养素的影响较小。有些家庭有吃捞米饭的习惯，就是将米煮至变软、发胀时捞出，再放入笼屉内蒸熟，殊不知很多营养素都随着丢弃的米汤而流失。所以捞米饭是个很不合理的制作方法。若吃捞米饭，则应将米汤利用起来。还有人为了把大米粥熬得又香又黏，常常在粥锅里加碱，虽说口感好，但大部分维生素却已经被破坏。

2. 面食的加工与烹调

面粉的加工分标准粉和精粉等多种。面粉在精制过程中，造成各种营养素，如维生素、微量元素的大部分流失。从营养价值上看，面粉越精制，其营养成分损失越严重。人们“爱吃”的精粉，除能提供热能外，其他营养素已微乎其微。

面食常用的加工方法有蒸、煮、炸、烙、烤等，因制作方法的不同，营养素的损失程度也不同。相比较而言，蒸馒头、包子和烙饼时的营养素损失较少，而捞面条的营养素损失相对较多，大量的营养素会随面汤的丢弃而损失，所以煮面条和水饺的汤应尽量吃掉。炸制的面食，如油条、油饼，由于温度高，制作时加碱，维生素 B_1 几乎全被破坏，维生素 B_2 及烟酸的损失可达到 50%。玉米中的维生素含量较低，且不易被人体吸收。如果在做玉米粥、蒸窝头、贴玉米饼子时加点小苏打，则玉米面食品不但色、香、味俱佳，而且易被人体吸收利用。

3. 蔬菜的加工与烹调

蔬菜在清洗时以逐一冲洗为佳，尽可能保持蔬菜茎、叶的完整性，切忌揉搓蔬菜，以及用热水或开水浸泡或清洗蔬菜。蔬菜应先洗后切，而且切得不宜过碎，应在烹调允许范围内尽量使其形状大些，以减少易氧化维生素与空气的接触。切后应即刻烹饪，不能久放甚至隔夜再烹饪，因为这些原料如果不能及时烹调，不仅使菜肴的色、香、味受到影响，而且还会增大营养素的氧化损失。

烹调蔬菜时尽量用急火快炒、快速翻炒的方法，如炒、熘等，这样能缩短菜肴的成熟时间，原料内汁液溢出较少，所以用旺火炒出来的菜不仅色美味好，而且营养损失也少，特别是一些易氧化维生素受热损失较少，尤其以绿叶类蔬菜更为明显。熬菜和煮菜时，应在水煮沸后再将菜放入，这样既可缩短菜的受热时间，减少维生素的损失，又能减轻蔬菜色泽的改变。有时为了除去某些蔬菜原料的异味，增进色、香、味、形或调整各种原料的烹调时间等，需用沸水将蔬菜焯一下。焯菜时要注意待火旺水沸后再将原料分次下锅，这样水温很快就可升高沸腾，焯透后就要捞出立即冷却，不挤汁水。这样焯菜不但能使蔬菜色泽鲜艳，同时可减少营养素的损失。此外，如将蔬菜与荤菜同烹，或将几种蔬菜合在一起炒，营养价值会更高。例如，维生素 C 在深绿色蔬菜中最为丰富，而黄豆芽富含维生素 B_2，若将豆芽和深绿色蔬菜混炒，则两种维生素均可获得。肉类食品所含的脂肪有利于提高胡萝卜素的吸收率，而且其丰富的优质蛋白，还可以有效地促进胡萝卜素转化为维生素 A，从而大大提高胡萝卜素在人体内的利用率。

4. 动物性食品的烹调

动物性食品的烹饪宜用炒、蒸、煮的方法。加热时间过长是破坏食物中营养素的重要原因。因此，在烹饪方法上应尽量采用旺火急炒。在熬、煮、炖、烧时，如以食肉为主，可先将水烧开后再下肉，使肉表面的蛋白质凝固，其内部大部分油脂和蛋白质留在肉内，肉味就比较鲜美。如果重在肉汤，那就将肉下冷水锅，用文火慢煮，这样脂肪、蛋白质就从内部渗出，汤味肉香扑鼻，营养更佳。

油炸食物确实香味扑鼻，但由于炸时油温很高，食物中的蛋白质、脂肪、碳水化合物及怕热、易氧化的维生素都会遭到破坏，使营养价值降低。挂糊油炸是保护营养素、增强滋味的一种好方法。在烹制前先用淀粉和鸡蛋上浆，在食物表面就可形成隔绝高温的保护层，使原料不与热油直接接触，减少营养素损失，还可使油不浸入食物内部，鲜味不易外溢，口感也会更加滑嫩鲜美。

熏烤不仅能使食品熟透，增强防腐能力，还能使食物表面烤成适度的焦皮，增加独特的风味。但肉、鱼等原料经熏烤后可产生对人体有害的物质，其中还含有致癌物质。所以在熏烤肉、鱼、肉肠类时不应当用明火直接熏烤，也最好不要用糖来熏烤，如果一定要加糖时，温度也应控制在200℃以下。

5. 调味品类

（1）味精。味精若使用不当会失去调味意义，或对人体健康产生副作用。味精使用时应注意以下几点：不宜过早或在温度很高时投入味精，因味精在加热过火时大部分谷氨酸钠变成焦谷氨酸钠，这样不但没有鲜味，反而会产生轻微的毒素，对人体健康不利。最好在菜肴出锅前投放，若菜肴需勾芡的话，则在勾芡之前放味精。味精在碱性环境下会起化学变化，产生一种具有不良气味的谷氨酸二钠，失去调味作用，所以在烹制碱性原料如碱发鱿鱼、海参等时，不宜放味精。

（2）盐。在烹调根茎类菜，质地紧密、纤维素高的原料时，可早放盐，以使之入味；瓜果类则要晚放盐，因为此类原料含大量水分，盐放早了水分和水溶性营养素会大量溢出，增大氧化和流失的损失量，口感也会不佳；在处理肉类原料时，为了使肉类炒得嫩，在炒至八成熟时放盐最好，因为盐放早了，蛋白质遇盐凝固，肉类就会趋向硬、老，口感粗糙。

（3）醋。很多维生素，如维生素 C、B 族维生素等怕碱喜酸，如烹炒白菜、豆芽、甘蓝、土豆和制作一些凉拌菜时适当加点醋，维生素 C 的保存率可有较大提高。加醋后食物中的钙质会被溶解，可促进钙被人体更好地吸收，如熬制猪骨汤时加醋可使汤中钙含量显著增加。加醋还有利于菜肴感官性状，可以去除异味，增生美味，使某些菜肴口感脆嫩，但有些绿色蔬菜类不宜加入。

（4）淀粉。勾芡可减少维生素的氧化损失，淀粉中所含谷胱甘肽具有保护维生素 C 等使其少受氧化损失的作用，可减少水溶性营养素的流失。烹调中水溶性营养素可溶于汤中，勾芡后，菜肴汤汁包裹在主料的表面上，食用时，随食物一起吃入口中，从而大大减少了遗弃汤汁而损失营养素的可能。

知识链接

我国最早的医学巨著《黄帝内经》中就提出“五谷为养，五果为助，五畜为益，五菜为充，气味合而服之，以补精益气”等饮食原则，充分说明几千年前我们的祖先就在讲究合理营养、平衡膳食。合理营养、平衡膳食是健康饮食的核心。老年人每天都要从膳食中获得所需的各种营养素，不同的个体由于身体状况的差别对各种营养素的需要也不一样。因此，应根据不同年龄、性别、劳动、生理状态、老年人群的膳食营养素参考摄入量、《中国老年人膳食指南（2016）》和平衡膳食宝塔，为老年人提供合理营养及平衡膳食。合理营养可以保证人体正常的生理功能，促进健康，提高机体的抵抗力和免疫力，利于某些疾病的预防和治疗。合理营养要求膳食能供给机体所需的全部营养素，并不发生缺乏或过量的情况。平衡膳食则主要从膳食的方面保证营养素的需要，以达到合理营养。平衡膳食不仅需要考虑食物中各种营养素的种类和数量，而且还要考虑食物的合理加工及烹调，以提高消化率、减少营养素的损失。

项目小结

为老年人提供合理营养与平衡膳食项目包括膳食结构及膳食指南的应用、老年人营养食谱编制及食物的合理烹饪三个任务。本项目主要内容包括常见膳食结构认知、《中国居民膳食指南（2022）》及《中国老年人膳食指南（2016）》、中国居民膳食宝塔及老年人膳食宝塔的应用、使用营养计算法及食物交换份法编制营养食谱、常见烹饪方法对营养素的影响及营养素在烹饪中的变化、保护营养素的合理烹饪措施等。其中，为老年人编制营养食谱是本项目的重点，要求掌握计算法及食物交换份法编制食谱的方法，能够根据老年人状况为其编制食谱。

教学做一体化训练

重要概念

膳食结构　膳食指南

课后讨论

1. 常见的膳食结构模式及其特点是什么？
2. 中国居民膳食结构存在哪些不足？
3. 《中国老年人膳食指南（2016）》包括哪些内容？
4. 如何使用食物交换份法编制营养食谱？
5. 如何合理烹饪加工食物以避免营养素的损失？

课后自测

一、选择题

1. 我国居民的膳食结构属于以下哪种类型？（　　）
   A. 动植物性食物平衡的膳食结构
   B. 以动物性食物为主的膳食结构
   C. 地中海膳食结构
   D. 以植物性食物为主的膳食结构
2. 我国传统膳食结构的优点不包括（　　）。
   A. 植物性食物为主　　B. 低油脂
   C. 高膳食纤维　　D. 动物性食物为辅
3. 粮谷类食物的特点不包括（　　）。
   A. 人体能量的主要来源
   B. 脂溶性维生素的主要来源
   C. 中国传统膳食的主体
   D. 最经济的能源食物
4. 中国居民平衡膳食宝塔建议每天烹调油的摄入量不超过（　　）克。
   A. 20　　B. 25　　C. 30　　D. 35
5. 老年人吃粗粮的好处不包括（　　）。
   A. 含有丰富的B族维生素和矿物质
   B. 粗粮中膳食纤维含量高
   C. 含有优质蛋白质

D. 粗粮能够调节血糖

6. 中国老年人平衡膳食宝塔建议老年人每日摄入谷类、薯类和杂豆食物应为（　　）克。

A. 100～250　　B. 200～350

C. 300～350　　D. 350～400

7. 中国老年人平衡膳食宝塔建议老年人每日摄入食盐不超过（　　）克。

A. 3　　B. 5　　C. 6　　D. 8

8. 老年人的一日三餐中，粗粮∶细粮∶薯类按照什么比例用餐更会合理（　　）。

A. 1∶2∶1　　B. 1∶1∶1

C. 2∶2∶1　　D. 1∶1∶2

9. 在老年人的膳食构成中要保证优质蛋白质至少占蛋白质总供给量的（　　）以上。

A. 1/2　　B. 1/3　　C. 1/4　　D. 1/5

10. 米类的合理烹饪加工方式为（　　）。

A. 增加淘米次数　　B. 捞米饭

C. 蒸米饭　　D. 加碱

二、简答题

1. 中国老年人平衡膳食宝塔建议的各类食物的每日摄入量分别为多少？
2. 营养食谱编制的理论依据包括什么内容？
3. 减少营养素损失的烹饪措施包括哪些？

三、案例分析题

郭爷爷，69岁，身高174厘米，体重70千克，无慢性疾病。郭爷爷退休后被企业返聘，主要从事文案工作。请为郭爷爷编制一日营养食谱。

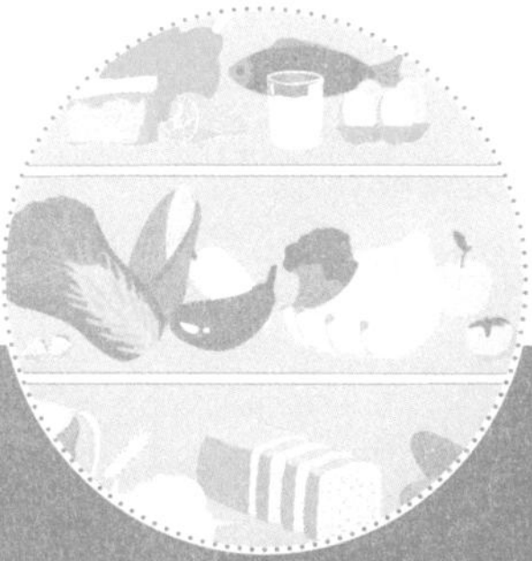

项目四

为老年人选择安全食品

学习目标

知识目标

1. 能够简述食品污染常见原因及预防措施
2. 能够简述食物中毒常见原因及预防措施
3. 能够简述食品添加剂的作用及安全使用措施
4. 能够说出无公害农产品、绿色食品和有机食品的特点

能力目标

1. 能够指导老年人合理选择安全食品
2. 能够采取适宜措施预防常见食品污染
3. 能够采取适宜措施预防常见食物中毒
4. 能够正确选购无公害农产品、绿色食品和有机食品

任务一

预防食品污染

情境导入

根据2021年国家和广东省食品安全监督抽检计划，广东省市场监督管理局组织抽检饮料、饼干、冷冻饮品、糖果制品、炒货食品及坚果制品、水产制品、糕点等9类食品1 208批次样品。2021年10月，广东省市场监督管理局发布通告，在抽检的样品中发现不合格样品30批次，检出微生物污染、兽药残留、重金属污染等问题。广东省市场监督管理局已要求辖区市场监管部门及时对不合格食品及其生产经营者进行调查处理，责令企业查清产品流向，采取下架、召回不合格产品等措施控制风险，并分析原因进行整改；同时要求辖区市场监管部门将相关情况记入生产经营者食品安全信用档案，并按规定在监管部门网站上公开相关信息。

任务描述

请根据上述案例，讨论分析食品污染事件发生的常见原因及预防措施。

相关知识

食品污染是指食品被外来的、有害人体健康的物质所污染。食品污染主要有两种：一是由于人们的生产或生活活动使人类赖以生存的环境介质，如水体、大气、土壤等受到不同程度和不同状况的污染，各种有害污染物被动物或植物吸收、富集、转移，造成食物或食品的污染；二是食物在生产、种植、运输、储存、销售和加工烹调过程中造成的污染。

按照污染物的性质，食品污染可分为生物性、化学性及物理性污染三种。

生物性污染包括微生物、寄生虫、昆虫和生物制剂污染。其中以微生物污染范围最广，危害也最大，主要有细菌与细菌毒素、真菌与真菌毒素。寄生虫和虫卵主要有囊虫、蛔虫、绦虫、中华支睾吸虫等。昆虫污染主要有甲虫类、螨类、谷蛾、蝇、蛆等。

化学性污染种类繁多，来源复杂，主要是食品受到各种有害的无机或有机化合物的污染，如农药使用不当、工业三废（废气、废水、废渣）不合理排放、食品容器包装材料质量低劣或使用不当、非法添加非食用物质及滥用食品添加剂。

物理性污染包括食品在生产、储藏、运输、销售等过程中发生的杂物污染，以及放射性物质的开采、冶炼、生产及在生活中的应用与排放，核爆炸、核废料的污染。

一、生物性污染及预防

（一）细菌性污染与食品腐败变质

1. 细菌性污染

致病菌对食品的污染有两种情况：第一种是生前感染，如奶、肉在禽畜生前即潜存着致病菌。主要有引起食物中毒的肠炎沙门菌、猪霍乱沙门菌等沙门菌；也有能引起人畜共患的结核病的结核杆菌、布氏病的布鲁杆菌、炭疽病的炭疽杆菌。第二种是外界污染，致病菌来自外环境，与畜体的生前感染无关。主要有痢疾杆菌、副溶血性弧菌、致病性大肠杆菌、伤寒杆菌、肉毒梭菌等。这些致病菌通过带菌者粪便、病灶分泌物、苍蝇、工（用）具、容器、水、工作人员的手等途径传播，造成食品的污染。

非致病菌在自然界分布极为广泛，在土壤、水体、食物中更为多见。食物中的细菌绝大多数都是非致病菌，这些非致病菌中，有许多都与食品腐败变质有关，能引起食品腐败变质的细菌，称为腐败菌，是非致病菌中最多的一类。

2. 食品腐败变质

食品腐败变质是指食品在一定环境因素影响下由微生物的作用而引起食品成分和感官性状发生改变，并失去食用价值的一种变化。

（1）食品腐败变质的原因。

1）食品本身的组成和性质：动植物食品本身含有各种酶类，在适宜温度下酶类活动增强，使食品发生各种改变，如新鲜的肉和鱼的后熟，粮食、蔬菜、水果的呼吸作用。这些作用可引起食品组成成分分解，加速腐败变质。

2）环境因素：主要有温度、湿度、紫外线和氧等。环境温度不仅可加速食品内的化学反应过程，而且有利于微生物的生长繁殖。水分含量高的食品易于腐败变质。紫外线和空气中的氧均有加速食品组成物质氧化分解的作用，特别是对油脂的作用尤为显著。

3）微生物的作用：在食品腐败变质中起主要作用的是微生物。除一般食品细菌外，尚包括酵母菌与真菌，但在一般情况下细菌常比真菌和酵母菌占优势。微生物本身具有能分解食品中特定成分的酶：一种是细胞外酶，可将食物中的多糖、蛋白质水解为简单的物质；另一种是细胞内酶，能将已吸收到细胞内的简单物质进行分解，产生的代谢产物使食品具有不良的气味和味道。

食品腐败变质时，首先是感官性状发生改变，如刺激气味、异常颜色、酸臭味以及组织溃烂、黏液污染等。其次是食品成分分解，营养价值严重降低，不仅蛋白质、脂肪、碳水化合物，而且维生素、矿物质等也有大量破坏和流失。最后是腐败变质的食品有微生物的严重污染，增加了致病菌和产毒真菌存在的机会，易造成食源性疾病和食物中毒。

（2）防止食物腐败变质的方法。

1）低温防腐：低温可以抑制微生物的繁殖、降低酶的活性和食品内化学反应的速度。低温防腐一般只能抑制微生物的生长繁殖和酶的活动，使组织自溶和营养素的分解变慢，并不能杀灭微生物，也不能将酶破坏，食品质量变化并未完全停止，因此保藏时间应有一定的期限。一般情况下，肉类在4℃可存放数日，0℃可存放7～10天，－10℃以下可存放数月，－20℃可保存更长时间。但鱼类如需长时间保存，则在－30～－25℃为宜。

2）高温灭菌防腐：食品经高温处理，可杀灭其中绝大部分微生物，并可破坏食品中的酶类。如结合密闭、真空、迅速冷却等处理，可有效地控制食品腐败变质，延长保存时间。高温灭菌防腐主要有高温灭菌法和巴氏消毒法两类。高温灭菌法的目的在于杀灭微生物，如食品在115℃左右的温度，大约20分钟，可杀灭繁殖型和芽孢型细菌，同时可破坏酶类，获得接近无菌的食品，如罐头的高温灭菌常用100～120℃。巴氏消毒法是将食品在60～65℃加热30分钟，可杀灭一般致病性微生物，亦有用80～90℃加热30秒或1分钟的高温短时巴氏消毒法，以130～135℃加热3～4秒的超高温瞬时灭菌法。

3）脱水与干燥防腐：将食品水分含量降至一定限度，微生物（如细菌为10%以下、霉菌为13%～16%、酵母为20%以下）则不易生长繁殖，酶的活性也受抑制，从而可以防止食品腐败变质。这是一种保藏食品常用的方法。脱水采取日晒、阴干、加热蒸发、减压蒸发或冰冻干燥等方法。日晒法虽然简单方便，但其中的维生素几乎全部损失。冰冻干燥（又称真空冷冻干燥、冷冻升华干燥、分子干燥）是将食物先低温速冻，使水分变为固冰，然后在较高的真空度下使固态变为气态而挥发。此种方法使大多数食品几乎可长期保藏，既保持食品原有的物理、化学、生物学性质不变，又保持食品原有的感官性状。食用时，加水复原后可恢复到原有的形状和结构。

4）提高渗透压防腐：常用的有盐腌法和糖渍法。盐腌法可提高渗透压，微生物处于高渗状态的介质中，可使菌体原生质脱水收缩并与细胞膜脱离而死亡。食盐浓度为8%～10%时，可停止大部分微生物的繁殖，但不能杀灭微生物。杀灭微生物需要食盐的浓度达到15%～20%。糖渍食品是利用高浓度（60%～65%）糖液，作为高渗溶液来抑制微生物繁殖。此类食品还应在密封和防湿条件下保存，否则容易吸水，降低防腐作用。糖渍食品常见的有甜炼乳、果脯、蜜饯和果酱等。

5）提高氢离子浓度防腐：大多数细菌不能在pH4.5以下正常发育，故可利用提高氢离子浓度的办法进行防腐。提高氢离子浓度的方法有醋渍和酸发酵等，多用于各种蔬菜和黄瓜。醋渍法是向食品内加食醋；酸发酵法是利用乳酸菌和醋酸菌等发酵产酸防止食品腐败。

6）添加化学防腐剂：化学防腐剂属于食品添加剂，其作用是抑制或杀灭食品中引起腐败变质的微生物。由于化学防腐剂中某些成分对人体有害，因此在使用时应限于我国规定允许使用的几种防腐剂，如苯甲酸及其钠盐、山梨酸及其钠盐、亚硫酸及其盐类、对羟基苯甲酸酯类等。

7）辐照保藏防腐：食品辐照保藏是20世纪40年代开始发展起来的一种新的保藏技术，主要利用^{60}Co、^{137}Cs产生的γ射线及电子加速器产生的电子束作用于食品进行灭菌、杀虫、抑制发芽，从而达到食品保鲜并延长食品保存期限的目的。

3. 细菌性污染预防要点

（1）加强防止食品污染的宣传教育，在食品生产、加工、贮存、销售过程以及食用前的各个环节，应保持清洁卫生，防止细菌对食品的污染。

（2）合理贮藏食品，控制细菌生长繁殖。

（3）采用合理的烹调方法，彻底杀灭细菌。

（4）细菌学监测，常监测的指标有食品中的菌落总数、大肠菌群、致病菌。

（二）真菌毒素污染及其预防

真菌在自然界分布很广，种类繁多。有些真菌对人类是有益的，如在发酵酿造工业和抗生素医药制造等方面起着重要的作用。但有些真菌污染食品后能迅速繁殖，导致食品腐败变质，失去食用价值。甚至有些真菌在一定条件下产生毒素，使人和畜中毒。真菌毒素与细菌毒素不同，它的形成受菌株、环境、气候、生态学等因素的影响，在 0℃以下和 30℃以上多数真菌产毒能力减弱或消失。因此，造成真菌毒素人畜中毒常有地区性和季节性的特点。

目前已知真菌毒素大约为 200 种，一般按其产生毒素的主要真菌名称来命名，比较重要的有黄曲霉毒素、杂色曲霉毒素、镰刀菌毒素等。其中黄曲霉毒素尤其重要。

1. 黄曲霉毒素的危害

黄曲霉毒素在自然界分布十分广泛，土壤、粮食、油料作物、种子中均可见到。我国受黄曲霉毒素污染较重的地区是长江流域以及长江以南的广大高温高湿地区，北方各省污染较轻。花生、花生油、玉米等品种最易被污染，大米、小麦、面粉受污染较轻，豆类一般很少受污染。

(1) 急性中毒。黄曲霉毒素是剧毒物质，其毒性为氰化钾的 10 倍，属于肝脏毒。除抑制肝细胞 DNA、RNA 的合成外，也抑制肝脏蛋白质的合成，一次口服中毒剂量后，2～3 天可出现肝实质细胞坏死、胆管上皮增生、肝脂肪浸润及肝出血等急性病变。人体组织的体外实验证实黄曲霉毒素对人体组织有毒性。中毒临床表现以黄疸为主，且有呕吐、厌食和发热，重者出现腹水、下肢水肿、肝脾肿大及肝硬化，解剖时发现肝脏有广泛肝胆管增生及胆汁淤积。

(2) 慢性中毒。长期、少量、持续摄入黄曲霉毒素可引起慢性毒性，主要表现为生长障碍、肝脏出现亚急性或慢性损伤，如肝功能改变，可见血中转氨酶、碱性磷酸酶活力升高和球蛋白含量升高，白蛋白、非蛋白氮、肝糖原和维生素 A 降低。肝脏组织学检查可见到肝实质细胞坏死及变性、胆管上皮增生、肝纤维细胞增生、形成再生结节，甚至肝硬化等慢性损伤等。

(3) 致癌性。流行病学调查研究发现，人群膳食中黄曲霉毒素污染程度与居民原发性肝癌的发生率呈正相关。动物实验表明，黄曲霉毒素诱发肝癌的能力比 N-二甲基亚硝胺大 75 倍，是目前公认的最强的化学致癌物质之一。黄曲霉毒素不仅可诱发肝癌，对其他部位也可致肿瘤，如胃腺瘤、肾癌、直肠癌及乳腺、卵巢、小肠等部位肿瘤。

2. 黄曲霉毒素污染的预防

预防要点是防霉、去毒、经常性食品卫生监测，并以防霉为主。

(1) 防霉。食品中真菌生长繁殖的条件，主要是有适宜的湿度、温度和氧气，尤以湿度最为重要。所以控制粮食中的水分是防霉的关键。在粮食收获后，必须迅速将水分含量降至安全水分以下。所谓安全水分，就是使粮食不易发霉的最高水分含量。粮食入仓之后应注意通风，保持粮库内干燥。采用除氧充氮的方法对防霉也有较好的效果。

(2) 去毒。粮食污染黄曲霉毒素后，可采用下列方法去毒：1) 挑出霉粒，对花生、玉米去毒效果较好；2) 研磨加工，发霉的大米加工成精米可降低毒素含量；3) 加水反复搓洗，或用高压锅煮饭；4) 加碱破坏，适用于含黄曲霉毒素较高的植物油；5) 吸附去毒，在含毒素的植物油中加入活性白陶土或活性炭等吸附剂，经搅拌、静置，毒素可被吸附而去除。

(3) 经常性食品卫生监测。根据国家有关食品卫生的要求和规定，加强食品卫生监测，限制各种食品中黄曲霉毒素的含量，是控制黄曲霉毒素对人体危害的重要措施。

二、化学性污染及预防

(一) 农药污染及其预防

农药能防治病、虫、鼠害，提高农畜产品产量，是获取农业丰收的重要措施。但如果使用不当，对环境和食品会造成污染。施用农药后，在食品表面及食品内残存的农药及其代谢产物、降解物或衍生物，统称为农药残留。食用含有农药残留的食品，大剂量可能引起急性中毒，低剂量长期摄入可能有致畸、致癌和致突变作用。

目前世界上使用的农药原药多达一千多种，我国使用的也有近两百种原药和近千种制剂。农药按化学结构可分为有机氯类、有机磷类、有机氮类、氨基酸酯、有机硫、拟除虫菊醋、有机砷、有机汞等多种类型。如按用途可分为杀虫剂、杀菌剂、除草剂、杀线虫剂、杀螨剂、杀鼠剂、落叶剂和植物生长调节剂等类型。使用较多的是杀虫剂、杀菌剂和除草剂三大类。

1. 农药残留及其毒性

（1）有机氯农药。

有机氯是最早使用的一种农药，主要有六六六及 DDT 等，在环境中稳定性强，不易降解，在环境和食品中残留期长，如 DDT 在土壤中消失 95%的时间需 3～30 年，通过食物链进入体内后，因是脂溶性物质，主要蓄积于脂肪组织中。急性中毒时，主要表现为神经毒作用，如震颤抽搐和瘫痪等。有机氯农药的慢性毒性作用主要侵害肝、肾和神经系统等。人在慢性中毒时，初期有知觉异常，进而出现共济失调，精神异常，肌肉痉挛，肝、肾损害，如肝肿大、蛋白尿等。

有机氯农药能诱发细胞染色体畸变，因为有机氯可通过胎盘屏障进入胎儿，部分品种及其代谢产物具有一定致癌作用。人群流行病学调查资料表明，使用有机氯农药较多的地区畸胎发生率和死亡率比使用较少的地区高 10 倍左右。

（2）有机磷农药。

有机磷农药是目前使用量最大的一种杀虫剂，常用产品是敌百虫、敌敌畏、乐果等。大多数有机磷农药的性质不稳定，易迅速分解，残留时间短，在生物体内也较易分解，故在一般情况下少有慢性中毒。有机磷农药对人的危害主要是引起急性中毒。有机磷属于神经性毒剂，可通过消化道、呼吸道和皮肤进入体内，经血液和淋巴转运至全身。其毒性作用机制主要是与生物体内胆碱酯酶结合，形成稳定的磷酰化乙酰胆碱酯酶，使胆碱酯酶失去活性，从而导致乙酰胆碱在体内大量堆积，引起胆碱能神经纤维高度兴奋。

（3）拟除虫菊酯类。

人工合成的除虫菊酯，可用作杀虫剂和杀螨剂，具有高效、低毒、低残留、用量少的特点。目前大量使用的产品有数十个品种，如溴氰菊酯（敌杀死）、丙炔菊酯、苯氰菊酯、三氟氯氰菊酯等。其毒性作用机制是通过对钠泵的干扰使神经膜动作电位的去极化期延长，阻断神经传导。此类农药由于施用量小、残留低，一般慢性中毒少见，急性中毒多由于误服或生产性接触所致。

（4）氨基甲酸酯类。

氨基甲酸酯类属中等毒农药，目前使用量较大，主要用作杀虫剂（如西维因、速灭威、混灭威、呋喃丹、克百威、灭多威、敌克松、害扑威等）或除草剂（如丁草特、野麦畏、哌草丹、禾大壮等）。该类农药的特点是药效快、选择性高，对人的毒性较低，容易被土壤中的微生物分解，在体内不蓄积，属于可逆性胆碱酯酶抑制剂。急性中毒主要表现为胆碱能神经兴奋症状，慢性毒性和致癌、致畸、致突变毒性方面报道不一。

2. 预防措施

（1）发展高效、低毒、低残留农药。

所谓高效，就是用量少，杀虫效果好；而低毒是指对人畜的毒性低，不致癌、不致畸、不产生特异病变；低残留是农药在施用后降解速度快，在食品中残留量少。

（2）合理使用农药。

我国已颁布《食品安全国家标准 食品中农药最大残留限量》（GB 2763—2021），规定了常用农药的主要用途、最大残留限量和检测方法等。

（3）加强对农药的生产经营和管理。

许多国家都有严格的农药管理和登记制度。我国《农药管理条例》中规定由国务院农业主管部门所属的负责农药检定工作的机构负责农药登记具体工作，国务院农业主管部门负责全国的农药监督管理工作。同时还规定了我国实行农药生产许可制度。农药经营者采购农药应当查验产品包装、标签、产品质量检验合格证以及有关许可证明文件，不得向未取得农药生产许可证的农药生产企业或者未取得农药经营许可证的其他农药经营者采购农药。

（4）限制农药在食品中的残留量。

（二）有毒金属污染及其预防

环境中的金属元素有 80 余种，有些金属是构成人体组织必需的元素，如钙、铁、磷、钾、钠等，而某些金属元素在较低摄入量的情况下对人体即产生毒性作用，如铅、汞、镉、砷等，常称为有毒金属。

1. 污染途径

（1）工业三废。含有金属毒物的工业三废排入环境中，可直接或间接污染食品，而污染水体和土壤的金属毒物还可通过生物富集作用，使食品中的含量显著增高。

（2）食品生产加工过程污染。食品在生产加工过程中，接触不符合卫生要求的机械设备、管道、容器或包装材料，在一定的条件下，其有害金属可溶出污染食品；在食品运输过程中，由于运输工具被污染，也可污染食品。

（3）农药和食品添加剂污染。某些金属农药（如有机汞、有机砷等），或农药不纯含有金属杂质，在使用过程中均可污染食品。食品在生产加工过程中，使用含有金属杂质的食品添加剂，也可造成对食品的污染。

（4）某些地区自然环境中本底含量高。生物体内的元素含量与其所生存的空气、土壤、水体这些元素的含量成明显正相关关系，高本底的有毒金属元素的地区生产的动、植物食品中有毒金属元素含量高于其他低本底的地区。

2. 预防措施

（1）消除污染源。有毒金属污染食品后，由于残留期较长，不易去除，因此，消除污染源是降低有毒金属元素对食品污染的最主要措施。应重点做好对工业三废的处理和严格控制三废的排放，加强卫生监督，禁用含砷、铅、汞的农药和不符合卫生标准的食品添加剂、容器包装材料、食品加工中使用的化学物质等。

（2）制定各类食品中有毒金属元素的最高允许限量标准，加强食品卫生质量检测和监督工作。

（3）严格管理有毒有害金属及其化合物，防止误食、误用、投毒或人为污染食品。

（三）N-亚硝基化合物污染及其预防

有些加工食品，如熏鱼、腌肉、酱油、酸菜、腌菜、发酵食品、啤酒以及油煎咸肉均含有一定量的 N-亚硝基化合物。食品中天然存在的亚硝胺含量极微，但其前身亚硝酸盐和仲胺等则广泛存在于自然界。施用硝酸盐化肥可使蔬菜中含有较多的硝酸盐，蔬菜腌渍时，因时间、盐分不够，蔬菜容易腐败变质，腐败菌可将硝酸盐还原为亚硝酸盐，导致亚硝酸盐含量增高。食物在烹调、烟熏、制罐过程中可使仲胺含量增高，食物霉变后，仲胺含量可增高数十倍至数百倍；肉、鱼类食品加工时，常用硝酸盐做防腐剂、发色剂，食品中的硝酸盐在细菌硝基还原酶的作用下，可形成亚硝酸盐。仲胺和亚硝酸盐在一定条件下，可在体内也可在体外合成亚硝胺。

1. 污染途径及毒性

N-亚硝基化合物对动物具有致癌性是公认的。N-亚硝基化合物可通过消化道、呼吸道、皮肤接触或皮下注射诱发肿瘤。一次大剂量摄入，可产生以肝坏死和出血为特征的急性肝损害。长期小剂量摄入，则产生以纤维增生为特征的肝硬化，并在此基础上发展为肝癌。据流行病学调查资料表明，人类某些癌症可能与N-亚硝基化合物摄入量有关。如智利胃癌高发可能与当地大量使用硝酸盐化肥有关，日本人胃癌高发可能与其爱吃咸鱼和咸菜有关。我国林州市食管癌高发，经现场研究发现，该市食物中亚硝胺检出率为23.3%。

2. 预防措施

（1）制定食品中硝酸盐、亚硝酸盐使用量及残留量标准。我国规定在肉类罐头及肉类制品中硝酸盐最大使用量为每kg食物0.5g，亚硝酸盐每kg食物0.15g，残留量以亚硝酸钠计，肉类罐头为每kg食物不得超出0.05g，肉制品每kg不得超过0.03g。

（2）防止微生物污染及食物霉变。做好食品保存，防止蔬菜、鱼肉腐败变质，产生亚硝酸盐及仲胺。这对降低食物中亚硝基化合物的含量非常重要。

（3）阻断亚硝胺合成。维生素C具有阻断N-亚硝基化合物合成的作用。抗坏血酸盐与亚硝酸盐在一起能很快起作用，抗坏血酸被氧化，生成脱氢抗坏血酸，亚硝酸盐则被还原生成氧化氮（NO），使硝酸盐离子浓度降低，胺的亚硝化作用从而受到阻断。据研究资料表明，维生素E、维生素A、大蒜及大蒜素可抑制亚硝胺的合成，茶叶、猕猴桃、沙棘果汁也有阻断亚硝胺合成的作用。

（4）施用钼肥。施用钼肥可以使粮食增产，而且粮食中钼含量增加，硝酸盐含量下降。如大白菜和萝卜施用钼肥后维生素C含量比对照组高385%，亚硝酸盐平均下降265%。钼在植物中的作用主要是固氮和还原硝酸盐。如植物内缺钼，则硝酸盐含量增加。

（四）多环芳烃类化合物污染及其预防

多环芳烃类是由两个以上苯环稠合在一起并在六碳环中杂有五碳环的一系列芳香烃化合物及其衍生物。目前，已发现约200种，其中多数具有致癌性。苯并芘［B（a）P］是多环芳烃类化合物中的一种主要的食品污染物。

B（a）P主要是通过食物或饮水进入机体，在肠道被吸收并很快分布于全身。乳腺和脂肪组织可蓄积B（a）P。动物实验发现，经口摄入B（a）P可通过胎盘进入胎儿体内，引起毒性及致癌作用。B（a）P主要经过肝脏、胆道从粪便排出体外。B（a）P对兔、豚鼠、大鼠、小鼠、鸭、猴等多种动物，均能引起胃癌，并可经胎盘使子代发生肿瘤，造成胚胎死亡及仔鼠免疫功能下降。

1. 食品的污染来源

（1）熏烤食品污染。

熏烤食品时所使用的熏烟中含有多环芳烃。烤制时，滴于火上的食物脂肪焦化产生热聚合反应，形成B（a）P，附着于食物表面，这是烤制食物中B（a）P的主要来源。食物炭化时，脂肪因高温裂解，产生自由基，并相互结合（热聚合）生成B（a）P，如烤焦的鱼皮中B（a）P高达53.6～70μg/kg。

（2）油墨污染。

油墨中含有炭黑，炭黑含有几种致癌性多环芳烃。有些食品包装纸的油墨未干时，炭黑里的多环芳烃可以污染食品。

（3）沥青污染。

沥青有煤焦沥青及石油沥青两种。煤焦油的蒽油以上的高沸点馏分中含有多环芳烃，石油沥青B（a）P含量较煤焦沥青少。我国一些地方的农民常将粮食晒在用煤焦沥青铺的马路上而使粮食受到污染。

(4) 石蜡油污染。

包装纸上的不纯石蜡油，可以使食品污染多环芳烃。不纯的石蜡纸中的多环芳烃还可污染牛奶。

(5) 环境污染食物。

大气、水和土壤如果含有多环芳烃，则可污染植物。一些粮食作物、蔬菜和水果受污染较突出。

2. 预防措施

(1) 减少污染。

改进食品的烤、熏工艺；使用纯净的食品用石蜡做包装材料；加强环境质量监控，减少多环芳烃对环境及食品的污染。

(2) 限制食品中B (a) P的含量。

我国目前制定的卫生标准要求：熏烤动物性食品中B (a) P含量≤5μg/kg，食用油中B (a) P含量≤10μg/kg。

(五) 杂环胺类化合物污染及其预防

杂环胺类化合物包括氨基咪唑氮杂芳烃（AIAs）和氨基咔啉两类。AIAs包括喹啉类、喹嗯啉类和吡啶类。AIAs咪唑环的氨基在体内可转化为N-羟基化合物而具有致癌和致突变活性。AIAs亦称为IQ型杂环胺，其胍基上的氨基不易被亚硝酸钠处理而脱去。氨基咔啉类包括α咔啉、γ咔啉和δ咔啉，其吡啶环上的氨基易被亚硝酸钠脱去而丧失活性。杂环胺类化合物主要引起致突变和致癌。致癌的主要靶器官为肝脏。

食品中的杂环胺类化合物主要产生于高温烹调加工过程，尤其是蛋白质含量丰富的鱼、肉类食品在高温烹调过程中更易产生。加热温度是杂环胺形成的重要影响因素，当温度从200℃升至300℃时，杂环胺的生成量可增加5倍。烹调时间对杂环胺的生成亦有一定影响，在200℃油炸温度时，杂环胺主要在前5分钟形成，在4～10分钟形成减慢，进一步延长烹调时间则杂环胺的生成量不再明显增加。而食品中的水分是杂环胺形成的抑制因素。因此，加热温度越高、时间越长、水分含量越少，产生的杂环胺越多。故烧、烤、煎、炸等直接与火接触或与灼热的金属表面接触的烹调方法，由于可使水分很快丧失且温度较高，产生杂环胺的数量远远大于炖、焖、煨、煮及微波炉烹调等温度较低、水分较多的烹调方法。在烹调温度、时间和水分相同的情况下，蛋白质含量较高的食物产生杂环胺较多，而蛋白质的氨基酸构成则直接影响所产生杂环胺的种类。

杂环胺类化合物污染的预防措施如下：

(1) 改变不良烹调方式和饮食习惯。杂环胺的生成与不良烹调加工有关，特别是过高温度烹调食物。因此，应注意不要使烹调温度过高，不要烧焦食物，并应避免过多食用烧、烤、煎、炸的食物。

(2) 增加蔬菜水果的摄入量。膳食纤维有吸附杂环胺并降低其活性的作用，蔬菜水果中的某些成分有抑制杂环胺的致突变性和致癌性的作用。因此，增加蔬菜水果的摄入量对于防止杂环胺的危害有积极作用。

(3) 加强监测，建立和完善杂环胺的检测方法，加强食物中杂环胺含量监测，深入研究杂环胺的生成及其影响条件、体内代谢、毒性作用及其阈剂量，制定食品中的允许限量标准等。

三、物理性污染及预防

食品的物理性污染主要包括杂物污染及放射性污染两种。

第一，食品杂物污染的主要污染途径包括生产、储存、运输等过程中的污染以及掺杂掺假食品等。掺杂掺假食品是一种人为故意向食品中加入杂物的过程，其掺杂的主要目的是非法获得更大利润。掺杂掺假所涉及的食品种类繁杂，掺杂污染物众多，如粮食中掺入的沙石、肉中注入的水、奶粉中掺入三聚氰胺等。掺杂掺假严重破坏了市场的秩序，危害人群健康，有的甚至造成人员中毒和死亡，必须加强管理，严厉打击。食品杂物污染的预防措施包括：加强食品生产、储存、运输、销售过程的监督管理，执行良好生产规范；通过采用先进的加工工艺设备和检验设备，如筛选、磁选和风选去石，清除有毒的杂草籽及泥沙、石灰等异物，定期清洗专用池、槽，防尘、防蝇、防鼠、防虫，尽量采用食品小包装；制定食品卫生标准，如 GB 1355—1986《小麦粉》中规定了磁性金属物的限量等。

第二，食品放射性污染是指食品吸附或吸收了外来的（人为的）放射性核素，使其放射性高于自然放射性本底。预防食品的放射性污染可从以下几方面着手：加强卫生防护和食品卫生监督，食品加工厂和食品仓库应建立在从事放射性工作单位的防护监测区以外的地方，对产生放射性废物和废水的单位应加强监督，对单位周围的农、牧、水产品等应定期进行放射性物质的监测；严格执行国家颁布的《食品中放射性物质限制浓度标准》；妥善保管食品。

同步训练

根据情境导入案例，教师引导学生分组讨论分析食品污染事件发生的常见原因及有效的预防措施。

任务二

预防食物中毒

情境导入

2020 年 10 月 5 日，黑龙江鸡西一家 12 人聚餐，9 位长辈食用了酸汤子（一种面条）。中午，9 位食用酸汤子的家庭成员陆续出现身体不适，被送往医院治疗抢救。10 月 19 日，9 名中毒者全部死亡。

经当地警方调查得知，该酸汤子食材为该家庭成员自制，且在冰箱中冷冻近一年时间，在此次聚餐食用之前，因为冰箱里无处存放，被放置在了家中阴凉处。根据黑龙江省卫健委食品处发布的消息，经流行病学调查和疾控中心采样检测后，在玉米面中检出高浓度米酵菌酸，同时在患者胃液中亦有检出，初步定性为由椰毒假单胞菌污染产生米酵菌酸引起的食物中毒事件。

任务描述

请根据上述案例，谈论分析食物中毒事件发生的常见原因及预防措施。

相关知识

食物中毒指摄入了含有生物性和化学性有毒有害物质的食品，或把有毒有害物质当作食品摄入后出现的非传染性急性或亚急性疾病。食物中毒既不包括因暴饮暴食而引起的急性胃肠炎、食源性肠道传染病和寄生虫病，也不包括因一次大量或长期少量摄入某些有毒、有害物质而引起的以慢性毒害为主要特征的疾病。在我国引起食物中毒的各类食物中，动物性食品引起的食物中毒较为常见，占 50%以上。其中肉及肉制品引起的食物中毒居首位。

食物中毒发生的原因各不相同，但发病具有如下共同特点：(1) 潜伏期短而集中，具有暴发性。一般都在 24h 或 48h 以内，大量患者同时发病。(2) 中毒者一般具有相同的症状或症状基本相似。一般来讲，都是从胃肠道的刺激症状开始的，如恶心、呕吐、腹痛等。(3) 发病的人在相近的时间内吃过同样的食物，发病范围限在吃了这种有毒食物的人群中。(4) 人与人之间不直接传染。在流行病学曲线上呈现突然上升又迅速下降的趋势，无传染病流行时的余波。

食物中毒按病原物质可分为四类：(1) 细菌性食物中毒，主要有沙门菌食物中毒、变形杆菌食物中毒、副溶血性弧菌食物中毒、葡萄球菌肠毒素食物中毒、肉毒梭菌食物中毒、蜡样芽孢杆菌食物中毒、韦梭菌食物中毒、致病性大肠杆菌食物中毒等。(2) 有毒动植物中毒，指误食有毒动植物或摄入因加工、烹调不当未除去有毒成分的动植物食物而引起的中毒，其发病率较高，病死率因动植物种类而异。有毒动物中毒，如河豚、有毒贝类等引起的中毒；有毒植物中毒，如毒蕈、含氰苷果仁、木薯、四季豆中毒等。(3) 化学性食物中毒，指误食有毒化学物质或食入被其污染的食物而引起的中毒，发病率和病死率均比较高，如某些金属或类金属化合物、亚硝酸盐、农药等引起的食物中毒。(4) 真菌毒素和霉变食品中毒，食用被产毒真菌及其毒素污染的食物而引起的急性疾病，其发病率较高，死亡率因菌种及其毒素种类而异，如霉变甘蔗等中毒。

一、细菌性食物中毒及预防

细菌性食物中毒系指因摄入被致病菌或其毒素污染的食物后发生的急性或亚急性疾病，是食物中毒中最常见的一类。由活菌引起的食物中毒称感染型；由菌体产生的毒素引起的食物中毒称毒素型。

细菌性食物中毒全年皆可发生，但在夏秋季节发生较多，引起细菌性食物中毒的食物主要为动物性食品。一般病程短、恢复快、预后良好，对抵抗力低的人群，如老年人、儿童、病人和身体衰弱者，发病症状常较为严重。

(一) 细菌性食物中毒的特点

1. 季节性强、夏秋季发病率高

一方面，细菌性食物中毒全年都可发生，但高峰期多集中在气温较高的夏秋季节，通常 4—5 月开始发病，6—9 月进入高峰期，12 月一次年 3 月发病明显减少。这主要是由于夏秋季节温度较高，湿度大，适于细菌生长繁殖。另一方面，夏季人体肠道的防御机能下降，易感性强。第三季度是我国食物中毒高发期，也主要基于这个特点。

2. 病原食物集中，动物性食品是引起细菌性食物中毒的主要食品

肉类及其制品居首位。鱼、奶、蛋亦占一定比例，剩饭、米糕、米粉也会引起中毒。这是因为这些食品营养丰富、含水量大、易被细菌污染，并适合细菌生长，所以引发食物中毒的机会较多。

3. 污染环节明显，病原菌各异

食物在屠宰或收割、运输、贮藏、销售、保管、加工等过程中都会受到致病菌污染。食品在食用前未烧熟煮透，熟食受到生熟交叉污染或食品从业人员中带菌者的污染，食用后可能会引起中毒。病原菌各异，如沙门氏菌、副溶血性弧菌、变形杆菌、葡萄球菌、肉毒梭菌等。

4. 发病率高，病死率低

细菌性食物中毒的发病率较高，占食物中毒总数的50%～90%，中毒人数占全部食物中毒人数的70%～90%。但病死率明显低于其他种类的食物中毒，且恢复快，无后遗症。

（二）导致细菌性食物中毒的常见细菌

不同的病原菌有不同的亲和食物，如沙门氏菌以污染肉、禽、蛋为主；副溶血性弧菌以污染水产品较多；肉毒梭菌则多见于牛、羊、猪肉及乳制品的污染等。潜伏期一般为2～48h，以胃肠道症状为主，表现为急性胃肠炎、恶心、呕吐、腹痛、腹泻、发热，重者痉挛、脱水，甚至休克，如不及时抢救可导致死亡。病程较短，1～4d即可恢复，预后良好。

1. 沙门氏菌

沙门氏菌是细菌性食物中毒中最常见的致病菌，细菌性食物中毒80%以上是沙门氏菌中毒。沙门氏菌中毒多见于动物性食品，如冷荤、鱼、禽、蛋、奶等。被污染的食品一般没有感官性状的改变，很容易被忽视。中毒原因大多是加工食品用具、容器或食品储存场所生熟不分，造成交叉污染，食前未加热处理或加热不彻底。它的中毒潜伏期为4～48h。中毒表现是恶心、头晕、浑身无力、呕吐、发热，急性腹泻以黄色或黄绿色水样便为主。轻者3～4d症状消失，重者可引起痉挛、脱水，甚至休克，如不及时抢救可导致死亡。

2. 副溶血性弧菌

副溶血性弧菌食物中毒在沿海地区最为常见，因该病菌广泛存在于海水中，所以引起中毒的食物主要是鱼、虾、蟹、贝类等海产品，也可由肉类、家禽、蛋类、凉拌菜等引起。中毒后的潜伏期为2～40h，一般为14～20h。主要症状为上腹部阵发性绞痛、恶心、呕吐、腹泻，一般出现洗肉水样、血水样便，以后转为黏液或脓血样粪便，体温为38～39℃，严重时可因大量吐、泻而失水休克。病程3～4d，一般预后良好。

为了预防食用海味产品发生中毒，必须采用正确的烹调方法，将其炒熟烧透，便可杀死致病菌。在不能加热的凉拌菜中，可加入少许1%浓度的食醋，5min后就可杀死这种致病菌。

3. 葡萄球菌

引起葡萄球菌中毒的食品主要是肉类制品、剩米饭、糯米凉糕、熏鱼、乳类和冷冻乳制品。患有化脓性皮肤病的炊事员或有化脓症的牲畜肉尸，常是污染食品的主要原因。中毒后潜伏期为1～6h，多为2～4h。主要症状是恶心、剧烈呕吐、上腹部疼痛、腹泻，体温一般正常或稍高。多次反复呕吐、腹泻可引起虚脱、肌痉挛和严重失水。病程较短，1～2d即可恢复，预后良好。

4. 变形杆菌

变形杆菌为腐败菌，在自然界分布广泛，土壤、污水和动植物都带有；人和动物的肠道中也常存在。食品中的变形杆菌主要来自外界污染。引起中毒的食品主要是煮熟的肉类、动物内脏及蛋类等。此外，凉拌菜、剩余饭菜也可引起中毒。生的肉类和内脏带菌率较高，往往是污染源。在加

工烹调过程中，生熟交叉污染和熟后污染的食品，在20℃以上温度下放置时间较长时，可使变形杆菌大量繁殖，如食用前未经回锅加热，则极易引起食物中毒。变形杆菌中毒后，急性胃肠炎型与沙门氏菌食物中毒症状相似，病程1～3d，来势急，恢复快，很少死亡。

5. 肉毒杆菌

肉毒毒素中毒的病死率较高，是细菌性食物中中毒最严重的一种。肉毒杆菌毒素广泛存在于土壤、淤泥、尘土和动物的粪便中，引起中毒的食物多以家庭自制的发酵食物如豆酱、豆豉、臭豆腐为多，其次是罐头食品、腊肉及熟肉等。土壤是重要的污染源。食品在加工、贮藏过程中被肉毒杆菌污染，并产生毒素。食前对带有毒素的食品又未加热或未充分加热，因而引起中毒。肉毒中毒是神经型食物中毒，中毒后潜伏期数小时至15d。早期可见到全身乏力、头晕、头痛、食欲不振等，少数患者尚有胃肠炎症状。典型症状为视力模糊、眼睑下垂、复视、咀嚼与吞咽困难、声音嘶哑、语言障碍，还可出现呼吸麻痹，最后可死于呼吸衰竭。

（三）细菌性食物中毒的预防

预防细菌性食物中毒，应在其污染环节上下功夫，根据传染途径和细菌的生物学特性，采取相应的措施。一般说来，细菌污染食物主要有以下途径：一是在保管、运输过程中被致病菌污染并大量繁殖；二是加工过程中未能烧熟煮透，留下致病菌并大量繁殖；三是生熟食物交叉污染；四是从业人员患有肠道传染病或是带菌者。根据以上途径和细菌的生物学特性，预防细菌性食物中毒主要应抓住防止食物污染、控制细菌生长、杀灭污染细菌三个环节。

1. 防止食物污染

集体食堂应加强卫生管理，加工过程要严守卫生操作要求，炊事用具容器必须生熟分开，防止交叉污染，如生食品可能会带有一些细菌，而加工过后的熟食品基本已杀灭细菌，加工过程中生熟不分，会导致污染，如用切过生食的刀和菜板再切熟食，盛过生食品的容器未经洗净、消毒盛放熟食品等，就会将生食品上的细菌（寄生虫）再次污染到熟食品上，并在熟食品上大量繁殖，危害人体健康，因此，生熟食品要分开放置和加工，在冰箱内也应分开放置。外购熟肉类制品应加热消毒后食用。加工场所及成品存放应有防尘、防虫、防蝇设施，保持加工环境的清洁。

2. 控制细菌生长

引起食物中毒的细菌一般繁殖和产毒条件要求很低，稍不注意就可大量繁殖产毒，最有效的措施是将剩余食物或新购进的熟食低温保存，一般将食物放置在冰箱中或阴暗通风处。冰箱冷藏室的温度是4～10℃，有一定抑菌作用，但食物不宜在冷藏室中存放过久，冰箱中的剩饭菜要彻底加热后再食用。

3. 杀灭污染细菌

一般引起食物中毒的活菌都具备热敏性，只要加热煮沸一段时间即可杀灭，因此存放的食品必须彻底加热后再食用。在烹调动物性食品时，肉块不宜过大，时间应充分，剩余的饭菜在食用时一定要加热。熟食品在10℃以上存放4h，带肉馅的食品在常温下存放2h，隔夜存放的食品，在食用前都必须重新加热，蒸煮灭菌。

二、有毒动植物中毒及预防

有毒动植物中毒，主要指有些动植物中含有某种有毒天然组成成分，往往由于其形态与无毒品种类似，容易混淆而误食，或食用方法不当而引起人类中毒，如河豚含有河豚毒素、毒蕈含有毒蕈碱等。还有些食品，在一般情况下，并不含有毒物质，但由于贮存不当，则可形成某种有毒物质，如马铃薯发芽后可产生龙葵素，食用后也可引起中毒。

（一）菜豆中毒

豆角、扁豆、四季豆、刀豆等菜豆中毒一年四季均可发生，但多发生于秋季。豆角品种很多，豆角引起中毒的原因一般认为是由于豆角中所含的皂素和血球凝集素引起的。中毒潜伏期为数十分钟至几小时。主要为胃肠炎症状，如恶心、呕吐、腹痛、腹泻。以呕吐为主，并伴有头晕、头痛、出冷汗，有的四肢麻木，胃部有烧灼感，预后良好，病程一般为数小时或1～2d。

四季豆的烹调加工方法不当，加热不透，内含的毒素不能被破坏，即可引起食物中毒。菜豆中毒多发生在集体饭堂，主要原因是，翻炒、受热不匀，不易把菜豆烧熟；有的厨师喜欢把菜豆先在开水中焯一下，然后再用油炒一下，误认为两次加热就保险了，实际上，哪一次加热都不彻底，最后还是没把毒素破坏掉；有的厨师不懂得菜豆煮不透可以引起中毒的常识，贪图菜豆颜色好看，没有把菜豆煮透。预防菜豆中毒的方法非常简单，只要把全部菜豆煮熟焖透，使菜豆外观失去原有的生绿色，吃起来没有豆腥味，就不会中毒。集体饭堂加工菜豆，每一锅的量不应超过锅容量的一半，用油炒过后，加适量的水，加上锅盖焖10min左右，并用铲子不断地翻动菜豆，使它受热均匀。另外，还要注意不买、不吃老菜豆，把菜豆两头和豆荚摘掉，因为这些部位含毒素较多。

（二）发芽土豆中毒

土豆是一种大众蔬菜，尤其在北方的冬天，是许多家庭的冬储菜和主食蔬菜之一。然而食用未成熟的土豆，或发芽、腐烂了的土豆，却可导致人体中毒。土豆中含有一种叫龙葵素的毒素，由于含量极少，一般情况下不会使人中毒。但如果土豆尚未成熟，或土豆发芽、变绿、腐烂，龙葵素含量就明显增多，而且较集中地分布在发芽、变绿和溃烂的部分。龙葵素毒性较强，约数分钟至数小时中毒者就会感到舌、咽麻痒、发干，胃部灼痛、恶心、呕吐、腹痛、腹泻，并伴有头晕、耳鸣、瞳孔散大等症状，严重的可因呼吸中枢麻痹而死亡。

为了预防龙葵素中毒，要注意把土豆存放在干燥、阴凉处，不吃发芽的土豆。烹调时在菜中放些醋，醋酸可以使龙葵素分解，并且还有解毒作用。另外，将土豆彻底煮熟煮透，也能解除龙葵素的毒性。

（三）未煮熟的豆制品中毒

豆类食物因其富含营养、味道鲜美而成为人们膳食中的主要食品。然而没有煮熟的豆制品却可在人体内产生毒性反应。未煮熟的豆类食物中含有植物血球凝集素、皂素和抗胰蛋白酶因子等抗营养因子，进入人体后使人出现一些胃肠道症状，如恶心、呕吐、腹痛、腹泻等。食入未煮熟的豆类食物发生中毒后，中毒症状一般会持续数小时或1～2d，一般不会留下不良反应及后遗症。

为预防此类中毒，豆类食物在食用前必须煮熟、透，尤其是豆浆，必须加热到95℃以上，才能使其中所含的中毒性物质被充分分解、破坏而失去毒性。豆浆由于皂素作用，当加温至80℃时，便出现泡沫，以后泡沫越来越多，此时有害物质未被破坏，而有人则以为豆浆已经烧开了，喝了这种豆浆，豆浆内的有害物质就会兴风作浪。煮豆浆时，豆浆不可盛得太满，要先用旺火烧到泡沫上溢时，立即用小火慢煮，待泡沫逐渐消失后，豆浆便已烧开了，此时温度为100℃，皂素等有害物质已被破坏，而各种营养成分保留无损。另外，在烧煮过程当中，不要随意加入生豆浆。

（四）毒蕈中毒

我国境内有毒的蘑菇有上百种，每年都有因误食毒蘑菇中毒甚至死亡的报告。一种毒蘑菇可以同时含有几种毒素，而一种毒素也可存在于数种毒蘑菇之中。

食毒蘑菇中毒后的临床表现复杂多样。

1. 胃肠炎型

发病快，潜伏期 10min～6h。主要症状为剧烈恶心、呕吐、腹泻、腹痛，如能及时治疗，预后良好。

2. 神经精神型

一般在食后 15～30min 出现中毒症状，也可在 20～90min 出现症状，这要看引起中毒的毒蘑菇类型。但都表现为神经精神症状，如大汗、恶心、呕吐、流泪、流涎、脉搏缓慢、瞳孔缩小、头晕、嗜睡、视力模糊、幻觉、狂躁、谵妄等，病死率低。

3. 溶血型

潜伏期一般较长，多在 6～12h 发病，除有胃肠炎表现外，主要出现黄疸、血尿、肝脾肿大等溶血症状，严重时可引起死亡。预后不良。

4. 肝损害型

潜伏期一般为 5～24h，多数为 12h，症状严重，病情凶险，病死率高达 90%。病程分为潜伏期、胃肠炎期、假愈期、内脏损害期及恢复期。假愈期仅有乏力、不思饮食的症状，但毒素已深入内脏进行侵害，因此应引起高度重视。

由于许多毒蘑菇难以鉴别，防止中毒的有效措施就是不要随便采集野蘑菇食用，不认识的蘑菇一定不采不吃。具体预防措施如下：

（1）提高鉴别毒蘑菇的能力，不吃不认识或没有吃过的蘑菇。

（2）不要轻信一些不可靠的鉴别毒蘑菇的方法，如颜色鲜艳的，样子好看的，盖上长疣的，有腥、辣、苦、酸、臭味的，碰坏后容易变色的或流乳状汁液的，煮时会使银器或大蒜变黑的等，这些说法都是有局限性或有误的，用这些方法来鉴别种类繁多、形态多样和含毒成分复杂的各种毒蘑菇是极其危险的，即便常吃的蘑菇，如果改变了生长环境，也有可能会含有一定的毒性。

（五）河豚中毒

我国河豚中毒主要发生在沿海地区，中毒病死率为 20%左右。河豚鱼的有毒成分为河豚毒素，其卵巢、肝脏毒性最强，肌肉和血液中也有毒素。每年 2—5 月为河豚鱼卵巢发育期，此时毒性最强，故河豚中毒事故多发生在春季。虽然新鲜肌肉可视为无毒，但如鱼死后较久，内脏毒素溶入体液中能逐渐渗入肌肉内，仍不可忽视。个别品种在肌肉内也有弱毒。河豚中毒发病急，潜伏期 30min 或 5～6h，先感觉手指、口唇、舌尖麻木或有刺痛感，然后出现胃肠道症状，进而四肢肌肉麻痹，甚至全身瘫痪，最后因呼吸衰竭而死亡。

河豚含有河豚毒素，加工不当会导致食用者中毒死亡。河豚在产卵期味道最鲜美，但其毒性也最大，国家严禁食品饮食行业加工河豚。

（六）鲜黄花菜中毒

鲜黄花菜中含有秋水仙碱，秋水仙碱的氧化物会刺激胃肠器官引起病变，病症以胃肠道症状为主，主要有恶心、呕吐、腹痛、腹泻、头昏、头痛、口渴喉干。严重者可出现抽搐、虚脱，最后因呼吸抑制而死亡。潜伏期短，多在食用后 0.5～4h 发病。病程较短，轻者 1～2d 即可痊愈。

食用鲜黄花菜时应先用水洗净浸泡，再用沸水焯烫，而后弃汤再行烹炒。加热要彻底，使其熟透再食，即不会引起中毒。食量不宜过多，应适当间隔进食，才比较安全。经干制后的黄花菜，引发中毒的物质已经被破坏，可放心食用。

三、化学性食物中毒及预防

化学性食物中毒，系由于食用化学物质污染的食品所引起的，包括农药、重金属和其他有毒化学物质引起的食物中毒。其特点是潜伏期很短，发病快，一般中毒程度严重，而病程往往比一般食物中毒时间长。有毒化学品是导致家庭食物中毒的重要原因之一，也是死亡率最高的食物中毒。本部分仅介绍亚硝酸盐引起的食物中毒。

亚硝酸盐食物中毒是指食用了含硝酸盐及亚硝酸盐的蔬菜或误食亚硝酸盐后引起的一种高铁血红蛋白血症，也称肠源性青紫病。亚硝酸盐为强氧化剂，进入人体后，可使血中低铁血红蛋白氧化成高铁血红蛋白，失去运氧的功能，致使组织缺氧，出现青紫而中毒。亚硝酸盐中毒发病急速，一般潜伏期 1～3h，中毒的主要特点是由于组织缺氧引起的紫绀现象，如口唇、舌尖、指尖青紫，重者眼结膜、面部及全身皮肤青紫。表现有头晕、头疼、乏力、心跳加速、嗜睡或烦躁、呼吸困难、恶心、呕吐、腹痛、腹泻，严重者昏迷、惊厥、大小便失禁，可因呼吸衰竭而死亡。

（一）亚硝酸盐中毒的原因

（1）新鲜的叶菜类，如菠菜、芹菜、大白菜、小白菜、圆白菜、生菜、韭菜、甜菜、菜花、萝卜叶、灰菜、荠菜等，含有较多的硝酸盐，在肠道内硝酸盐还原菌的作用下转化为亚硝酸盐。新鲜蔬菜贮存过久，腐烂蔬菜及放置过久的煮熟蔬菜，亚硝酸盐的含量明显增高。

（2）刚腌不久的蔬菜中含有大量亚硝酸盐，尤其是加盐量少于 12%、气温高于 20℃的情况下，可使菜中亚硝酸盐含量增加，第 7～8d 达高峰，一般于腌后 20d 消失。

（3）有些地区饮用水中含有较多的硝酸盐，当用这种水煮粥或食物，再在不洁的锅内放置过夜后，则硝酸盐在细菌作用下还原为亚硝酸盐。

（4）食用蔬菜过多时，大量硝酸盐进入肠道，对于儿童及患有胃肠功能紊乱、贫血、蛔虫症等消化功能欠佳者，其肠道内的细菌可将蔬菜中的硝酸盐转化为亚硝酸盐，且在肠道内过多过快地形成以致来不及分解，结果大量亚硝酸盐进入血液导致中毒。

（5）在食品加工中，有的用硝酸盐或亚硝酸盐作为某些肉、鱼加工品的发色剂，使腌制的肉、鱼颜色美观，如加入数量过多，亦可引起中毒。

（6）误将亚硝酸盐当食盐加入食品。

（二）亚硝酸盐中毒的预防

针对以上亚硝酸盐中毒的原因，可采取如下预防措施：

（1）蔬菜应妥善保存，防止腐烂，不吃腐烂的蔬菜。

（2）剩的熟菜不可在高温下存放长时间后再食用。

（3）勿食大量刚腌的菜，腌菜时盐应多放，至少腌至 15d 以上再食用；但现腌的菜，最好马上就吃，不能存放过久，腌菜时选用新鲜菜。

（4）不要在短时间内吃大量叶菜类蔬菜，或先用开水焯 5 分钟，弃汤后再烹调。

（5）肉制品中硝酸盐和亚硝酸盐用量要严格按国家卫生标准，不可多加。

（6）防止错把亚硝酸盐当食盐或碱面用。

同步训练

根据情境导入案例，教师引导学生分组讨论分析食物中毒事件发生的常见原因及有效的预防措施。

任务三

识别食品添加剂

情境导入

案例一：我们每天从吃早点就开始接触食品添加剂。热气腾腾的包子和焦黄香脆的油条是常见的早点，它们在制作中都用了食品添加剂。松脆的油条加入了疏松剂硫酸铝钾（明矾），制作中会用膨化剂；包子的添加剂主要是在面粉里加入面粉处理剂过氧化苯甲酰，还可能采用馒头粉改良剂和膨化剂等。吃过早点，来杯咖啡提提神。撕开包装袋一角，淡淡的咖啡香扑面而来。喝速溶咖啡是很多人的习惯，可你知道速溶咖啡里有什么吗？拿起速溶咖啡包装袋，背面就有你要的答案："白砂糖、植脂末、葡萄糖浆、食用氢化植物油、稳定剂、酪蛋白酸钠（含牛奶蛋白）、乳化剂、食用香料、调味剂以及抗结剂。"咖啡的香味多亏食用香料帮忙。让咖啡色、香、味齐全的帮手就更多了：食用氢化植物油使冲出来的咖啡不像水，有点油状，口感更细腻；稳定剂和乳化剂的作用是使咖啡乳化，不会出现"油是油、水是水"的尴尬；酪蛋白酸钠是营养增强剂，增加蛋白质含量；调味剂和香料一样，用来调味。不仅仅是咖啡，炒菜用的食用油里含有抗氧化剂，食盐里有碘酸钾和抗结剂，酱油和鸡精含有焦糖色素、谷氨酸钠、增稠剂、苯甲酸钠、山梨酸钾、呈味核苷酸二钠和食用香料等。

案例二：2022 年 1 月 7 日，南昌市市场监督管理局公布了食品安全抽检信息。抽检样品共计 220 批次，根据《中华人民共和国食品安全法》等相关规定，其中合格 200 批次，不合格 20 批次。值得注意的

情境导入

是，在多家餐饮店的牛蛙中检出恩诺沙星含量超标。恩诺沙星属第三代喹诺酮类药物，是一类人工合成的广谱抗菌药，用于治疗动物的皮肤感染、呼吸道感染等，是动物专属用药。长期食用恩诺沙星残留超标的食品，可能在人体中蓄积，进而对人体机能产生危害，还可能使人体产生耐药性菌株。目前，南昌市市场监督管理局已通知相关市场监管执法单位依法处置，进一步督促食品生产经营单位履行法定义务，采取措施控制食品安全风险。

任务描述

请参照上述两个案例，分析食品添加剂的利与弊，讨论避免摄入过多食品添加剂的有效措施。

相关知识

食品添加剂，指为改善食品的品质和色、香、味，以及为防腐、保鲜和加工工艺的需要而加入食品中的人工合成或者天然的物质。食品添加剂具有以下三个特征：一是加入到食品中的物质，一般不单独作为食品来食用；二是既包括人工合成的物质，也包括天然物质；三是加入到食品中的目的是为改善食品品质和色、香、味，以及为防腐、保鲜和加工工艺的需要。

一、食品添加剂的作用

据了解，目前全世界正在使用的食品添加剂有 3 000 多种，我国已批准使用的有 1 000 多种，超过 95%的加工食品都使用了食品添加剂。食品添加剂大大促进了食品工业的发展，并被誉为现代食品工业的灵魂，这主要是由于它给食品工业带来许多好处，其主要作用大致如下。

（一）防止变质

防腐剂可以防止由微生物引起的食品腐败变质，延长食品的保存期，同时还具有防止由微生物污染引起的食物中毒的作用。抗氧化剂则可阻止或推迟食品的氧化变质，以提供食品的稳定性和耐藏性，同时也可防止可能有害的油脂自动氧化物质的形成。此外，还可用来防止食品，特别是水果、蔬菜的酶促褐变与非酶褐变。这些对食品的保藏都是具有一定意义的。

（二）改善食品感官性状

适当使用着色剂、护色剂、漂白剂、食用香料以及乳化剂、增稠剂等食品添加剂，可以明显提高食品的感官质量，满足人们的不同需要。

（三）保持和提高食品的营养价值

在食品加工时适当地添加某些属于天然营养范围的食品营养强化剂，可以大大提高食品的营养价值，这对防止营养不良和营养缺乏、促进营养平衡、提高人们的健康水平具有重要意义。如食品添加剂中的营养强化剂，能够补充原始食物中营养成分的缺损，为身体提供更多的营养。

（四）方便供应

市场上已拥有多达 20 000 种以上的食品可供消费者选择，尽管这些食品的生产大多通过一定包装及不同加工方法处理，但在生产过程中，一些色、香、味俱全的产品，大都不同程度地添加了着色、增香、调味乃至其他食品添加剂。正是这些众多的食品，尤其是方便食品的供应，给人们的生活和工作带来极大的方便。

（五）方便加工

在食品加工中使用消泡剂、助滤剂、稳定和凝固剂等，有利于食品的加工操作。例如，使用葡萄糖酸δ内酯作为豆腐凝固剂，有利于豆腐生产的机械化和自动化。

（六）其他特殊需要

食品应尽可能满足人们的不同需求。例如，糖尿病人不能吃糖，则可用无营养甜味剂或低热能甜味剂，如三氯蔗糖或阿斯巴甜制成无糖食品供应。

二、食品添加剂的分类

我国常用的食品添加剂主要包括以下类别：酸度调节剂、抗结剂、消泡剂、抗氧化剂、漂白剂、膨松剂、胶姆糖基础剂、着色剂、护色剂、乳化剂、酶制剂、增味剂、面粉处理剂、被膜剂、水分保持剂、营养强化剂、防腐剂、稳定和凝固剂、甜味剂、增稠剂等。

（1）酸味剂：部分饮料、糖果等常采用酸味剂来调节和改善香味效果。常用柠檬酸、酒石酸、苹果酸、乳酸等。

（2）着色剂：常用的合成色素有胭脂红、苋菜红、柠檬黄、靛蓝等。它可改变食品的外观，增强食欲。

（3）防腐剂：常用的有苯甲酸钠、山梨酸钾、二氧化硫、乳酸等，用于果酱、蜜饯等的食品加工中。

（4）抗氧化剂：与防腐剂类似，可以延长食品的保质期。常用的有维生素 C、异维生素 C 等。

（5）增稠剂和稳定剂：可以改善或稳定冷饮食品的物理性状，使食品外观润滑细腻，如冰激凌等冷冻食品能长期保持柔软、疏松的组织结构。

（6）膨松剂：部分糖果和巧克力中添加膨松剂，可促使糖体产生 CO_2，从而起到膨松的作用。常用的膨松剂有 $NaHCO_3$、NH_4HCO_3 等。

（7）甜味剂：常用的人工合成的甜味剂有糖精钠、甜蜜素等。目的是增加甜味感。

（8）增白剂：过氧化苯甲酰是面粉增白剂的主要成分。我国食品在面粉中允许添加的最大剂量为 0.06g/kg。

（9）香料：香料有合成的，也有天然的，香型很多。消费者常吃的各种口味的巧克力、蛋糕等，生产过程中广泛使用各种香料，使其具有各种独特的风味。

三、食品添加剂的安全使用

近些年食品安全事故频发，使得民众谈食品添加剂色变，认为食品添加剂都是“有毒有害”的东西。但实际上，我们需要明确两个概念：一个是“食品添加剂”，另一个是“非食品用物质”。“食品添加剂”是一个专有名词，它特指那些国家许可使用添加于食品当中的物质，而令民众“色变”的甲醛、苏丹红、三聚氰胺等有毒有害物质则被称为非食用物质。非食用物质无论在食品中加多少，都是违法行为；食品添加剂则不同，只要不超量、超范围使用，就是合法的。比如，在糖果中加入国家许可的食用色素，只要含量不超标就不违法。

站在食品工业发展的角度来看，食品添加剂的出现无疑是推动现代食品工业发展的一大功臣，是现代食品工业发展的根本，如果没有食品添加剂，很多食品就不会有好看的外貌、令人垂涎的香味、香甜可口的口感，更做不到造型特殊、长期运送经久不坏，从这个角度上来说，如果没有食品添加剂，大多数的食品都将会是口味单调、颜色单一且无法长距离运送的，老百姓就不可能享受到今天这样的“食品福利”。因此从这个角度出发，消费者必须承认食品添加剂的功劳。

常用的食品添加剂包括天然添加剂与人工合成添加剂。在很长的一段时间里，由于合成色素与天然色素相比较，具有色泽鲜艳、着色力强、性质稳定和价格便宜等优点，许多国家在食品加工行业普遍使用合成色素。随着社会的发展和人们生活水平的提高，越来越多的人对于在食品中使用合成色素会不会对人体健康造成危害提出了疑问。与此同时，大量的研究报告指出，几乎所有的合成色素都不能向人体提供营养物质，某些合成色素甚至会危害人体健康。如某些人工甜味剂、色素等经动物实验证实有致癌作用。

食品添加剂的安全使用是非常重要的。理想的食品添加剂是有益无害的物质。食品添加剂，特别是化学合成的食品添加剂大都有一定的毒性，所以使用时要严格控制使用量。食品添加剂的毒性是指其对机体造成损害的能力。毒性除与物质本身的化学结构和理化性质有关外，还与其有效浓度、作用时间、接触途径和部位、物质的相互作用与机体的机能状态等条件有关。因此，不论食品添加剂的毒性强弱、剂量大小，对人体均有一个剂量与效应关系的问题，即物质只有达到一定浓度或剂量水平，才显现毒害作用。食品添加剂生产和使用者必须严格把握、正确理解食品添加剂的使用原则，深入了解被允许使用的食品添加剂特性，结合自身产品的工艺需要，绝不使用不具有技术上必要性的食品添加剂。

我国对食品添加剂的管理十分严格。只要按照国家标准使用食品添加剂，就不会对人体的健康产生危害。《食品添加剂使用标准》（GB 2760—2014）规定了食品添加剂的使用原则、允许使用品种、使用范围以及最大使用量或残留量等。《食品营养强化剂使用标准》（GB 14880—2012）规定了食品强化营养素的允许使用品种、使用范围和使用量，适用于为了增加食品的营养成分而加入食品中的天然或人工合成的营养素和其他营养成分。到目前为止，国内发生的食品安全事件，没有一例是由正当使用食品添加剂引起的。

食品添加剂的使用原则包括以下几点：

（1）不应对人体产生任何健康危害；

（2）不应掩盖食品腐败变质；

（3）不应掩盖食品本身或加工过程中的质量缺陷或以掺杂、掺假、伪造为目的而使用食品添加剂；

（4）不应降低食品本身的营养价值；

（5）在达到预期的效果下尽可能降低在食品中的用量；

（6）食品工业用加工助剂一般应在制成最后成品前除去，有规定食品中残留量的除外；

（7）婴儿食品不得使用色素、糖精和香精。

食品添加剂几乎遍布所有的加工食品中，尽管按照国家规定使用食品添加剂是安全的，但值得注意的是，每一种食品添加剂都会有微弱的副作用，如果在膳食中摄入量过大，仍有可能影响健康。所以在选购食品时，还要多加注意，把好入口关。

首先，要选择正规商场和超市，挑选优质、信誉较好的厂家生产的产品。因为这些产品通常能够严格执行国家关于食品添加剂的管理规定。而那些地下作坊生产出的相当一部分产品是滥用了食品添加剂的，若长期大量摄入，对人体有害。

其次，要认清产品类别，由标签上的食品类别可看出食品本质。例如，一盒食品起名“咖啡乳”，它究竟是饮料还是牛奶产品？如果看见标签上的食品类别项目注明“调味牛奶”，就说明这是在牛奶当中加了咖啡和糖。而如果是在水里面加了糖、增稠剂、咖啡和少量牛奶，那么在食品类别上就属于“乳饮料”，而不属于牛奶了。

再次，要看清配料表，务必养成翻过来看“背面”的习惯，尽量买含添加剂少的食品。在选购食品时，配料表常常是我们容易忽略的地方。其实每种食品添加剂都会在配料表中注明，我们只要留心，就可以控制每日摄取的添加剂的数量和种类。

最后，不要过分关注食品的颜色。如果食品外表异乎寻常地白和亮，可能存在漂白剂等添加剂超标问题；若食品颜色过分浓艳，则可能是着色剂滥用。切记不要被食品艳丽的外衣所迷惑。买食品的时候，要尽量选择加工度低的食品。加工度越高，添加剂也就越多。

同步训练

根据情境导入案例，教师引导学生分组讨论分析食品添加剂的利与弊，讨论避免摄入过多食品添加剂的有效措施。

任务四

选择无公害农产品、绿色食品和有机食品

情境导入

在商场、超市买农产品时，常会看到“有机食品”“绿色食品”“无公害农产品”字样的标志。如果把上述不同类别的蔬菜进行价格对比，会发现有机蔬菜、绿色蔬菜和普通蔬菜差别不小。近乎“天价”的数字让很多消费者对“有机蔬菜”望而却步。“有机蔬菜”不仅生产环节成本较高，在采摘后，包括运输、初加工和配送的各个环节都不能受到污染，需要严格把关，价格上自然比较高。

任务描述

请参照上述案例，讨论何为无公害农产品、绿色食品、有机食品以及三类产品的区别，分析如何选购无公害农产品、绿色食品和有机食品。

相关知识

第二次世界大战以后，欧美和日本等发达国家在工业现代化的基础上，先后实现了农业现代化。这一方面大大地丰富了这些国家的食品供应，另一方面也出现了严重的问题，就是随着农用化学物质源源不断地、大量地向农田中输入，有害化学物质通过土壤和水体在生物体内富集，并且通过食物链进入农作物和畜禽体内，导致食物污染，最终损害人体健康。随着人们科技知识的普及以及健康意识的不断提高，人们在选择食品上，越来越重视对无公害农产品、绿色食品和有机食品的选择。

一、无公害农产品

无公害农产品是指产地环境、生产过程和产品质量符合国家有关标准和规范的要求，经认证合格获得认证证书并允许使用无公害农产品标志的优质农产品及其加工制品。无公害农产品的标志见图 4-1。

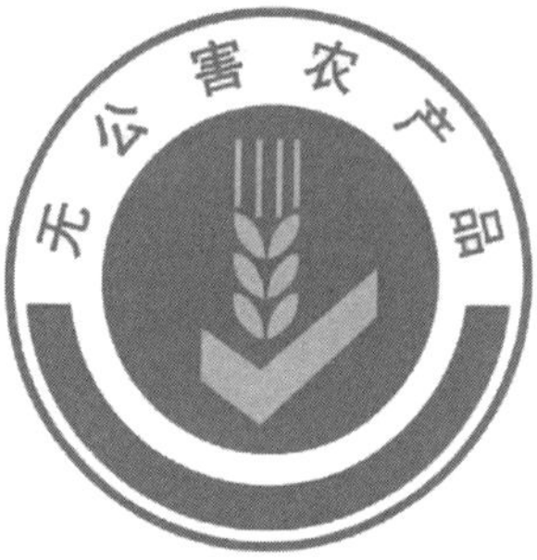

图 4-1　无公害农产品标志

无公害农产品生产系采用无公害栽培（饲养）技术及其加工方法，按照无公害农产品生产技术规范，在清洁、无污染的良好生态环境中生产、加工的，安全性符合国家无公害农产品标准的优质农产品及其加工制品。

当代农产品生产需要由普通农产品发展到无公害农产品，再发展至绿色食品或有机食品。无公害农产品注重产品的安全质量，其标准要求不是很高，涉及的内容也不是很多，适合我国当前的农业生产发展水平和国内消费者的需求，对于多数生产者来说，达到这一要求不是很难。这类产品生产过程中允许限量、限品种、限时间地使用人工合成的安全的化学农药、兽药、肥料、饲料添加剂等，它符合国家食品卫生标准，但比绿色食品标准要宽。无公害农产品是保证人们对食品质量安全最基本的需要，是最基本的市场准入条件，普通食品都应达到这一要求。

无公害农产品的技术保障主要体现在以下几方面。

（一）无公害农产品生产基地环境控制技术

无公害农产品开发基地应建立在生态农业建设区域之中，在生态农业建设中强化无公害技术份额。具体地说，即其基地在土壤、大气、水质方面必须符合无公害农产品产地环境标准，其中土壤主要是重金属指标，大气主要是硫化物、氮化物和氟化物等指标，水质主要是重金属、硝态氮、全盐量、氯化物等指标。无公害农产品产地环境评价是选择无公害农产品基地的标尺，只有通过其环境评价，才具有生产无公害农产品的条件和资格，这是前提条件。

（二）无公害农产品生产过程控制技术

无公害农产品的农业生产过程控制主要是农用化学物质使用限量的控制及替代过程。重点生产环节是病虫害防治和肥料施用。病虫害防治要以不用或少用化学农药为原则，强调以预防为主，以生物防治为主。肥料施用强调以有机肥为主，以底肥为主，按土壤养分库动态平衡需求调节肥量和用肥品种。在生产过程中制定相应的无公害生产操作规范，建立相应的文档，备案待查。

（三）无公害农产品质量控制技术

无公害农产品最终体现在产品的无公害化。产品可以是初级产品，也可以是加工产品，其收获、加工、包装、贮藏、运输等后续过程均应制定相应的技术规范和执行标准。产品是否无公害要通过检测来确定。无公害农产品首先在营养品质上应是优质，营养品质检测可以依据相应检测机构的结果。

二、绿色食品

绿色食品指遵循可持续发展原则，按照特定生产方式生产，经专门机构认证，许可使用绿色食品标志的无污染的安全、优质、营养类食品。由于与环境保护有关的事物国际上通常都冠以“绿色”，为了更加突出这类食品出自良好生态环境，因此定名为“绿色食品”。

无污染、安全、优质、营养是绿色食品的特征。无污染是指在绿色食品生产、加工过程中，通过严密监测、控制，防范农药残留、放射性物质、重金属、有害细菌等对食品生产各个环节的污染，以确保绿色食品产品的洁净。

（一）绿色食品的分级

为适应我国国内消费者的需求及当前我国农业生产发展水平与国际市场竞争，从 1996 年开始，我国在申报审批过程中将绿色食品区分为 A 级和 AA 级。

A 级绿色食品系指在生态环境质量符合规定标准的产地，生产过程中允许限量使用限定的化学合成物质，按特定的操作规程生产、加工，产品质量及包装经检测、检验符合特定标准，并经专门机构认定许可使用的产品。

AA 级绿色食品系指在环境质量符合规定标准的产地，生产过程中不使用任何有害化学合成物质，按特定的操作规程生产、加工，产品质量及包装经检测、检验符合特定标准，并经专门机构认定许可使用的产品。AA 级绿色食品标准已经达到甚至超过国际有机农业运动联盟的有机食品的基本要求。

（二）绿色食品的基本要求

绿色食品的基本要求包括下列条件：

（1）产品或产品原料的产地必须符合绿色食品的生态环境标准。

（2）农作物种植、畜禽饲养、水产养殖及食品加工必须符合绿色食品的生产操作规程。

（3）产品必须符合绿色食品的质量和卫生标准。

（4）产品的标签必须符合中国农业部制定的《绿色食品标志设计标准手册》的有关规定。

（三）绿色食品的标志

绿色食品标志的图形由三部分构成：上方的太阳、下方的叶片和中间的蓓蕾，象征自然生态（见图 4-2）。标志图形为正圆形，意为保护、安全。颜色为绿色，象征着生命、农业、环保。AA 级绿色食品标志与字体为绿色，底色为白色；A 级绿色食品标志与字体为白色，底色为绿色。整个图形描绘了一幅明媚阳光照耀下的和谐生机，告诉人们绿色食品是出自纯净、良好生态环境的安全、无污染食品，能给人们带来蓬勃的生命力。绿色食品标志还提醒人们要保护环境和防止污染，通过改善人与环境的关系，创造自然界新的和谐。

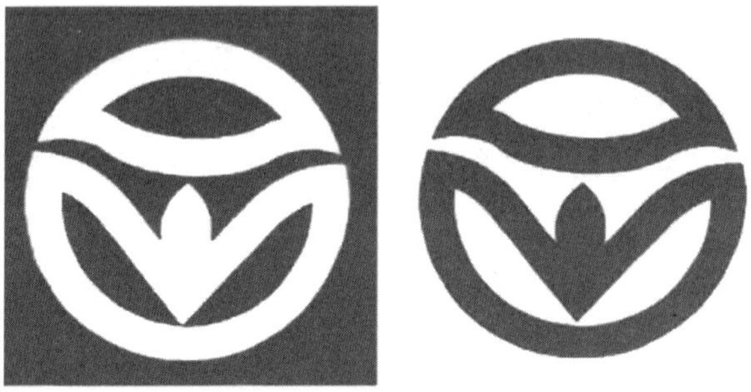

A级绿色食品标志　　AA级绿色食品标志

图 4-2　A 级和 AA 级绿色食品的标志

（四）绿色食品的选购

购买绿色食品时要做到“五看”。

（1）看级标：我国绿色食品发展中心将绿色食品定为 A 级和 AA 级两个标准。A 级允许限量使用限定的化学合成物质，而 AA 级则禁止使用。A 级和 AA 级同属绿色食品，除这两个级别的标识外，其他均为冒牌货。

（2）看标志：绿色食品的标志和标袋上印有“经中国绿色食品发展中心许可使用绿色食品标志”字样。

（3）看颜色：看标志上标准字体的颜色，A 级绿色食品的标志与标准字体为白色，底色为绿色，防伪标签底色也是绿色，标志编号以单数结尾；AA 级使用的绿色标志与标准字体为绿色，底色为白色，防伪标签底色为蓝色，标志编号的结尾是双数。

（4）看防伪：绿色食品都有防伪标志，在荧光下能显现该产品的标准文号和绿色食品发展中心负责人的签名。若没有该标志，便可能为假冒伪劣产品。

（5）看标签：除上述绿色食品标志外，绿色食品的标签符合国家食品标签通用标准，如食品名称、厂名、批号、生产日期、保质期等。检验绿色食品标志是否有效，除了看标志自身是否在有效期内，还可以进入绿色食品网查询标志的真伪。

三、有机食品

有机食品也叫生态或生物食品等，有机食品是国际上对无污染天然食品比较统一的提法。有机食品通常来自有机农业生产体系，是根据国际有机农业生产要求和相应的标准生产加工的。除有机食品外，国际上还把一些派生的产品如有机化妆品、纺织品、林产品或为有机食品生产而提供的生产资料，包括生物农药、有机肥料等，经认证后统称有机产品。

有机食品的主要特点是来自生态良好的有机农业生产体系。有机食品的生产和加工，不使用化学农药、化肥、化学防腐剂等合成物质，也不用基因工程生物及其产物，因此，有机食品是一类真正来自自然、富营养、高品质和安全环保的生态食品。有机食品主要包括一般的有机农产品、有机茶产品、有机食用菌产品、有机畜禽产品、有机水产品、有机蜂产品、有机奶粉、采集的野生产品以及用上述产品为原料的加工产品。国内市场上销售的有机食品主要是蔬菜、大米、茶叶、蜂蜜、羊奶粉、杂粮、水果等。有机食品的标志见图 4-3。

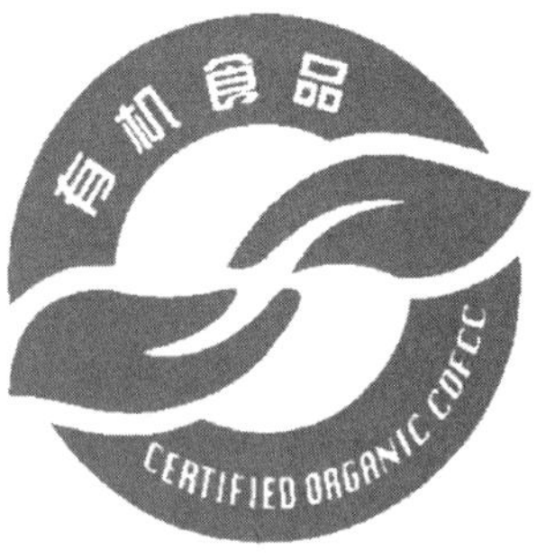

图 4-3　有机食品的标志

（一）有机食品的基本要求

有机农产品在生产过程中，对各方面都有严格规定。有机食品的种植或养殖过程中，是绝不能使用化肥、激素及转基因等物质的。种植有机农产品的土地、灌溉用水、环境空气质量均需要符合相关规定。有机食品严限添加剂种类和用量。有机农作物的肥料一般采用有机农业体系内动物的粪便或作物废弃物，以及未受化学成分污染的废弃物进行堆肥来增添土壤肥力，也会添加物理法获得的矿物质，如磷、钾、镁等元素。有机食品是不许可使用化学合成农药的。有机农业一般采取非化学方法防虫，如薄荷、天然除虫菊（提取液）等天然驱虫剂，或石灰、硫黄等天然防虫物质，以及如苏云金杆菌等细菌、真菌防虫制剂等。

有机食品的基本要求包括下列条件：

（1）原料来自有机农业生产体系或野生天然产品。

（2）有机食品在生产和加工过程中必须严格遵循有机食品生产、采集、加工、包装、贮藏、运输标准。

（3）有机食品生产和加工过程中必须建立严格的质量管理体系、生产过程控制体系和追踪体系，因此一般需要有转换期；这个转换过程一般需要 2～3 年时间才能够被批准为有机食品。

（4）有机食品必须通过合法的有机食品认证机构的认证。

（二）有机食品与其他食品的区别

（1）有机食品在生产加工过程中禁止使用农药、化肥、激素等人工合成物质，并且不允许使用基因工程技术；其他食品则允许有限使用这些物质，并且不禁止使用基因工程技术。如绿色食品对基因工程技术和辐射技术的使用就未做规定。

（2）有机食品在土地生产转型方面有严格规定。考虑到某些物质在环境中会残留相当一段时间，土地从生产其他食品到生产有机食品需要 2～3 年的转换期，而生产绿色食品和无公害食品则没有转换期的要求。

（3）有机食品在数量上进行严格控制，要求定地块、定产量，生产其他食品没有如此严格的要求。

总之，生产有机食品比生产其他食品难度要大，需要建立全新的生产体系和监控体系，采用相应的病虫害防治、地力保持、种子培育、产品加工和储存等替代技术。

（三）有机食品的选购

根据《有机产品认证实施规则》和《有机产品认证管理办法》等，我国对有机产品的种养、生产、包装、认证、销售等环节实施全过程管理，并对有机产品实行“一品一码”的有机码可追溯管理。“有机码”相当于有机产品的“电子身份证”，可登录官方网站，输入有机码辨别产品真伪。

具体来看，可以通过以下四个步骤来辨别有机食品的真伪。

1. 看标志

有机食品的最小销售包装或食品贴有“有机食品国家标志”，同时标注了“有机码”和国家认监委批准的认证机构名称，这是最关键的识别要点。另外，有机产品认证标志还有一种是中国有机转换产品标志，带有这种标志意味着是在土地转换期内生产的产品。

2. 看包装

有机产品的包装通常使用天然木、植物茎叶、竹和纸等可生物降解和可回收利用包装材料制成。

3. 查网站

可以登录到“中国食品农产品认证信息系统”，输入标志上列出的“有机码”核查该食品是否真的通过了有机认证、认证的证书是否已过期等信息。

4. 核查证书

可以向销售单位索取该有机食品的认证证书和销售证书等认证机构出具的证明材料来“验明正身”。

此外，由于价格较高，并且认证、质量控制程序较复杂，有机产品与普通产品的营销渠道也不同。建议到有机产品专卖店、大型商场、超市购买有机产品，尽量不要在农贸市场、批发市场或不可信的网站购买有机产品。

同步训练

根据情境导入案例，教师引导学生分组讨论无公害农产品、绿色食品、有机食品的特点和区别，分析选购无公害农产品、绿色食品和有机食品的注意事项。

项目小结

为老年人选择安全食品项目包括预防食品污染，预防食物中毒，识别食品添加剂，选择无公害农产品、绿色食品和有机食品四个任务。本项目主要内容包括预防食物的生物性、化学性及物理性污染，预防食物的细菌性中毒、预防有毒动植物中毒、预防食物的化学性中毒，食品添加剂的作用、分类及安全使用，无公害农产品、绿色食品和有机食品的特点及选购等。其中，常见食品污染及常见食物中毒的预防、安全使用食品添加剂及选购安全食品是本项目的重点，要求掌握预防常见食品污染和食物中毒的措施，选购无公害农产品、绿色食品和有机食品等安全食品的注意事项。

重要概念

食品添加剂　无公害农产品　绿色食品　有机食品

课后讨论

1. 预防常见食品污染的有效措施有哪些?
2. 预防常见食物中毒的有效措施有哪些?
3. 论述食品添加剂的利与弊。
4. 如何选购无公害农产品、绿色食品和有机食品?

课后自测

一、选择题

1. 食品生物性污染以（　　）污染范围最广，危害也最大。
   A. 寄生虫　B. 微生物　C. 生物剂　D. 昆虫
2. 烧焦的鱼上含有的极强致癌物质是（　　）。
   A. 苯并芘　B. 杂环胺　C. 黄曲霉毒素　D. 亚硝胺
3. 绿色食品分为（　　）个级别。
   A. 两　B. 三　C. 四　D. 五
4. 以下说法正确的是（　　）。
   A. 绿色食品就是绿颜色的食品
   B. 天然的食品都是绿色食品
   C. 野生的食品就是绿色食品
   D. 绿色食品是经过专门机构认证的许可使用绿色食品标志的食品
5. 有机食品、绿色食品、无公害农产品按照要求从宽到严排序正确的是（　　）。
   A. 有机食品、绿色食品、无公害农产品
   B. 无公害农产品、绿色食品、有机食品
   C. 绿色食品、无公害农产品、有机食品
   D. 无公害农产品、有机食品、绿色食品
6. 食品添加剂的作用不包括（　　）。
   A. 保持和提高食品的营养价值
   B. 去除农药残留
   C. 改善食品感官性状
   D. 防止变质

二、简答题

1. 常见的食品污染有哪些类型?
2. 如何有效预防黄曲霉毒素的污染?
3. 如何预防细菌性食物中毒?
4. 食品添加剂的主要作用包括哪些方面?
5. 试述无公害农产品、绿色食品和有机食品的特点。

三、案例分析题

潘爷爷收拾厨房时在橱柜里发现了一罐不知道什么时候购买的散装花生米，就在晚餐时做了油炸花生米食用。连续食用几天后，潘爷爷出现黄疸，并有呕吐、厌食和发热症状，老伴把潘爷爷送往医院。

请分析潘爷爷出现上述不适症状的原因并简述预防措施。

教学做一体化训练

项 目 五

调查与评价老年人膳食营养状况

学习目标

知识目标

1. 能够说出常用的膳食调查方法及其优缺点
2. 能够说出膳食调查结果评价的过程
3. 能够简述营养状况体格测量的主要指标和方法
4. 能够说出营养状况实验室检查常见的营养指标

能力目标

1. 能够调查个体或群体老年人的膳食情况
2. 能够对老年人的膳食调查结果进行分析评价
3. 能够评价老年人的营养状况

任务一

老年人膳食调查

情境导入

董奶奶，67岁，身高158cm，体重58kg，劳动强度为轻体力劳动。采用24h膳食回顾法对董奶奶一天的膳食情况进行调查的膳食调查表，见表5－1。

表5－1　董奶奶一日膳食

董奶奶　女　67岁　身高：158cm　体重：58kg　劳动强度：轻体力劳动

饮食时间	食物名称	原料名称	原料质量
早餐	鸡蛋灌饼1个	小麦粉	75g
		鸡蛋	60g
		大豆油	5g
	牛奶1袋	牛奶	250ml
	桃子1个	桃	175g
中餐	米饭1碗	稻米	100g
	油菜炒瘦肉1份	油菜	100g
		猪瘦肉	15g
		大豆油	10g
	西瓜2片	西瓜	625g
晚餐	米饭1碗	稻米	100g
	油菜炒瘦肉1份	油菜	200g
		猪瘦肉	90g
		大豆油	10g
	芹菜1份	芹菜	160g
		大豆油	15g
	哈密瓜2片	哈密瓜	250g

任务描述

根据上述情境，请对董奶奶一天的膳食状况进行分析评价。

相关知识

膳食调查是营养调查中的一个基本组成部分，又是一个相对独立的部分，是指通过不同的调查方法，了解被调查者一定时间内通过膳食所摄取的各种营养素的数量和质量，计算出热能与各种营养素的摄取量，与参考摄入量比较，评价该调查对象的营养需要得到满足的程度。膳食调查结果不仅可以为所调查人群进行正确的膳食指导提供依据，还可以为国家食物的计划生产和改进人民营养状况提供基础数据。

膳食调查的内容主要包括调查期间每人每日所吃的食物品种和数量、烹调加工方法及其对维生素的影响、饮食制度、餐次分配是否合理、过去的膳食情况、饮食习惯、调查对象的生理状况以及是否有慢性疾病影响等内容。

一、膳食调查方法

进行膳食调查时，估计每日膳食摄入情况可根据调查研究的目的、人群、对方法精确性的要求、所用经费以及研究时间的长短来确定适当的调查方法。膳食调查方法有多种，通常采用的方法有：询问法、记账法、称重法、化学分析法和食物频率法。

（一）询问法

询问法是由受试者尽可能准确地回顾调查前一段时间，如前一日至数日的食物消耗量。询问法包括 24 小时膳食回顾法和膳食史法，两种方法也可以结合使用。

1. 24 小时膳食回顾法

24 小时膳食回顾法是通过询问调查对象过去 24 小时实际的膳食摄入情况，对其食物摄入量进行计算和评价的一种方法。24 小时膳食回顾法要求调查对象回顾和描述 24h 内所摄入的所有食物的种类和数量。可通过面对面、电话或自动询问的方式进行，常用的方法是用开放式调查表进行面对面的询问，调查时间控制在 15～40min。经过培训的调查员，用引导性提问的方式帮助被调查者回顾一天内所消耗的所有食物。

24 小时膳食回顾法可用于家庭中个体的食物消耗状况调查。近年来我国全国性的住户调查中个体食物摄入状况的调查均采用此方法。在实际工作中，一般选用三天连续调查的方法，即采用 24 小时膳食回顾法对所有家庭成员进行连续三天个人食物摄入量调查，记录消耗的所有食物量（包括在外用餐），计算每人每天营养素的摄入量。24 小时膳食回顾法调查表举例，如表 5 - 2 所示。

此调查方法对调查员的要求也较高，需要掌握一定的调查技巧，要了解市场上主副食供应的品种和价格，食物生熟比值和体积之间的关系，即按食物的体积能准确估计其生重值；在家庭就餐时，一般是一家人共用几盘菜肴，因而在询问时要耐心询问每人摄入的比例，这样在掌握每盘菜所用原料的基础上，就能算出每人的实际摄入量。在询问过程中，要求调查人员不但要有熟练的专业技巧，还要有诚恳的态度，这样才能获得较准确的食物消耗资料。

表 5-2 24小时膳食回顾调查表

食物名称	原料名称	原料编码 D1	原料重量（两）D2	进餐时间 D3	进餐地点 D4

注：D3：1 早餐　2 上午小吃　3 午餐　4 下午小吃　5 晚餐　6 晚上小吃
D4：1 在家　2 单位/学校　3 饭馆/摊点　4 亲戚/朋友　5 幼儿园　6 节日/庆典

24 小时膳食回顾法是目前最常用的一种膳食调查方法，其优点主要是所用时间短，食物的摄入能够量化，不会改变应答者的饮食习惯，不依赖应答者的长期记忆，应答率较高，可用来评估大样本人群组的膳食摄入量，并能得到个体的膳食营养素摄入状况，对于人群营养状况的原因分析也是非常有价值的。但 24 小时膳食回顾法有一定的局限性，当样本较大、膳食相对单调时，可能对结果有很大的影响，对食物份额的大小很难准确评估；对调查员的培训要求较严格，否则调查员间很难标准化。由于调查主要依赖应答者的记忆来回忆、描述他们的膳食，因此，24 小时膳食回顾法不适合用于 7 岁以下的儿童和 75 岁以上的老年人以及近期记忆力较差的老年人。

2. 膳食史法

膳食史法用来评估每个个体每日总的食物摄入量与不同时期通常的膳食模式。它与 24 小时膳食回顾法的不同之处在于不只是询问昨天或前几天的食物消耗情况，而是询问一般的膳食方式，长时期的膳食习惯。如果膳食有系统性的季节变化，可以分别询问，这样就可以获得包括季节变化在内的长期膳食的数据。

膳食史法由三部分组成：第一部分是询问，用一些家用量具特指的量为单位，询问被调查对象通常的每日膳食摄入模式；第二部分是反复核对，用一份包含各种食物的详细食物清单来反复核对，以确证、阐明其总的膳食模式；第三部分是被调查者用家用测量方法，记录 3 天的食物摄入量。对膳食史法而言，膳食模式与食物核对表是最关键的，对那些在其饮食中每天有较大差异的被调查者是不适宜的。膳食史法已被广泛应用于营养流行病学调查研究中，当食物消耗种类多、随季节变化大时，采用膳食史法可更全面了解居民膳食摄入情况。对于许多慢性疾病患者研究过去的膳食状况比现在更有意义。

膳食史法可以用来评价通常的膳食模式和食物摄入的详细情况，得到的数据可以用来根据个体的食物与营养素摄入量对个体特征进行描述，并按照摄入量进行分类，还可以用来评价不同群组人们的相对平均摄入量或组内摄入量的分布情况。与其他方法相比，膳食史法的优点是可以进行具有代表性的膳食模式方面的调查，并且样本量大、费用低、使用人力少，一般不影响被调查者的膳食习惯和进餐方式。与24小时膳食回顾法相比，膳食史法是一种抽象的方法，因此，对于非营养专家进行这样的调查是十分困难的。另外该法要得到一个习惯性膳食模式，所以对被调查者也提出了更高的要求，两者选择不好都可能影响膳食调查的结果。

（二）记账法

记账法又称查账法，通过记录查阅购买食物的账目来了解调查期间调查对象消耗的各种食物量。记账法通过调查记录一定时期内的食物消耗总量，并根据同期的进餐人数，计算每人每日各种食物的平均摄入量。在养老机构等集体单位，如果不需要个人的数据，只要平均值，可以不称量每人摄入的熟重，只称量总的熟食量，然后减去剩余量，再除以进餐人数，即可得出平均每人的摄入量。该法适合于家庭调查，也适用于养老机构的调查。调查时间根据研究项目的需求而定，可一个月或更长。如为了研究慢性病与饮食的关系，可采用长达一年的膳食记录方法。记账法可以节省人力，方便快捷，但无法统计调查期间膳食的浪费情况，所以结果会有误差。

记账法的具体方法如下。

1. 食物消耗量的记录

开始调查前称量家庭结存或集体食堂库存的食物，然后详细记录每日各种食物的购入量和废弃量。在调查周期结束后，称量剩余食物。将每种食物的最初结存或库存量，加上每日购入量，减去每种食物的废弃量和最后剩余量，即为调查阶段所摄入的该种食物总量。

为了记录准确，调查中应对食物的名称及主要配料详细记录。记录液体、半固体及碎块状食物的容积，可用标准量的杯和匙、盘、碗定量。糖或包装饮料可用食品标签上的重量或容积，对各种糕点可记录食物的重量。在调查过程中，如果调查的某种食物为市重（毛重或粗重），计算食物营养成分应按市重计算。根据需要也可以按《中国食物成分表》中各种食物的可食百分比将市重转换成可食部分。同时，调查期间不要遗漏各种杂粮和零食，如绿豆、蛋类、糖果等摄入量的记录。

2. 进餐人数登记

对调查期间每日每餐的进餐人数、年龄、性别、劳动强度进行统计，计算总人日数。将各年龄组人日数或折合人日数相加即得总人日数。人日数代表调查对象用餐天数的情况。如调查期间早、中、晚三餐人数一致，则将调查期间内早、中、晚三餐的任何一餐就餐人数相加之和即得人日数，如调查期间一日三餐用餐人数不等时，则需按性别、年龄填用餐人数，然后将调查期间内早、中、晚用餐人数分别相加，再分别乘以“进餐系数”，再将早、中、晚乘积相加，即得折合人日数。“进餐系数”为早、中、晚三餐所摄入的食物量和能量占全天摄入量的百分比，一般可按20%、40%、40%来计算。家庭成员每日用餐登记表，如表5-3所示。

表5-3　家庭成员每日用餐登记表

家庭编号　省/区（T1）　市/县（T2）　区/乡（T3）　居委会/村（T4）　调查户（T5）

姓名（A1）	刘甲	郑乙	刘丙	刘丁
序号*（A2）	01	02	03	04
年龄（V26）	68	54	28	18
工种	离休	家务	工人	中专生
劳动强度（V27）	1	2	3	3
生理状况（V28）				

续表

日期及餐次（早 V33、中 V34、晚 V35）	早	中	晚	早	中	晚	早	中	晚	早	中	晚
9 月 14 日	1	1	1	1	1	1	0	1	0	0	0	1
9 月 15 日	1	1	1	1	1	1	0	1	1	1	1	1
9 月 16 日	1	1	1	1	1	1	0	1	1	1	1	1
9 月 17 日	1	1	1	1	1	1	0	0	1	0	0	0
用餐人数总数（V29）	4	4	4	4	4	4	0	3	3	2	2	3
餐次比（%）（V30）	20	40	40	20	40	40	20	40	40	20	40	40
折合人日数（V31）	4			4			2.4			2.4		
总人日数（V32）	13											

注：①* 客人序号为：1～9。

②劳动强度（V27）：1 极轻体力劳动（一般指坐位工种，如办事员、修表工）；2 轻体力劳动（一般指站位工种，如售货员、实验员、教师等）；3 中等体力劳动（学生、司机、电工、金属制造工等）；4 重体力劳动（农民、舞蹈演员、钢铁工人、运动员等）；5 极重体力劳动（装卸工、伐木工、矿工、采石工等）；6 其他（无体力劳动能力及 12 岁以下儿童）。

③生理状况（V28）：0 正常；1 孕妇；2 乳母。

④用餐记录（V33～35）：1 在家用餐；0 未在家用餐。

对于有伙食账目的集体食堂等单位，可查阅过去一定期间食堂的食物消耗量，并根据同一时期的进餐人数，计算每人每日各种食物的摄入量，再按照《中国食物成分表》计算这些食物所折合热能和各种营养素的数量。根据调查目的将计算结果与参考值进行比较，评价膳食状况。评价时要注意被调查对象的年龄、性别和劳动强度，不同人群的热能和营养素需要量是不同的，根据不同人群进行评价，才能得出客观结论。

记账法是最早、最常用的方法，该法的优点在于操作较简单、费用低、使用人力少，可使用于大样本，如家庭调查或养老机构调查。如果食物消耗量随季节变化较大，则采用不同季节内多次短期调查的结果比较可靠。若记录精确和用餐人数统计准确，结果是比较准确的。相比其他方法，此法可以调查较长时期的膳食。伙食单位的工作人员经过短期培训可以掌握这种方法，定期自行调查。此方法较少依赖于记账人员的记忆，食物遗漏少。不足之处是调查结果只能得到家庭或集体中人均的摄入量，难以分析个人的膳食摄入状况。

（三）称重法

称重法是通过对食物量进行称重或估计，了解调查对象当前食物消耗量的方法。

称重法一般可调查 3～7 天。不同地区、不同季节的人群膳食营养状况往往有明显差异，为了使调查结果具有良好的代表性和真实性，最好在不同季节分次调查。一般每年应进行 4 次，至少应在春、冬和夏、秋季各进行一次。调查对象的选择和样本量的大小应有足够的代表性。在进行称重食物记录时，对每餐食用前的各种食物及时进行称量、记录，对剩余或废弃部分进行称重并加以扣除，从而得出个人每种食物的准确摄入量。调查时还要注意三餐之外所摄入的水果、糖果和点心、花生、瓜子等零食的称重记录。在大多数膳食调查时并非所有东西都要称量。当称量可能会干扰被调查对象正常的饮食习惯时，对其所食用消耗的食物量进行描述也是可以接受的。如对食用快餐或在饭店内吃饭的人进行膳食调查时，由于食物品种多，只能靠被调查者描述来估计食物量。称重法精确可靠，但费时费力，还需要被调查对象予以配合，所以一般只用于有特殊营养需要的人群，如老年人、特殊疾病病人等。具体调查步骤如下。

1. 称重

称出每餐所用食物的生重，烹调后该食物的熟重，用餐结束时再称出剩余量的重量。最后计算出各种食物的实际消耗量。

实际消耗量＝烹调后熟食重量－熟食剩余量

2. 生熟折合率

根据烹调前后食物的重量计算生熟折合率。

生熟比＝食物熟重/食物生重

例如：5kg 粳米烧熟后重量为 9kg，那么其生熟比是 9/5＝1.8，最后根据生熟比计算出每种食物熟重量相当于生食的重量。下面以饺子的生熟比值换算（见表 5－4）为例进行说明。

实际消耗食物生重＝实际消耗食物熟重÷生熟比＝（熟食重量－熟食剩余量）÷生熟比

表 5－4　称重食物生熟比值换算法

原料	饺子 5 000g（熟）所用原料（g）	原料比值	吃 500g（熟）饺子相当原料量
白菜	2 500	0.5	250
肉	500	0.1	50
面粉	1 000	0.2	100
油	100	0.02	10
盐	25	0.005	2.5

3. 统计每餐就餐人数

统计每餐就餐人数，并计算出总人日数，如果年龄、劳动强度相差很大，应如上述，将各类别的总人日数进行分别登记。

4. 计算出每人每日平均摄入的生食物重量

平均摄入量＝各种食物实际消耗量（生重）/总人日数

再利用《中国食物成分表》计算所摄入的各种营养素。

对于三餐之外摄入的零食，要了解清楚当地市售食品的单位重量及所用原料重，还应了解被调查地区的食物供应情况、主副食品种、单位重量。食物的生重、熟重、体积的概念及之间的关系要明确。如一斤大米煮成多少米饭、生熟之间的比值等，要根据当地煮饭习惯做好调查。换算比例搞清楚，才能对一定量的熟食估计出其原料的生重。对于当地市售食品的单位重量及所用原料重量均需了解清楚。

目前由于我国的《中国食物成分表》是以食物原料为基础，因而在称重调查中多数食物要利用生熟比值换算成原料量，以便计算各种营养素摄入量。《中国食物成分表》中也分析了一些熟食成品的食物成分含量。如馒头、面条、米饭、糕点及包装食品等，这类食物可直接利用熟食的重量进行调查和分析。

称重法的主要优点是能测定食物份额的大小和重量，比其他方法准确细致，能获得可靠的食物摄入量。摄入的食物可量化，能准确地计算和分析每人每天营养素摄入量，是个体膳食摄入调查较理想的方法。因此，通常把称重法的结果作为标准，来评价其他方法的准确性。该法细致准确，但费人力、物力，可用于个人、家庭或集体单位，不适合大规模调查。

（四）化学分析法

化学分析法是测定调查对象一日内全部食物的营养成分，准确地获得各种营养素的摄入量的分析方法。

样品的收集方法有两种：一种是双份饭菜法，即制作两份完全相同的饭菜，一份供食用，另一份作为分析样品，烹调人员必须在每餐烹调时，额外加大一倍的饭菜数量；另一种是收集相同成分的方法，即收集整个研究期间消耗的各种未加工的食物或从当地市场上购买相同食物作为样品。但在质量或数量上，收集的样品与食用的不完全一致。

化学分析法由于代价高，仅适合于较小规模的调查。如营养代谢实验，了解某种或几种营养素的体内吸收及代谢状况等；或研究食物中的一些具有生物活性的成分与疾病的关系，如类胡萝卜素、类黄酮、植物雌激素等，需要得到食物中这些活性成分含量的数据，而在通常的《中国食物成分表》中无法找到，就要进行化学分析法测定。

化学分析法的优点在于容易收集样品，能够最可靠地得出食物中各种营养素的实际摄入量。缺点是操作复杂，除非特殊需要，精确测定一般不做，目前已很少单独使用，常与其他收集食物消耗量的方法（如称重法）结合使用。

（五）食物频率法

食物频率法是估计被调查者在指定的时期内摄入某些食物频率的方法。在各种食物都比较充裕的条件下，以问卷形式进行膳食调查，以调查个体经常性的食物摄入种类，根据每日、每周、每月甚至每年所摄入各种食物的次数或食物的种类来评价膳食营养状况。在实际使用中，可分为定性、定量和半定量的食物频率法。近年来被应用于了解一定时间内的日常摄入量，以研究既往膳食习惯和某些慢性疾病的关系。

1. 食物频率法问卷

食物频率法问卷应包括食物名单和食物的频率两方面，即在一定时期内所食某种食物的次数。食物名单的确定要根据调查的目的，选择被调查者经常食用的食物、含有所要研究营养成分的食物或被调查者之间摄入状况差异较大的食物。如要进行综合性膳食摄入状况评价，则采用被调查对象的常用食物；如要研究与营养有关的疾病和膳食摄入的关系，则采用与疾病相关的几种食物或含有特殊营养素的食物。

2. 定性的食物频率法

定性的食物频率法通常是指获得每种食物特定时期内所吃的次数，而不收集食物量、份额大小的资料。调查从几天、1 周、1 个月或是 3 个月到 1 年以上时间内的各种食物的摄入次数，摄入次数为每月 1 次、每周 1 次到每天 1 次或更多。

3. 定量的食物频率法

定量方法要求受试者提供所吃食物的数量，通常借助于测量辅助物。可以得到不同人群食物和营养素的摄入量，并分析膳食因素与疾病的关系。食物频率调查的食物种类取决于调查的目的，采用半定量方法时，研究者常常提供标准份额大小的食物参考样品，供受试者在应答时作为估计食物量的参考。为了计算这些营养素的摄入量，需要列出含这些营养素丰富的食物，通过估计平均食物份额大小来计算摄入量。

在过去几十年中，食物频率法得到广泛应用，常应用于膳食与慢性疾病关系的流行病学研究。食物频率法问卷依据所列食物的种类、参考时间的长短、指定频率的间隔、估计食物份额的方法、食物频率法的管理方式等不同而有所差别。食物频率法对调查员与应答者的负担较轻，工作量少，应答率高，调查易实现自动化，而且费用低。因调查表是标准化的，这大大减少了不同调查员之间出现调查的偏差。该法可由调查员进行，也可由调查对象自己进行。由被调查对象自己进行的调查表可能几乎不需要花时间来完善、编码等。

食物频率法的主要优点是能够迅速得到平时食物摄入的种类和摄入量，反映长期营养素摄取模式，可以作为研究慢性病和膳食模式关系的依据，其结果也可作为在群众中进行膳食指导、宣传教育的参考，对调查员要求不高，方法简单，费用少，不影响应答者的饮食习惯，应答率较高。食物频率法的缺点是需要对过去的食物进行回忆，应答者的负担取决于所列食物的数量、复杂性以及量化过程等；与其他方法相比，对食物份额大小的量化不准确；编制、验证食物表需要一定时间和精力；该法不能提供每天之间的变异信息；较长的食物表、较长的回顾时间经常会导致摄入量偏高；回答有关食物频率问题的认知过程可能十分复杂，比那些关于每日食物模式的问题要复杂得多；当前的食物模式可能影响对过去膳食的回顾，准确性差。

在估计膳食摄入量时，称重法、24 小时膳食回顾法、膳食史法及食物频率法产生误差的主要原因如表 5－5 所示。

表 5－5　四种膳食调查方法在估计膳食摄入量时的误差来源

误差来源	称重法	24 小时膳食回顾法	膳食史法	食物频率法
随时间增加的变异应答误差	＋	＋	－	－
遗漏食物	＋	＋	＋	
增多食物	－	＋	＋	＋
估计食物量	－	＋	＋	＋
估计食物消耗频率	NA	NA		＋
改变真实膳食	＋	＋/－	－	－
食物成分表	＋	＋	＋	＋
编码	＋	＋	＋	－

注：＋提示可能产生误差；－提示不可能产生误差；NA 不可用。

二、膳食调查结果评价

以养老机构或家庭中团体膳食调查结果计算与分析为例，评价过程流程图见图 5－1。

（一）平均每人每日食物摄入量

1. 就餐人日数

人日数代表被调查者的全部进餐次数。一个人吃早、中、晚三餐为 1 个人日。在现场调查中，不一定能收集到整个调查期间被调查者的全部进餐次数，应根据餐次比（早、中、晚三餐所摄入的食物量和能量占全天摄入量的百分比）来折算。常规餐次比为 0.2、0.4、0.4 或 0.3、0.3、0.4，或者 0.3、0.4、0.3，或按实际询问的记录（一般餐次比以主食计算）。

个人人日数＝早餐餐次总数×早餐餐次比＋中餐餐次总数×中餐餐次比
　　＋晚餐餐次总数×晚餐餐次比

如规定餐次比是早餐占 25％、午餐占 40％、晚餐占 35％，若家庭中某一成员仅询问到了早、午两餐，则当日人日数为 1×25％＋1×35％＝0.25＋0.35＝0.6 人日。如对某养老机构进行集体膳食

食物消耗量

↓

每人每日的食物消费状况

↓

将食物归类，计算各类食物的摄入量（g）并评价膳食结构

↓

结合《中国食物成分表》计算每种食物所含营养素的量

↓

将所有食物中的各种营养素累计相加，计算24小时热能及各种营养素摄入量

↓

将计算结果与“中国居民膳食中营养素参考摄入量”中同年龄、同性别、同劳动强度人群的水平比较，评价营养素摄入水平

↓

能量、蛋白质、脂肪的食物来源

↓

计算三餐供能比例

↓

膳食评价报告

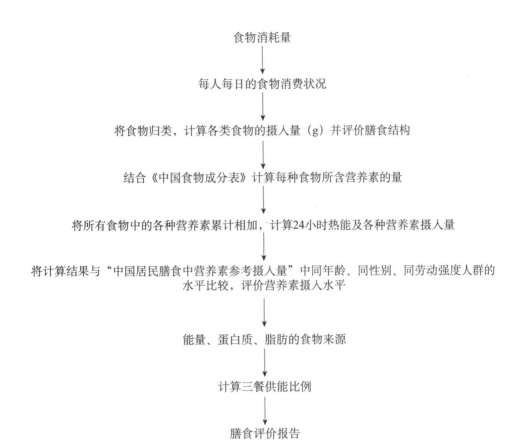

图5-1　评价过程流程图

调查时，如果三餐能量比各占1/3，早餐有20名、午餐有30名、晚餐有25名，则总人日数等于（20＋30＋25）×1/3＝25人日；若该养老机构三餐能量分配比为早餐25%、午餐40%、晚餐35%，则人日数计算为20×0.25＋30×0.4＋25×0.35≈26人日。

2. 平均每人每日食物摄入量的计算

即将调查对象在调查期间所消耗的各种食物量除以人日数所得的平均食物摄入量，要求用“千克数”，以便用《中国食物成分表》计算平均能量及营养素的摄入量。

食物实际消耗量＝食物结存量＋每日购进食物量－每日废弃食物总量－剩余总量

平均每人每日各种食物摄入量＝食物实际消耗量/团体就餐人日数

（二）计算各类食物的消耗量

各种营养素的摄取是通过摄入各种食物而获得的，所以在调查膳食状况以及了解经济发展时期膳食结构的变化时，均以食物为对象。因此膳食调查中应了解各类食物的摄入量，食物分组可根据研究需要而定。

在进行食物归类时应注意有些食物要折算后才能相加，如计算乳类摄入量时，不能将鲜奶与奶粉的消费量直接相加，应按蛋白质含量将奶粉量折算成鲜奶量后再相加。各种豆制品也同样需要折算成黄豆的量才能相加。

奶类和豆类的品种多，在《中国食物成分表》中可能不会全部包括。在从黄豆到豆浆、从奶粉到鲜奶进行折算时，可以用该产品质量的100g，乘以其蛋白质含量，再除以大豆蛋白质的含量。

例如：

（1）豆类及其制品，以每100g黄豆中蛋白质的含量（35.1g）的比作为系数，折算成黄豆的量。干豆和豆制品按照蛋白质含量折算成大豆的量。计算公式为：

大豆的量=豆制品摄入量×蛋白质含量÷35.1

（2）乳类食物摄入量按照每100g各类乳制品中蛋白质的含量与每100g鲜奶中蛋白质的含量（3g）的比作为系数，折算成鲜奶的量。计算公式为：

鲜奶量=奶制品摄入量×蛋白质含量÷3

（三）膳食结构评价

膳食结构评价方法是根据被调查老年人的24小时膳食调查结果把食物分为11类，即谷类、薯类、杂豆类、蔬菜、水果、蛋类、畜肉类、鱼虾禽类、乳类、大豆及坚果类、烹调油，统计各类食物的摄入总量。与中国老年人平衡膳食宝塔建议的各类食物参考摄入量进行比较，分析判断各类食物摄入量是否满足人体需要。一方面评价食物的种类是否齐全，是否做到了食物种类多样化；另一方面评价各类食物的消费量是否充足，从摄取食物的种类和数量上来看膳食结构是否合理。

中国老年人平衡膳食宝塔是根据《中国居民膳食指南（2022）》的核心内容和老年人的生理特点，把平衡膳食的原则转化成各类食物的重量，方便老年人在日常生活中实行。它提出了一个营养上比较理想的膳食结构，可以根据该数据对人群的膳食结构进行评价。中国老年人平衡膳食宝塔详见项目三为老年人提供合理营养与平衡膳食部分。

进行膳食结构分析与评价时注意以下事项：

（1）进行食物归类时应注意有些食物，如奶制品和豆制品需要进行折算才能相加。

（2）中国老年人平衡膳食宝塔建议的各类食物摄入量是一个平均值和比例，日常生活无须每天都样样依据其推荐的摄入量进食，但是应遵循各层各类食物的大体比例。

（3）膳食宝塔给出了一天中各类食物摄入量的建议，还要注意合理分配三餐食量。

（四）平均每人每日营养素的摄入量

平均每人每日营养素的摄入量是根据《中国食物成分表》中各种食物的能量及营养素的含量来计算的。计算时要注意调查食物是生重还是熟重，还要注意调查的食物是净重还是市品（毛重）。《中国食物成分表》中查不到的食物可用近似食物的营养成分代替，但要注明。计算出每日各种营养素的摄入量后，可与中国营养学会制定的《中国居民膳食营养素参考摄入量（DRIs）》进行比较。

1. 计算

食物中某营养素含量=（食物量/100）×可食部分比例×每百克食物中营养素含量

将每个人所摄入的所有食物营养素的量累加得到每人每日的营养素摄入量。

2. 评价

参照DRIs评价个体或群体膳食摄入状况。

（1）个体评价：根据《中国居民膳食营养素参考摄入量（DRIs）》中的推荐摄入量（RNI）或平均摄入量（EAR）进行个体营养素摄入量是否充足的评价，相差在10%上下，可以认为合乎要求。

1）如果某个体某种营养素摄入量低于EAR时，则认为个体该种营养素处于缺乏状态，应该补充。

2）如果某个体某种营养素摄入量达到或超过RNI时，则认为个体该种营养素摄入量是充足的。

3）如果个体某种营养素摄入量在EAR和RNI之间时，为安全起见，建议补充。

（2）群体评价：主要是评估人群中摄入不足或摄入过多的流行情况以及亚人群间摄入量的差别。

方法：比较日常营养素摄入量与需要量来评估摄入不足，对有 EAR 的营养素，摄入量低于 EAR 者，在人群中占的百分比即为摄入不足的比例数。对有 AI 的营养素，只能比较群体平均摄入量或中位摄入量和 AI 的关系。当平均摄入量低于 AI 时，不能判断摄入不足的比例。

（五）能量来源与蛋白质、脂肪的食物评价

1. 能量的食物来源

计算：（1）将食物分为谷类、豆类、薯类、其他植物性食物、动物性食物、纯热能食物六大类。（2）按照六类食物分别计算各类食物提供的能量摄入量及能量总和。（3）计算各类食物提供的能量占总能量的百分比。

当谷类食物所供给的热能比例高时，维生素 A、核黄素、维生素 C 的供给量将必然减少，目前认为合理的热能食物来源分配比应是：谷类占 60%～65%；豆类及动物性食物不低于 20%。

2. 能量的营养素来源

（1）计算：根据蛋白质、脂肪、碳水化合物的能量折算系数，分别计算出蛋白质、脂肪、碳水化合物三种营养素提供的能量及占总能量的比例。

蛋白质供能比（%）＝蛋白质摄入量（g）×4（kcal/g）/热能摄入量（kcal）×100%

脂肪供能比（%）＝脂肪摄入量（g）×9（kcal/g）/热能摄入量（kcal）×100%

碳水化合物供能比（%）＝碳水化合物摄入量（g）×4（kcal/g）/热能摄入量（kcal）×100%

（2）评价依据：人体的能量主要来源于蛋白质、脂肪和碳水化合物，三大热能营养素占总能量的比例应当适当，一般来讲，营养素来源的合理分配为：碳水化合物供给的热能应占总热能的 55%～65%；脂肪应占 20%～30%；蛋白质应占 10%～15%。

3. 蛋白质的食物来源

膳食蛋白质因食物来源不同，其营养价值差别很大，对机体健康影响也很大，在进行营养调查时，膳食蛋白质来源为重要的评定内容。

（1）计算：1）将食物分为谷类、豆类、动物性食物和其他四大类。2）按照四类食物分别计算各类食物提供的蛋白质摄入量及蛋白质总和。3）计算各类食物提供的蛋白质占总蛋白质的百分比，尤其是动物性及豆类蛋白质占总蛋白质的比例。

（2）评价依据：动物性蛋白质和豆类蛋白质，所含的必需氨基酸种类齐全、比例适当，人体利用率高。因此，应在膳食中保证一定量的动物性蛋白质和豆类蛋白质。目前认为比较合理的蛋白质来源分布是：动物蛋白和豆类蛋白应占蛋白质总摄入量的 35%～40%，其他类食物蛋白占 60%～65%。

4. 脂肪的食物来源

（1）计算：1）将食物分为动物性食物和植物性食物。2）分别计算动物性食物和植物性食物提供的脂肪摄入量和脂肪总量。3）计算各类食物提供的脂肪占总脂肪的百分比。

（2）评价依据：一般认为，脂肪提供的能量占总能量的 30%以内，饱和脂肪酸提供的能量占总能量的 7%，单不饱和脂肪酸所提供的能量占总能量的 10%以内，剩余的能量由多不饱和脂肪酸提供为宜。

（六）食用油和调味品的分配

1. 计算

食用油和调味品的摄入量在个人 24 小时膳食回顾法调查中没有记录，需要通过在家庭食物称重调查中食用油和调味品的消费量，按照每个家庭成员日均来自除食用油和调味品以外所有食物能量摄入量的比例分配到每个人。

2. 评价依据

中国居民膳食宝塔建议每人每天油脂摄入量为 25～30g，老年人不能超过 20～25g。

（七）三餐供能计算和评价

1. 计算

分别把早、中、晚三餐摄入的食物所提供的能量除以一天总摄入的能量乘以 100%，就得到三餐提供能量的比例。

2. 评价依据

一般认为，三餐热能合理的分配应为早餐占 25%～30%、午餐占 40%、晚餐占 30%～35%。

（八）膳食调查报告的内容

（1）每人每日各种食物的平均摄入量与膳食结构评价见表 5－6。

（2）平均每人每日营养素摄入量与评价见表 5－7、表 5－8。

（3）能量的食物来源与能量的营养素来源，以及蛋白质和脂肪的食物来源见表 5－9。

（4）三餐提供能量的比例见表 5－10。

（5）膳食营养调查结果、评价与建议见表 5－11。

表 5－6　食物摄入状况

类别	食物原料名称	摄入量（g）	宝塔建议量（g）
谷类			
合计			
蔬菜			
合计			
水果			
合计			
蛋类			
合计			

续表

类别	食物原料名称	摄入量（g）	宝塔建议量（g）
水产品			
合计			
肉类			
合计			
乳类			
合计			
大豆类			
合计			
烹调油			
食盐			

表 5-7　营养素摄入量计算

类别	原料名称	重量 g	能量 kJ	蛋白质 g	脂肪 g	碳水化合物 g	维生素 A ugRE	胡萝卜素 ug	硫胺素 mg	核黄素 mg	烟酸 mg	维生素 C mg	钙 mg	铁 mg	碘 mg	锌 mg	硒 μg
谷类																	
合计																	
蔬菜																	
合计																	
水果																	
合计																	
蛋类																	
合计																	
水产品																	
合计																	
肉类																	
合计																	

续表

类别	原料名称	重量 g	能量 kJ	蛋白质 g	脂肪 g	碳水化合物 g	维生素 A ugRE	胡萝卜素 ug	硫胺素 mg	核黄素 mg	烟酸 mg	维生素 C mg	钙 mg	铁 mg	碘 mg	锌 mg	硒 μg
乳类																	
合计																	
大豆类																	
合计																	
烹调油																	
食盐																	
合计																	

表 5－8 营养素摄入量评价

营养素	摄入量	推荐摄入量	最高可耐受的摄入量
能量（kJ）			
蛋白质（g）			
脂肪（g）			
维生素 A（μgRE）			
胡萝卜素（μg）			
硫胺素（mg）			
核黄素（mg）			
烟酸（mg）			
维生素 C（mg）			
钙（mg）			
铁（mg）			
碘（mg）			
锌（mg）			
硒（μg）			

表 5－9 能量、蛋白质和脂肪的食物来源

	食物种类	摄入量（kcal）	占总摄入能量（%）
能量的食物来源	谷类		
	豆类		
	薯类		
	其他植物性食物		
	动物性食物		
	纯热能食物		
能量的营养素来源	蛋白质		
	脂肪		
	碳水化合物		

续表

	食物种类	摄入量（kcal）	占总摄入能量（%）
蛋白质的食物来源	谷类		
	豆类		
	动物性食物		
	其他食物		
脂肪的食物来源	动物性食物		
	植物性食物		

表 5-10　三餐提供能量的比例

餐次	摄入量（kcal）	占总摄入能量（%）
早		
中		
晚		

表 5-11　膳食营养调查结果、评价与建议

被调查者姓名：　　　　性别：　　年龄：

膳食调查结果： 一天 24 小时摄入的营养素含量如下： 能量________kJ，蛋白质________g，脂肪________g 维生素 A________μgRE，胡萝卜素________μg，硫胺素________mg 核黄素________mg，烟酸________mg，维生素 C________mg 钙________mg，铁________mg，锌________mg，碘________mg，硒________μg
评价意见：
建议：
由于计算的是一天的膳食结果，不具有代表性，以上建议仅供参考。 日期：　　　　　　调查人员

三、膳食调查结果评价实例

对本任务中情境导入的案例进行膳食调查结果分析评价。

（一）食物消费状况表记录

首先将被调查者一天的所有食物进行分类：谷类及其制品、豆类、薯类、动物性食物（蛋类、水产品、肉类、乳类）、纯热能食物（植物油、动物油、食用糖、淀粉、酒精）、其他（除上述五类食物之外的所有食物）。然后将相同类相加归纳在一起。根据董奶奶的基本信息，通过查《中国居民膳食营养素参考摄入量表》（2013 版）得出董奶奶一天的能量摄入为 1 700kcal，再根据表 3-2 和

《中国老年人膳食指南》（2016 版）查出每类食物的宝塔建议量，然后填入表 5-12 中。

表 5-12　食物消费状况

类别	食物原料名称	摄入量（g）	宝塔建议量（g）
谷类	小麦粉	75	
	稻米	200	
合计		275	200～350
蔬菜	油菜	300	
	芹菜	160	
合计		460	400～500
水果	桃子	175	
	西瓜	625	
	哈密瓜	250	
合计		1 050	200～400
蛋类	鸡蛋	60	
合计		60	25～50
水产品		0	
合计		0	50
肉类	猪瘦肉	105	
合计		105	50
乳类	牛奶	250	
合计		250	300
大豆类		0	
合计		0	30
烹调油	大豆油	40	20～25

（二）计算各种营养素摄入量

按照食物原料名称查找《中国食物成分表》对应数值，计算能量和各营养素的摄入量。注意食物的可食部分。

可食部分营养素计算可以通过下面的公式进行：

$$X=A\times EP/100$$

式中，X 为 100g 食物中某营养素的含量，A 为每 100g 可食部分食物中该营养素的含量，EP 为可食用部分比例。

例如：按照《中国食物成分表》查出稻米和油菜的营养成分（见表 5-13），计算稻米和油菜的营养素摄入量。

表 5-13　稻米和油菜的营养成分

食物名	可食部 %	能量 kcal	蛋白质 g	脂肪 g	维生素 A μgRE	硫胺素 mg	核黄素 mg	烟酸 mg	维生素 C mg	钙 mg	铁 mg	锌 mg	硒 μg
稻米	100	346	7.4	0.8		0.11	0.05	1.9		13	2.3	1.7	2.23
油菜	87	23	1.8	0.5	103	0.04	0.11	0.7	36	108	1.2	0.33	0.79

稻米摄入量为 200g，油菜摄入量为 300g，由于稻米的可食部为 100%，食物的营养成分表表示

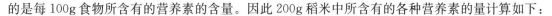

的是每100g食物所含有的营养素的含量。因此200g稻米中所含有的各种营养素的量计算如下：

蛋白质：200×7.4/100=14.8

脂肪：200×0.8/100=1.6

硫胺素：200×0.11/100=0.22

依次计算出摄入的200g稻米中其他营养素的含量。

油菜的可食部分为87%，则先依据可食部分营养素计算公式 $A \times EP/100$ 计算出100g市售食物营养成分的含量，再根据食物的摄入量来计算所摄入的营养素的含量。计算如下：

100g市售油菜中蛋白质含量：1.8×87/100=1.57

100g市售油菜中脂肪含量：0.5×87/100=0.44

100g市售油菜中硫胺素含量：0.04×87/100=0.03

依次计算出100g市售油菜中其他营养素的含量。

摄入的油菜量为300g，则摄入的油菜提供的营养素的含量计算如下：

蛋白质：300×1.57/100=4.71

脂肪：300×0.44/100=1.32

硫胺素：300×0.03/100=0.09

依次计算出由300g油菜提供的其他营养素的含量。

将董奶奶一天所摄入的所有食物提供的营养素含量相加，得出表5-14。

表5-14 营养素摄入量计算

营养素	能量 kcal	蛋白质 g	脂肪 g	维生素A μgRE	硫胺素 mg	核黄素 mg	烟酸 mg	维生素C mg	钙 mg	铁 mg	锌 mg	硒 μg
摄入量	1 966	69	63.9	1 052	1.33	1.32	15	162	722	18	12	36.4

（三）营养素摄入量评价

根据《中国居民膳食营养素参考摄入量（DRIs）》，对董奶奶一天摄入的营养素进行评价，见表5-15。

表5-15 营养素摄入量评价

营养素	摄入量	推荐摄入量	占推荐摄入量%（RNI或AI）	UL值
能量（kcal）	1 966	1 700	116	
蛋白质（g）	69.0	55	125	
脂肪（g）	63.9	20%～30%	范围内	
维生素A（ugRE）	1 052	700	150	3 000
硫胺素（mg）	1.33	1.2	111	
核黄素（mg）	1.32	1.2	110	
烟酸（mg）	15.0	11	136	35
维生素C（mg）	162.0	100	162	2 000
钙（mg）	722.0	1 000	72	2 000
铁（mg）	18.0	12	150	42
锌（mg）	12.0	7.5	160	40
硒（ug）	36.4	60	61	400

（四）计算能量摄入量及营养素来源

根据《中国食物成分表》，先分别计算各类食物提供的三大产能营养素摄入量，再计算出三大产能营养素提供的能量。

例如：根据《中国食物成分表》计算出董奶奶一天摄入的蛋白质为69.0g、脂肪为63.9g、碳水化合物为282.0g，则她的膳食中三大产能营养素提供的能量为：

蛋白质：69.0g×4kcal/g=276kcal

脂肪：63.9g×9kcal/g=575.1kcal

碳水化合物：282g×4kcal/g=1 128kcal

计算食物供能的百分比：

利用公式计算动物性食物和植物性食物提供的能量占总能量的百分比。

供能百分比=同类食物供给的所有能量÷全天摄入的总能量×100%

如情境导入的案例，若全天来源于动物性食物的种类和数量已知，通过查阅《中国食物成分表》，可知能提供361kcal能量，则动物性食物供能比为：361kcal÷1 966kcal=18.4%，动物性食物提供的能量占全天总能量的18.4%，来源于植物性食物的能量是1 966kcal−361kcal =1 605kcal，则植物性食物供能比为：1 605kcal÷1 966kcal=81.6%，植物性食物提供的能量占全天总能量的81.6%。植物性食物又可细分为谷类、豆类、薯类、其他植物性食物，烹调油属于纯热能食物，再分别对同类食物供给的能量进行相加。

（五）计算三大产能营养素提供的能量占总能量的比例

提供能量百分比=各类营养素提供的能量÷全天摄入的总能量×100%

如上例：

来源于蛋白质的能量比例=276kcal÷1 966kcal×100%≈14%

来源于脂肪的能量比例=575.1kcal÷1 966kcal×100%≈29%

来源于碳水化合物的能量比例=1 128kcal÷1 966kcal×100%≈57%

（六）计算蛋白质、脂肪的食物来源

公式：

各类食物提供的蛋白质的量÷全天摄入的蛋白质的总量×100%

各类食物提供的脂肪的量÷全天摄入的脂肪的总量×100%

按照（四）、（五）、（六）中涉及的计算公式，得出董奶奶的能量、蛋白质、脂肪的食物来源如表5-16所示。

表5-16 能量、蛋白质和脂肪的食物来源

	食物种类	摄入量	占总摄入能量
能量的食物来源	谷类	950kcal	48.3%
	豆类	0kcal	0%
	薯类	0kcal	0%
	其他植物性食物	295kcal	15.0%
	动物性食物	361kcal	18.4%
	纯热能食物	360kcal	18.3%

续表

	食物种类	摄入量	占总摄入能量
能量的营养素来源	蛋白质	276kcal	14%
	脂肪	575.1kcal	29%
	碳水化合物	1 128kcal	57%
蛋白质的食物来源	谷类	23.2g	33.6%
	豆类	0g	0%
	动物性食物	35.8g	51.9%
	其他食物	10g	14.5%
脂肪的食物来源	动物性食物	19.1g	29.9%
	植物性食物	44.8g	70.1%

（七）计算三餐的供能比

公式：

早餐的供能比＝早餐提供的能量÷全天摄入的总能量×100%

中餐的供能比＝中餐提供的能量÷全天摄入的总能量×100%

晚餐的供能比＝晚餐提供的能量÷全天摄入的总能量×100%

根据计算公式，得出董奶奶的三餐供能比如表 5－17 所示。

表 5－17　三餐提供能量的比例

餐次	摄入量（kcal）	占总摄入能量（%）
早	586	30
中	610	31
晚	770	39

（八）膳食调查结果初步分析

（1）三餐供能比为早餐∶中餐∶晚餐＝30%∶31%∶39%。

（2）优质蛋白质摄入比例为 51.9%，无豆类蛋白质摄入。

（3）动物性脂肪摄入量为 29.9%，植物性脂肪摄入量为 70.1%，油脂摄入量为 40g，大于推荐摄入量 20g。

（4）三大产能营养素供能比例为蛋白质∶脂肪∶碳水化合物＝14%∶29%∶57%。

（5）豆类和薯类食物缺乏，鱼虾类食物缺乏，谷类食物适中，蔬菜和乳类摄入量与推荐量接近，畜禽肉类、蛋类、水果摄入量大大超出了推荐摄入量，尤其是水果的摄入量。

得出膳食调查报告表（见表 5－18）。

表 5－18　膳食营养调查结果、评价与建议

被调查者姓名：董奶奶　　性别：女　　年龄：67 岁

膳食调查结果：
一天 24 小时摄入的营养素含量如下：
能量 1 966kcal，蛋白质 69g，脂肪 63.9g
维生素 A 1 052μgRE，硫胺素 1.33mg，核黄素 1.32mg，烟酸 15mg，维生素 C162mg

续表

钙 722mg，铁 18mg，锌 12mg，硒 36.4μg
评价意见： 董奶奶一天的膳食营养摄入中，总能量、蛋白质、维生素 A、维生素 C、铁、烟酸和锌过量，钙和硒缺乏，其他营养素比较适宜；三大产能营养素供能比基本适宜；缺乏豆类蛋白质的摄入；油脂摄入量过多，超过推荐摄入量的 20g；与中国老年人膳食平衡宝塔比较，豆类和薯类食物缺乏，鱼虾类食物缺乏，谷类食物适中，蔬菜和乳类摄入量与推荐量接近，畜禽肉类、蛋类、水果摄入量大大超出了推荐摄入量，尤其是水果的摄入量；饮食结构欠平衡；三餐供能比例不恰当，尤其是晚餐摄入能量比较高，不利于董奶奶的身体健康。
建议： 控制油脂的摄入；增加豆类食物的摄入量，尽量保证每天都有豆类或豆制品食物的摄入；增加水产品的摄入量，有条件尽量选择深海鱼；水果中糖分的含量较高，应控制摄入量。控制畜肉的摄入量，尽管是瘦肉，但其脂肪的含量也很高，为了保证食物的多样性，尽量选择多种多样的动物性食物。 由于计算的是一天的膳食结果，不具有代表性，以上建议仅供参考。 日期：　　　　调查人员

同步训练

张爷爷，73 岁，身高 167cm，体重 63kg，劳动强度为轻体力劳动。表 5－19 是张爷爷一日食谱，请对张爷爷一天的膳食进行计算分析与评价。

表 5－19　张爷爷一日食谱

饮食时间	食物	原料	原料质量
早餐	馒头 1 个	小麦粉	50g
	鸡蛋 1 个	鸡蛋	65g
	粥 1 碗	稻米	60g
	凉拌豆干	豆腐干	80g
	苹果 1 个	苹果	150g
		大豆油	5g
中餐	米饭 1 碗	稻米	100g
	炒油麦菜 1 份	油麦菜	150g
	清蒸鲫鱼	鲫鱼	100g
	香蕉 1 根	香蕉	100g
		大豆油	10g
晚餐	米饭 1 碗	稻米	100g
	肉末烩豆腐 1 份	豆腐	125g
		猪瘦肉	25g
	凉拌黄瓜 1 份	黄瓜	160g
	鸭梨 2 片	鸭梨	125g
		大豆油	15g

任务二

老年人营养状况评价

情境导入

营养的好坏直接关系到老年人的身体健康、抗病能力和寿命的长短。改善老年人营养状况对提高老年人的生活质量、降低社会负担有重要意义。随着社会的发展、家庭规模的缩小、生活及工作压力增大等，传统的家庭养老功能弱化，社会养老迅速发展。养老机构作为社会养老的一部分，其作用非常重要。据报道，我国许多养老机构的老年人存在营养不良的状况，影响了老年人的健康状况与生活质量。面对我国如此庞大的老年人群，评价老年人营养状况，采取有效措施预防并及时纠正营养不良具有重要意义。

任务描述

请分析应该从哪些方面对老年人的营养状况进行评价，如何评价。

相关知识

对老年人营养状况进行评价，常用的有体格测量及生化检查。

一、营养状况体格测量

人体体格测量的根本目的是评价机体膳食营养状况。可以反映人体营养状况的指标有很多，不同年龄、不同生理状况的人选用的体格测量指标也有所不同，而且指标的测定方法也存在着较大差异。如成年人最常用的体格测量指标是身高、体重、上臂围、腰围、臀围和皮褶厚度等，其中以身高和体重最重要，因为它综合反映了蛋白质、能量以及其他一些营养素的摄入、利用和储备情况，反映了机体、肌肉、内脏的发育和潜在能力。对于成人而言，身高已基本无变化，当蛋白质和能量供应不足时体重的变化更灵敏，因此，体重常作为了解蛋白质和能量摄入状况的重要观察指标。

（一）体格测量指标及方法

1. 身高

测量方法：被测者上肢自然下垂，足跟并拢，足尖分开成 60°，足跟、骶骨部及两肩间区与立柱相接触，躯干自然挺直，头部正直，耳屏上缘与眼眶下缘呈水平位。将水平压板轻轻沿立柱下滑，轻压于被测者头顶，读数，精确至 0.1cm。

2. 体重

体重值一日之间会随着进食、运动、排泄而有波动，一般在早晨测量较为适宜（清晨空腹）。

测量方法：体重秤应放在平稳的地面上，在测量前必须调整零点，有条件的应对体重秤进行调试，达不到要求的秤，不能使用。称重之前应排尽大小便，测量时应脱去鞋帽和外衣，仅穿背心和短裤，测量时待被测量者在体重秤上站稳后，读数以“kg”为单位，精确到 0.1kg。

调试方法：用量筒取 10L 水于容器中，以 10L 水为参照物，每次增加 10L 水与体重秤显示的数值进行比较，判断体重秤是否符合标准，误差不能超过 0.1kg。

3. 胸围

测量方法：被测者自然站立，两脚分开与肩同宽，双肩放松，两上肢自然下垂，平静呼吸。将带尺上缘经背部肩胛下角下缘向胸前绕一周。男生及未发育女生，带尺下缘在胸前沿乳头上缘；已发育女生，带尺在乳头上方与第四肋骨平齐。带尺围绕胸部的松紧度应适宜，以对皮肤不产生明显压迫感为度。应在被测者吸气尚未开始时读数，精确至 0.1cm。

4. 腰围

测量方法：被测者自然站立，平视前方。测量者甲选肋下缘最底部和髂前上棘连线的中点，以此中点将卷尺水平围绕一周，在被测者吸气末、呼气未开始时读数。测量者乙要充分协助，观察卷尺围绕腰的水平面是否与身体垂直，并记录读数，精确至 0.1cm。

5. 臀围

臀围是臀部向后最突出部位的水平围度。测量方法：被测者自然站立，臀部放松，平视前方。将卷尺置于臀部向后最突出部位，以水平围绕臀一周测量，读数，精确至 0.1cm。

6. 上臂围

上臂围与体重密切相关。上臂紧张围与上臂松弛围二者之差，反映了肌肉的发育状况。一般差值越大越说明肌肉发育状况好，反之则说明脂肪发育状况良好。

（1）上臂紧张围，指上臂肱二头肌最大限度收缩时的围度。

测量方法：被测者上臂斜平举约 45°，手掌向上握拳并用力屈肘；将卷尺在上臂肱二头肌最粗处绕一周进行测量。

（2）上臂松弛围，指上臂肱二头肌最大限度松弛时的围度。

测量方法：在测量上臂紧张围后，将卷尺保持原来的位置不动，令被测者将上臂缓慢伸直，将卷尺在上臂肱二头肌最粗处绕一周进行测量。

7. 皮褶厚度

皮褶厚度是衡量个人营养状况和肥胖程度较好的指标。测定部位有上臂肱三头肌部、肱二头肌部、肩胛下角、髂嵴上部等，其中前三个部位最重要，可分别代表个体肢体、躯干、腰腹等部分的皮下脂肪堆积情况，对判断肥胖和营养不良有重要价值。

（1）肱三头肌部皮褶厚度。

测量方法：被测者自然站立，被测部位充分裸露。用油笔标记出右臂后面从肩峰到尺骨鹰嘴连线中点处，用左手拇指、食指和中指将被测部位皮肤和皮下组织夹提起来，在该皮褶提起点的下方用皮褶计测量其厚度，右拇指松开皮褶计钳柄，使钳尖部充分夹住皮褶，在皮褶计指针快速回落后立即读数。连续测量三次，记录以“mm”为单位，精确到0.1mm。

（2）肱二头肌部皮褶厚度。

测量方法：被测者自然站立，被测部位充分裸露。被测者上臂放松，自然下垂，测量者取肱二头肌肌腹中点处，为肩峰与肘鹰嘴连线中点上1cm，并用油笔标记出该点。顺自然皮褶方向，用左手拇指、食指和中指将被测部位皮肤和皮下组织夹提起来，在该皮褶提起点的下方用皮褶计测量其厚度，右拇指松开皮褶计钳柄，使钳尖部充分夹住皮褶，在皮褶计指针快速回落后立即读数。连续测量三次，记录以“mm”为单位，精确到0.1mm。

（3）肩胛下角皮褶厚度。

测量方法：被测者自然站立，被测部位充分裸露。测量者用油笔标出右肩胛下角位置。在右肩胛骨下角下方1cm处，顺自然皮褶方向，用左手拇指、食指和中指将被测部位皮肤和皮下组织夹提起来，在该皮褶提起点的下方用皮褶计测量其厚度，右拇指松开皮褶计钳柄，使钳尖部充分夹住皮褶，在皮褶计指针快速回落后立即读数。连续测量三次，记录以“mm”为单位，精确到0.1mm。

（4）髂嵴上部皮褶厚度。

测量方法：被测者自然站立，被测部位充分裸露。在腋前线向下延伸与髂嵴上相交点垂直捏起皮褶，在该皮褶提起点的下方用皮褶计测量其厚度，右拇指松开皮褶计卡钳钳柄，使钳尖部充分夹住皮褶，在皮褶计指针快速回落后立即读数。连续测量三次，记录以“mm”为单位，精确到0.1mm。

（二）体格测量指标的评价

体重、身高是人体测量资料中最基础的数据，可以从生长发育的程度反映出整体的营养状况。体重可以反映或长或短时间内营养状况的变化。短期的体重变化主要反映体液平衡的改变，较长期的体重变化则代表组织重量的变化。

1. 常用的体重评价指标

（1）实际体重占理想体重百分比。具体内容已在前文“项目三”的“任务二”中介绍，这里不再详述。

（2）身体质量指数（BMI）是评价18岁以上成人群体营养状况的常用指标。它不仅较敏感地反映体型胖瘦程度，而且与皮褶厚度、上臂围等营养状况指标的相关性也较高。BMI是目前最常用的体重/身高指数，是评价肥胖和消瘦的良好指标。

BMI的评价标准有多种，除世界各国广泛采用的WHO成人标准外，还有针对亚太地区人群的亚洲成人标准，以及我国国内发布的标准。其中第二种标准很少有人采用。

1）WHO成人标准：如表5-20所示。

表5-20 WHO发布的成人BMI评定标准

等级	BMI值（kg/m^2）	等级	BMI值（kg/m^2）
营养不良	<18.5	一级肥胖（中度）	30.0～34.9
正常	18.5～24.9	二级肥胖（重度）	35.0～39.9
肥胖前状态	25.0～29.9	三级肥胖（极重度）	≥40.0

2）亚太地区成人标准。

世界卫生组织肥胖专家顾问组在2002年提出亚洲成人BMI评定标准为：<18.5为体重过低，

18.5～22.9 为正常，≥23.0 为超重，23.0～24.9 为肥胖前期，25.0～29.9 为一级肥胖，≥30.0 为二级肥胖。

3）国内成人标准。

国际生命科学学会中国办事处中国肥胖问题工作组提出中国成年人 BMI 评定标准为：<18.5 为体重过低，18.5～23.9 为正常，24.0～27.9 为超重，≥28.0 为肥胖。具体标准如表 5－21 所示。

表 5－21　我国成人 BMI 判定标准

等级	BMI 值（kg/m^2）	等级	BMI 值（kg/m^2）
重度蛋白质—能量营养不良	<16.0	正常	18.5～23.9
中度蛋白质—能量营养不良	16.0～17.4	超重	24.0～27.9
轻度蛋白质—能量营养不良	17.5～18.4	肥胖	≥28.0

2. 腰臀比（Waist-hip Ratio，WHR）

分别测量腰围与臀围，再计算出其比值。正常成人 WHR 为：男性<0.9，女性<0.85，超过此值为中心性肥胖。中国人虽然高 BMI 者的数量不多，但实际上可能有脂肪堆积或分布异常，值得进一步调查研究。

3. 皮褶厚度

皮褶厚度测量可以测定皮下脂肪的含量，间接推算体脂总量，判定营养状况，还可以根据皮褶厚度的变化反映机体能量代谢的变化。

皮褶厚度主要测定部位有上臂肱三头肌部、肩胛下角、髂嵴上部。根据测量的数值，可以按下式推算全身体脂含量（Total Body Fat，TBF），计算结果>20％者为体脂过多。

总体脂＝（0.911 37×肱三头肌＋0.178 71×肩胛下＋0.153 81×脐旁－3.601 46）×100％

肱三头肌皮褶厚度正常参考值，男性为 8.3mm，女性为 15.3 mm。实际值达到正常值的 90％以上为正常；80％～90％为轻度营养不良；60％～80％为中度营养不良；小于 60％为重度营养不良。评价标准见表 5－22。

表 5－22　肱三头肌皮褶厚度评价标准（实测值/参考值）

	无皮下脂肪	体脂重度减少	体脂中度减少	体脂轻度减少	正常	肥胖
结果	<5mm	<60％	60％～80％	80％～90％	90％～110％	>120％
参考值	男性 8.3mm，女性 15.3mm					

肩胛下角皮褶厚度，以肩胛下角皮褶厚度与肱三头肌部皮褶厚度之和来判断。评价标准见表 5－23。

表 5－23　肩胛下角皮褶厚度的评价标准（mm）

性别	消瘦	正常	肥胖
男	<10	10～40	>40
女	<20	20～50	>50

4. 上臂围

上臂围是测量骨骼肌含量的指标，与皮褶厚度测量结果合用可以综合反映机体的构成情况。我国成人男性上臂围平均为 27.5cm，女性为 25.8cm。如测量值大于参考值的 90％为营养正常，80％～90％为轻度营养不良，60％～80％为中度营养不良，<60％为重度营养不良。

二、营养水平生化检查

生化检查是借助生理、生化实验手段评价营养状况的临床常用方法，还可用于营养治疗效果的评价。生化检查一般包括营养指标和免疫指标检查。常见的检查内容包括：(1) 血液中营养素或其标志物含量的测定；(2) 血液、尿液中营养素代谢产物含量的测定；(3) 与营养素有关的血液成分或酶活性的测定；(4) 测定血、尿中因营养素不足而出现的异常代谢产物；(5) 进行负荷、饱和及同位素实验。营养状况的实验室检查目前常常测定的样品为血液、尿样等，主要内容如下。

(一) 血红蛋白 (Hb)

采用氰化高铁血红蛋白测定法测定 Hb，血红蛋白正常值成年男性 Hb＞120g/L、成年女性 Hb＞110g/L。成年男性 Hb＜120g/L、成年女性 Hb＜110g/L、孕妇 Hb＜100g/L 即认为贫血。根据血红蛋白降低程度的不同，对成年人贫血划分为 4 级，如表 5-24 所示。

表 5-24　贫血的分级

级别	血红蛋白 (g/L)	临床表现
轻度	120～90 (男)　110～90 (女)	症状轻微
中度	89～60	体力劳动后感到心慌、气短
重度	59～31	卧床休息时也到感到心慌、气短
极重度	＜30	常合并贫血心脏病

(二) 血清白蛋白 (Albumin, ALB)

血清白蛋白是判断蛋白质营养不良的可靠指标，正常值为 35～55g/L，白蛋白/球蛋白比值的正常范围是 1.5～2.5。

由于白蛋白在体内的半衰期较长，急性蛋白质丢失或短期内蛋白质摄入不足时，白蛋白仍可以维持正常，因此白蛋白主要用于评价机体较长时期内的蛋白质营养状况，不宜用于评价短期营养治疗效果。如果白蛋白下降，说明摄入量不足以持续较长时间；持久性降低，说明蛋白质摄入量不足。

(三) 血清前白蛋白

血清前白蛋白又称甲状腺素结合蛋白或维生素 A 转运蛋白，半衰期较短，能比较敏感地反映近期蛋白质营养状况。正常值为 250～500mg/L。但前白蛋白的含量易受多种疾病的影响，如不伴营养不良的感染状态下含量可能下降，肾衰时可能升高等。因此前白蛋白不宜作为高应激状态下的营养评价指标。

(四) 血清铁

血清铁水平不稳定，易受进食状况及其他生理情况的影响，所以不能单用血清铁浓度来判断是否缺铁，应结合其他指标综合判断。当生理性缺铁需要量增加、各种慢性失血引起的铁丢失过多及铁摄入不足时，血清铁降低；而患急性肝炎、恶性贫血、再生障碍性贫血等疾病时，血清铁增高。血清铁测定参考值如表 5-25 所示。

表 5－25　血清铁测定参考值

类别	法定单位（umol/L）	惯用单位（μg/L）
新生儿	18～45	1 000～2 500
婴儿	7～18	400～1 000
儿童	9～12	500～1 200
成年女性	9～29	400～1 500
成年男性	13～31	500～1 600

注：检验方法为亚铁嗪比色法。

（五）血清铁蛋白

血清铁蛋白是检查体内铁缺乏最敏感的指标，其量的多少是判断体内缺铁还是铁负荷过量的指标。测定铁蛋白的方法使用放射免疫法或酶联免疫法。在缺铁早期，血清铁蛋白即可减少，血清铁蛋白为 16～200ug/L（放免法），或血清铁蛋白＜10ug/L。

铁蛋白最主要的功能是储存铁，当发生缺铁性贫血、营养不良时，铁蛋白降低。血清铁蛋白参考值如表 5－26 所示。

表 5－26　血清铁蛋白参考值

类别	法定单位（umol/L）	惯用单位（μg/L）
新生儿	25～200	25～200
1 个月婴儿	200～600	200～600
2～5 个月婴儿	50～200	50～200
6～15 岁儿童	7～140	7～140
成年女性	12～150	12～150
成年男性	150～200	150～200

（六）血清运铁蛋白

血清运铁蛋白的正常值为 2.0～4.0g/L，在肝脏合成。半衰期为 8.8 天，能及时反映内脏蛋白质的急剧变化。但其含量易受多种疾病与体内铁含量的影响。

几种血浆蛋白质的评价标准如表 5－27 所示。

表 5－27　血浆蛋白质评价指标

蛋白质	正常值	轻度缺乏	中度缺乏	重度缺乏
白蛋白（g/L）	35～55	30～35	25～30	＜25
前白蛋白（mg/L）	250～500	150～250	100～150	＜100
运铁蛋白（g/L）	2.0～4.0	1.5～2.0	1.0～1.5	＜1.0

（七）血清视黄醇结合蛋白

血清视黄醇结合蛋白的半衰期非常短（10～12 小时），又称快速反应蛋白，常用于评价近期营养支持疗效。缺点是易受机体其他非营养因素干扰，缺乏特异性。正常值为 40～70μg/L。

（八）血脂

为了及时发现与诊断高脂蛋白血症，协助诊断动脉粥样硬化症、评价动脉粥样硬化疾患、监测评价饮食与药物治疗的效果，常常进行血液血脂的检测。血脂指标一般包括胆固醇、甘油三酯、血浆脂蛋白的测定。

（九）血清甲状腺素（T_3/T_4）、促甲状腺激素（TSH）

血清中甲状腺激素测定包括总 T_3（T T_3）、游离 T_3（FT_3）、总 T_4（T T_4）、游离 T_4（FT_4）。其中总 T_4、FT_4的下降及 TSH 升高是碘缺乏的指征。

（十）血清维生素 A

维生素营养状况可分为五类：缺乏、较少（边缘状态）、充足、过多和中毒。充足状态是指无临床体征，生化指标正常、生理功能完好，体内总储存量足以应付各种各样的应激状态和短期的低膳食摄入。关于缺乏和过多，只凭临床症状往往难以确定。维生素 A 营养状况应根据生化指标、临床表现并结合生理情况、膳食摄入情况综合判定。

（十一）尿负荷试验

水溶性维生素在体内没有特殊的储备组织和器官。当机体处于缺乏状态下一次摄入大剂量时，将首先满足机体的需要，从尿中排出量相对减少；反之，如果机体营养状态良好，则从尿中排出较多。因此可以用尿负荷试验的结果对机体营养状况做出评价。常用负荷试验的维生素有维生素 C、硫胺素、核黄素、烟酸。在实际检测中一般让被测者口服一定量维生素，收集 4h 尿，测定该维生素的排出量，水溶性维生素营养评价如表 5－28 所示。

表 5－28　水溶性维生素营养评价（尿负荷试验）

类别	正常	不足	缺乏
维生素 C	≥10mg	3～10mg	≤3mg
硫胺素	≥200μg	100～200μg	≤100μg
核黄素	≥1 300μg	500～1 300μg	≤500μg
烟酸	3.0～3.9mg	2.0～2.9mg	2.0mg

常用的人体营养水平诊断参考指标及数值常受民族、体质、环境因素等多方面影响，因而是相对的。

同步训练

教师做示范，引导学生对常见的体格测量指标的测量方法进行练习，并熟悉常见指标在营养状况评价中的运用。

项目小结

调查与评价老年人膳食营养状况项目包括老年人膳食调查和老年人营养状况评价两个任务。本项目的主要内容包括膳食调查方法、膳食调查结果评价、营养状况体格测量和营养水平生化检查四个方面。其中，膳食调查结果评价是本项目的重点，要求掌握适合老年人的膳食调查方法，并对膳食调查结果进行分析和评价，为指导老年人的膳食提供依据。营养状况体格测量也是本项目的重点，主要介绍了与人体营养状况评价相关的几个重要的体格测量指标，要求掌握其测量方法并能对老年人的体格测量指标进行评价。

教学做一体化训练

● **重要概念**

膳食调查　体格测量

● **课后讨论**

1. 为什么要进行膳食调查？膳食调查的方法主要有哪些？
2. 如何对膳食调查结果进行分析评价？

● **课后自测**

一、选择题

1. 采用 24 小时膳食回顾法进行膳食调查时，一般连续调查（　　）天。
   A. 2　　B. 3　　C. 5　　D. 7
2. 24 小时膳食回顾法与膳食史法结合的膳食调查方法不适合用于（　　）。
   A. 膳食结构相对稳定的家庭
   B. 膳食组成相对稳定的特定人群
   C. 膳食结构每天都有较大变异的个体
   D. 膳食组成相对稳定的个体
3. 某养老院食堂，早餐有 30 人进餐、午餐有 50 人进餐、晚餐有 20 人进餐，三餐供能比为 30%、40%、30%，计算总人日数为（　　）。
   A. 20　　B. 35　　C. 50　　D. 100
4. 称重记账法膳食调查时，不需要称量记录的是（　　）。
   A. 各种食物的结存量　　B. 购进的食物总量
   C. 食物的熟食　　D. 废弃食物的总量
5. 对膳食调查结果进行膳食结构分析评价的主要依据是（　　）。
   A.《中国居民膳食指南》　　B. 中国居民平衡膳食宝塔
   C. 膳食营养素参考摄入量　　D. 以上都是
6. 早餐饮用 200ml 豆浆，中午再食用 50g 的豆腐皮，则一天的豆类食物的摄入量为（　　）g。
   A. 250　　B. 73　　C. 50　　D. 200
7. 114g 大米（粳米）烧熟后重量为 309g，如果已称量一个人食用米饭 100g，请计算该人食用的米饭相当于生食物大米（　　）g。
   A. 37　　B. 70　　C. 50　　D. 40
8. 常用于膳食、营养与疾病关系研究的膳食调查方法是（　　）。
   A. 24 小时膳食回顾法　　B. 记账法
   C. 称重法　　D. 膳食史法
9. 上臂围是指（　　）。
   A. 肘部的围长　　B. 肩峰至鹰嘴连线中点处的围长
   C. 上臂任何一点处的围长　　D. 上臂最粗处的围长
10. 李大爷，年龄 68 岁，身高 165cm，体重 62kg，请问李大爷属于（　　）体型。
   A. 消瘦　　B. 正常　　C. 超重　　D. 肥胖

二、简答题

1. 常用的膳食调查方法包括哪些？
2. 老年人常用于营养状况评价的体格测量指标包括哪些？
3. 怎样计算体质指数（BMI）？我国成年人 BMI 的正常范围是多少？

三、案例分析题

1. 65 岁的林奶奶一日的膳食情况调查如表 5-29 所示。

表 5-29　林奶奶一日膳食

餐别	食物名称	用量
早餐	馒头（96g）	面粉 60g
	牛奶	250ml
午餐	莴笋炒肉片	莴笋 150g，猪瘦肉 45g，大豆油 15g
	米饭	大米 100g
晚餐	西红柿炒鸡蛋	西红柿 120g，鸡蛋 60g，大豆油 10g
	馒头（96g）	面粉 60g

请问：

（1）林奶奶这一日内摄入的能量有多少？摄入的三大产能营养素是多少？

（2）评价林奶奶摄入的以上食物构成、摄入营养素是否合理。

（3）该给予林奶奶怎样的膳食营养指导？

2. 吴大爷，64 岁，身高 160cm，体重 72kg，腰围 86cm，臀围 93cm。饮食习惯：喜欢吃油腻食品，尤其喜欢吃红烧肉，每个星期至少 3 次；不喜欢饮用白开水，喜爱含糖果汁；不爱吃蔬菜和水果；进食量较多；喜欢吃花生、瓜子、糖果等零食。运动习惯：不爱运动，一整天坐着的时间居多。

请问：

（1）吴大爷的体质指数、腰臀比值是多少？对其超重和肥胖程度进行判断。

（2）对吴大爷进行膳食指导。

项目六

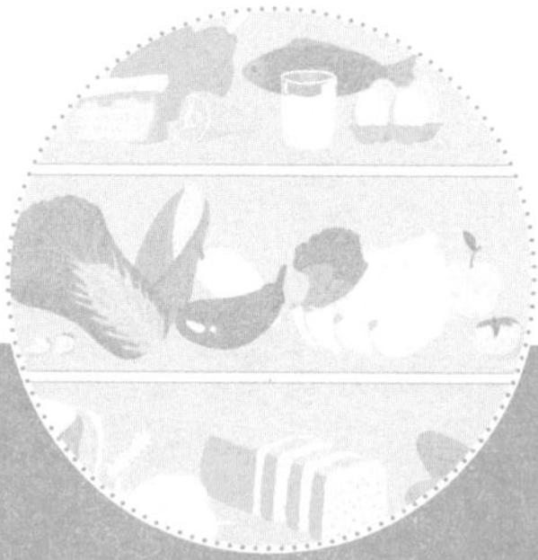

指导慢性疾病老年人合理膳食

学习目标

知识目标

1. 能够说出老年人常见慢性疾病的种类
2. 能够简述老年人膳食与各种慢性疾病之间的关系

能力目标

1. 能够对各种慢性疾病老年人进行营养膳食指导
2. 可以熟练地为慢性病老年人制定一日食谱

俗话说“病从口入”，以前多是指吃了不卫生食品所致。目前营养学专家们一致认为：引发我国居民死亡的前三位疾病（心脑血管疾病、肿瘤、呼吸系统疾病）中的前两位与膳食结构不合理有明显关系，心脑血管、肿瘤、糖尿病等常见慢性病大多是吃出来的。随着生活水平的日益提高，人们的膳食都得到了很大程度的改善，可是肥胖症、高血压、糖尿病、冠心病等慢性疾病的发病率却呈上升趋势，原因就在于人们缺乏正确的饮食营养知识，不能科学合理地用膳，忽略了食物的营养价值及膳食结构不合理给健康带来的危害。

任务一

肥胖症膳食指导

情境导入

张爷爷，68 岁，身高 170cm，自退休以来，体力活动明显减少，体重明显增加，由刚退休时的 70kg 增至 108kg，血压也明显升高，并逐渐出现活动后气急等症状。平时喜欢肉类食品与干果类零食，嗜酒。

任务描述

请分析上述情境中，老年人身体存在的主要问题，并找出其膳食结构的特点与疾病之间的联系。

相关知识

随着人们生活水平的提高和膳食结构的改变，肥胖症人口占比不断增加，肥胖症已成为严重影响国人身心健康的主要公共卫生问题。肥胖症是一种能量摄入超过能量消耗而导致体内脂肪堆积过多达到危害程度的一种慢性代谢性疾病，主要表现为脂肪细胞增多增大，体重增加。肥胖症是老年人常见的疾病，容易导致心血管疾病和糖尿病，影响老年人的生活质量和期望寿命。

一、肥胖症概述

（一）肥胖的判断

肥胖症的判断方法很多，如体质指数（BMI）、腰臀比、标准体重、皮褶厚度等。2003 年 4 月，中华人民共和国卫生部疾病控制司拟订了《中国成人超重和肥胖症预防控制指南》，建议体重指数

24 为中国成人超重的界限，28 为肥胖的界限。

1. 腰围（WC）

腰围用来测定腹部脂肪的分布以评价肥胖程度，男性腰围超过 94cm 或女性腰围超过 80cm 可为向心性肥胖。向心性肥胖亦有人称为中心型肥胖，指的是患者体内脂肪沉积，是以心脏、腹部为中心而开始发展的一种肥胖类型。

2. 肥胖度

肥胖度＝［（实际体重－理想体重）/理想体重］×100％

肥胖度在±10％之内，称为正常适中。肥胖度超过 10％，称为超重。肥胖度为 20％～30％，称为轻度肥胖。肥胖度为 30％～50％，称为中度肥胖。肥胖度超过 50％以上，称为重度肥胖。肥胖度小于－10％，称为偏瘦。肥胖度小于－20％以上，称为消瘦。

3. 皮褶厚度

对于均匀肥胖者来说，以皮下脂肪厚度判断的肥胖程度与用 BMI 判断的肥胖程度大致相同。测量皮下脂肪厚度可在一定程度上反映身体内的脂肪含量。皮褶测量常取的部位为肱三头肌下端（S1）、肩胛骨下角（S2）、髂骨嵴与腋中线交叉处（S3）。连测 3 次，取其均值。最后按相应的公式计算出体脂（F）占体重的百分率（％）。男性大于 25％或女性大于 30％可诊断为肥胖。

（二）老年人肥胖的原因

老年人肥胖的原因主要是中年以后基础代谢消耗的能量降低，体力劳动减少，再加上饮食摄入过多，导致脂肪在体内堆积，这些脂肪大部分分布在皮下、肝脏、腹壁、腹腔的大网膜及肠系膜上，导致肥胖。特别是女性，进入绝经期后内分泌功能减退，新陈代谢降低，更容易发胖。

（三）肥胖的危害

研究表明，老年肥胖常伴有多种疾病，主要有如下几种。

1. 高血压

肥胖者易患高血压，患病率为正常人的 3 倍。随着肥胖程度的增加，患病率进一步增加，同时伴有高脂血症。

2. 冠心病

老年肥胖所带来的高脂血症，使动脉硬化进一步加重，在其他因素的作用下，极易引起冠心病的发生。

3. 糖尿病

长期持续性肥胖，糖尿病的发生概率明显增加。据统计，糖尿病在正常人群中，发生率为 0.7％；体重超过正常 20％者，糖尿病的发生率为 2％；超过 50％者，则糖尿病的发生率为 10％。

4. 胆囊炎、胆石症

肥胖者发生胆石症的危险是非肥胖者的 3～4 倍，而腹部脂肪过多者发生胆石症的危险更大，发生胆石症的相对危险随 BMI 增加而增加。肥胖者胆汁内胆固醇过饱和、胆囊收缩功能下降是胆石症形成的主要因素，另外，由于胆石症经常合并胆囊炎，因此急、慢性胆囊炎也在肥胖者中多见，急性胰腺炎也是可能的并发症。

5. 其他

肥胖者的免疫力低下，常易发生细菌性合并病毒性感染，一旦发生，则恢复较慢。肥胖者骨关节疾病、痛风症的发病率明显上升。

二、肥胖症合理膳食

老年人想要避免肥胖，保持理想的体重，首先需要合理的饮食管理，改变不合理的饮食结构和习惯。肥胖症饮食治疗要本着个体化的原则，根据肥胖症患者家族史、个人饮食习惯、社会环境因素、食欲大小和体力活动强度制订切实可行的个体化和长期性饮食治疗计划。

（一）防治老年肥胖的饮食原则

1. 控制总能量摄入量

随着年龄的增长，老年人每日消耗的热能逐渐减少，长期控制能量的摄入量和增加能量的消耗是肥胖症的基础治疗。当前，最有效的减肥方法仍然是控制饮食和增加体力活动，这能够改善糖耐量，降低胰岛素分泌，促进脂肪分解，以维持体内的平衡。对能量的控制要循序渐进，逐步降低，如轻度肥胖者，按每月减轻体重 0.5～1kg 为宜，中度肥胖者每周减轻体重 0.5～1kg。控制热能的摄入量时，还要做到营养平衡，合理安排蛋白质、脂肪和碳水化合物，保证无机盐和维生素的充足供应。

2. 保证蛋白质摄入的质和量

老年人在控制热能减肥时，每日应至少供给 1g 蛋白质/kg 体重，尤其要供给充分的优质蛋白质，如瘦肉、蛋类、鱼虾、脱脂奶、豆制品、禽类等。以素食为主的老年人，因植物性蛋白利用率相对较低，则每 kg 体重摄入蛋白质应增至 1.3g 左右。总体来说，减肥膳食中蛋白质的供能比应为 16％～25％。充足的蛋白质供给，可避免老年人出现体质虚弱、抵抗力下降等问题。

3. 控制脂肪摄入的质和量

每日膳食脂肪摄入量以不超过 60g 为宜。脂肪占总热能的 20％～25％，要控制烹调油的用量，每日用烹调油 10～20g，以含不饱和脂肪酸较多的植物油为好，如豆油、花生油、玉米油、芝麻油等，应尽量减少含饱和脂肪酸较多的动物性脂肪的摄入，如肥肉、奶油、动物油脂等。另外老年人还应少吃胆固醇含量高的食物，如动物内脏、蛋黄、鱼卵等，每日胆固醇摄入量不应超过 300mg。

4. 碳水化合物的供给要适量

碳水化合物应限制在占总热能的 40％～55％，不可极度控制，防止酮症的出现，应以谷类食物为主要来源，每日应摄入 150～250g。应控制单糖和双糖食物如蔗糖、麦芽糖、果糖、蜜饯及甜点心等，尽量不吃这类食物，因为这类食物容易引起脂肪沉积。谷类食物应以杂粮为主，杂粮含膳食纤维多，如燕麦片，每 100g 燕麦片含膳食纤维 10.8g，是精米、精面的几十倍，使人有饱腹感，不会摄取过量，而且可以延缓食物消化吸收的速率，控制体重，减轻肥胖。

5. 低盐膳食

每日盐摄入 3～5g，包括酱油、酱菜等食物中的食盐量。低盐膳食有利于减少水潴留，使体重下降，且对防治高血压等肥胖并发症有利。

6. 高纤维膳食

老年人由于肠壁肌肉的紧张性降低，消化道运动能力减弱，容易发生便秘。富含纤维素的食物如粗粮、蔬菜、水果、豆类和藻类等，不仅有利于通便，而且具有防治老年人高血脂、动脉粥样硬化、糖尿病的作用。高纤维膳食可减少热能摄入并产生饱腹感。

7. 其他

保证膳食中维生素的充分供应，控制饮酒。三餐分配要合理，合理安排一日三餐的时间及食量，进餐要定时定量。早餐提供的能量应占全天总能量的25%～30%，午餐应占30%～40%，晚餐应占30%～40%。一般情况下，早餐安排在6:30—8:30，午餐在11:30—13:30，晚餐在18:00—20:00为宜。

（二）肥胖老年人饮食调理食谱举例（1 200 千卡能量）

早餐：1杯不加糖的脱脂牛奶，4片苏打饼干，1个中等大小煮鸡蛋。

上午加餐：1个中等大小的新鲜西红柿。

中餐：50g米饭，清炒茼蒿，烩鸡片银耳黄瓜。

下午加餐：无糖燕麦片25g冲服。

晚餐：紫米粥，醋熘茄丝，蔬菜沙拉。

同步训练

根据情境导入案例，教师引导学生分组讨论并正确汇报该老年人身体存在的主要问题，找出膳食营养致病因素。

任务二

糖尿病膳食指导

情境导入

李爷爷，69岁，身高175cm，体重80kg，退休在家。2个月前无明显诱因食量逐渐增加，由原来的每天450g主食增加到每天550g，最多达800g，而体重却逐渐下降，2个月内体重减轻了3kg以上，同时出现口渴、喝水多、尿量增多症状。为此到医院就诊。实验室检查：尿糖（++），空腹血糖10.78mmol/L。初步诊断：糖尿病Ⅱ型。

任务描述

请为糖尿病老年人进行合理膳食指导，并为该老年人制定一日食谱。

相关知识

全国进行的多次糖尿病流行病学调查显示，老年糖尿病患病率明显升高。国内外研究显示，65～79岁年龄段的糖尿病发病率最高，80岁以后趋缓，提示进入老年是罹患糖尿病的高风险期。

一、糖尿病概述

糖尿病是一种多病因的代谢性疾病，特点是慢性高血糖，伴随因胰岛素分泌或作用缺陷引起的糖、脂肪和蛋白质代谢紊乱。持续高血糖与长期代谢紊乱等可导致全身组织器官，特别是眼、肾、心血管及神经系统的损害及其功能障碍和衰竭，严重者可引起酮症酸中毒和高渗昏迷。

糖尿病分Ⅰ型糖尿病、Ⅱ型糖尿病、妊娠糖尿病及其他特殊类型的糖尿病，在糖尿病患者中，Ⅱ型糖尿病所占的比例约为95%，是成人发病型糖尿病，多在35岁之后发病。Ⅰ型糖尿病是一种自身免疫疾病，多发生于儿童、青少年，因胰岛素分泌缺乏，依赖外源性胰岛素补充以维持生命。

（一）糖尿病的病因

1. 遗传

Ⅰ型或Ⅱ型糖尿病均存在明显的遗传性，Ⅱ型更强，中国人属于Ⅱ型糖尿病的易患人群。

2. 肥胖

进食过多，体力活动减少导致的肥胖是Ⅱ型糖尿病最主要的环境因素，使具有Ⅱ型糖尿病遗传易感性的个体容易发病，80%的糖尿病患者有肥胖的病史。

3. 年龄

老年人糖尿病患病率高。

4. 其他

吸烟、免疫异常等。

（二）糖尿病的表现及诊断标准

1. 糖尿病的典型表现

三多一少症状，即多尿、多饮、多食和消瘦。

2. 糖尿病的诊断标准

（1）糖尿病：有典型糖尿病症状（多尿、多饮和不能解释的体重下降）者，任意血糖≥11.1mmol/L；或空腹血糖≥7.0mmol/L者。

（2）正常：空腹血糖＜6.11mmol/L，并且餐后2h血糖＜7.77mmol/L。

（3）糖耐量异常：餐后2h血糖＞7.77mmol/L，但＜11.1mmol/L时为糖耐量损伤（IGT）；空腹血糖≥6.11mmol/L，但＜6.99mmol/L时为空腹血糖损伤（IFG）。

二、糖尿病老年人合理膳食

饮食治疗是治疗糖尿病的基础疗法，是一切治疗方法的前提，不论糖尿病属何种类型，病情轻重或有无并发症，是否用胰岛素或口服降糖药治疗，都应该严格进行并长期坚持饮食控制。通过平衡膳食，配合运动和药物治疗，可将血糖控制在理想范围，并可全面控制代谢，达到维持理想体重，保证充沛的体力，有效防治各种糖尿病急、慢性并发症的目的。

（一）饮食一般原则

合理控制总热能，热能摄入量以达到或维持理想体重为宜；平衡膳食，选择多样化、营养合理的食物，放宽对主食类食物的限制，减少单糖及双糖的食物，限制脂肪摄入量，适量选择优质蛋白质，增加膳食纤维摄入，增加维生素、矿物质摄入；提倡少食多餐，定时定量进餐。

1. 合理控制总热量

以个人饮食习惯为基础，结合病情、年龄、身高、实际体重、活动强度、季节等情况制定总热量。

2. 营养素的分配和食品的选择

糖尿病老年人应选择血糖生成指数较低的食物，详见项目一任务四碳水化合物认知部分。

（1）碳水化合物：每日摄入的碳水化合物转化的能量应占总能量的50%～65%，放宽对主食的限制，减少单糖摄入量。米、面、玉米、薯类等主食中的淀粉为多糖，不会使血糖急剧增加，并且饱腹感强，应作为热量的主要来源。膳食纤维也是多糖，可延缓血糖、血脂吸收，保持大便畅通，并减少饥饿感，应增加每日膳食纤维的摄入，每日25～30g。

（2）蛋白质：糖尿病患者每日蛋白质的需要量为1.0g/kg，约占总能量的15%，其中优质蛋白质应占总蛋白质摄入量的1/3以上。

（3）脂肪：占总能量较适合的比例为20%～25%。脂肪摄入不易产生饱腹感，因此常容易超量食用，可能增加胰岛素抵抗，降低胰岛素敏感性，使血糖升高。高脂食物包括各种烹调油脂、黄油、动物油、动物外皮，还有看不见的脂肪，如肉、禽、鱼、奶制品、蛋黄，以及坚果类食物，如花生、瓜子、核桃、芝麻酱以及油炸食品、汉堡包等。脂类食物中还应限制胆固醇，一般主张胆固醇的限量为每日低于300mg，故糖尿病人应不吃或少吃动物内脏，如心、肝、肾、脑等，因这类食物都富含较高的胆固醇。

（4）维生素、矿物质：糖尿病及其慢性并发症与维生素、矿物质关系密切，糖尿病患者往往缺乏维生素、矿物质。应多摄取粗粮、干豆、蛋类、绿叶蔬菜等富含B族维生素的食物，以及新鲜蔬菜、水果等富含维生素C的食物，注意补充钙质。钠盐应限制在5g/d。铬参与葡萄糖耐量因子的组成，菌菇类、牛肉、粗粮中较多。锌与胰岛素活性有关，常见于粗粮、豆制品、海产品、红肉中。

（5）多饮水，限制饮酒：糖尿病多尿，会带走较多的水分，患者往往缺水，而且适当多饮水还可以稀释血糖，因此糖尿病人可以适当多饮水。酒中含的酒精热量很高，1g酒精产热7kcal，不含其他营养素，并增加肝脏负担。空腹饮酒还易出现低血糖，尤其是注射胰岛素或口服磺脲类降糖药物者。

（二）糖尿病老年人饮食设计

（1）餐次安排：宜少食多餐，一日不少于三餐，注射胰岛素或易发生低血糖者，要求在三餐之间加餐，既保证吸收，又减轻对胰岛的负担。早餐量要少，上午肝糖原分解旺盛，易发生早餐后高血糖。日三餐比可为1/5、2/5、2/5。进餐时间要规律，少吃零食。

（2）烹调方法：多采用蒸、煮、烧、烤、凉拌的方法，避免食用油炸的食物。

（三）糖尿病老年人一日食谱举例

男性，65岁，身高170cm，体重85kg，退休在家，患糖尿病多年，采用口服药+饮食治疗，未出现明显并发症。

制定食谱步骤：

计算标准体重：170－105＝65kg

判断患者体型：实际体重 85kg，比标准体重超 30%，属肥胖。

判断体力劳动程度：退休在家属轻体力劳动。

计算每日所需总热量：每日应摄入热能标准为 20～25kcal/kg 体重。

全天所需总热量：65×20－25＝1 300－25＝1 275kcal

根据饮食习惯和嗜好选择并交换食物，将饮食安排至各餐次中，制定平衡膳食。

早餐：豆浆（250g）、花卷（标准粉 25g）、拌笋丝（莴笋 50g）、煮鸡蛋（鸡蛋 50g）。

加餐：苹果（100g）。

中餐：杂粮窝头（玉米面 30g、荞麦面 30g、豆面 20g）、炒三丁（青椒 100g、茭白 100g、鸡肉 25g）、番茄豆腐汤（番茄 50g、豆腐 50g）。

加餐：牛奶（300ml）。

晚餐：米饭（大米 75g）、青笋鸡丝（青笋 100g、鸡肉 25g）、清蒸鱼（鲤鱼 50g）、丝瓜汤（丝瓜 50g）。

加餐：草莓（50g）。

烹饪油 15g/d、盐 5g/d。

同步训练

根据情境导入案例，教师引导学生分组讨论并为李爷爷制定一日食谱。

任务三

心脑血管疾病膳食指导

情境导入

王奶奶，68 岁，最近 1 年多来劳累后时有胸口疼痛不适症状，为压迫、烧灼样，手掌范围大小，可放射至左肩背部，休息后缓解，无明显头痛、头晕不适。为明确原因到医院检查，医生诊断为心绞痛。该患者有 20 余年吸烟史，无饮酒嗜好，平时爱吃猪油。

任务描述

请分析上述情境导入中王奶奶身体存在的主要问题，并对其给予合理的膳食指导。

相关知识

一、心脑血管疾病概述

心脑血管疾病是心脏血管和脑血管的疾病统称。心脑血管疾病具有“发病率高、致残率高、死亡率高、复发率高，并发症多”的特点。2021 年，心血管病死亡占我国城乡居民总死亡原因的首位，农村为 46.74%，城市为 44.26%。推算心血管病现患人数 3.30 亿，其中脑卒中 1 300 万，冠心病 1 139 万，肺源性心脏病 500 万，心力衰竭 890 万，心房颤动 487 万，风湿性心脏病 250 万，先天性心脏病 200 万，下肢动脉疾病 4 530 万，高血压 2.45 亿。心脑血管疾病发病因素与吸烟、缺少锻炼有关，在营养方面，与热能摄入过多引起的肥胖及饱和脂肪酸、胆固醇、蔗糖、动物性食物摄入过多，蔬菜及膳食纤维摄入过少，维生素 C、B_6、PP 及硒等缺乏有关。

（一）高血压

高血压是最常见的心血管疾病，是全球范围内的重大公共卫生问题，不仅患病率高、致残率高、死亡率高，而且可引起心、脑、肾并发症，是冠心病、脑卒中的主要危险因素。

1. 高血压的定义及分类

（1）定义。高血压是一种以动脉压升高为特征，可伴有心脏、血管、脑和肾脏等器官功能性或器质性改变的全身性疾病。在未用抗高血压药的情况下，收缩压≥140mmHg 和/或舒张压≥90mmHg 即可诊断为高血压。

（2）分类。根据病因可将高血压分为原发性高血压和继发性高血压。原发性高血压是指病因尚不清楚而以血压高为主要表现的一种独立性疾病，故又称高血压病，可能由遗传、吸烟、饮酒、过量摄盐、超重、精神紧张、缺乏锻炼等因素导致，占所有高血压病人的 90%以上，目前，尚难根治，但能控制。继发性高血压的血压升高有明确原因，是某种疾病的临床表现之一，故又称症状性高血压，占 5%～10%。

2. 高血压的表现

高血压根据病程可分为缓进型和急进型，前者又称为良性高血压，大多数患者属于此型。主要表现如下：

（1）起病隐匿，病情发展缓慢，常在体检时发现。

（2）早期血压时高时低，受情绪、生活变化影响明显。

（3）血压持续高，可伴有头疼、头晕、头颈疼痛等症状。

（4）长期高血压可引起肾、心和眼睛的变化。

3. 高血压的分级

正常血压：收缩压<120mmHg 和舒张压<80mmHg。

正常高值：收缩压 120～139mmHg 和/或舒张压 80～89mmHg。

高血压：收缩压≥140mmHg 和/或舒张压≥90mmHg。

1 级高血压：收缩压 140～159mmHg 和/或舒张压 90～99mmHg。

2 级高血压：收缩压 160～179mmHg 和/或舒张压 100～109mmHg。

3 级高血压：收缩压 ≥180mmHg 和/或舒张压≥110mmHg。

单纯收缩期高血压：收缩压≥140mmHg 和舒张压＜90mmHg。

4. 膳食因素与高血压的关系

（1）超重与肥胖：超重者患高血压的危险性比体重正常者高 2～6 倍。因此控制体重对肥胖的高血压病人非常重要。

（2）盐摄入过多：低钠摄入者一般不易发生高血压，而在高盐摄入地区高血压发病率高，且脑卒中是高血压病人的主要死因。钠引起高血压的机制尚不清楚，可能是过多的钠进入机体后，刺激“肾素—血管紧张素—醛固酮系统激素”分泌增加，引起细小动脉痉挛，从而血压升高。同时，由于钠盐吸附水分，大量钠盐进入体内，在肾脏的保钠排钾功能作用下水钠潴留，血容量增加，导致血压升高。

（3）蛋白质和脂肪摄入不当：不同来源蛋白质对血压的影响不同，植物性蛋白质可使原发性高血压和脑卒中的发病率降低，摄入过多脂肪可引起肥胖症和原发性高血压。

（4）维生素缺乏：B 族维生素和维生素 C 具有改善脂质代谢、保护血管壁结构和功能的作用；维生素 B_6、维生素 B_{12}、叶酸可促进同型半胱氨酸的正常代谢。

（5）饮酒：5％～7％的高血压病人是由饮酒所致。饮酒与血压之间呈一种“J”形关系，推测酒精可能在低剂量时是血管扩张剂，而在剂量较高时是血管收缩剂，并刺激交感神经系统，以及多量饮酒时钙、镁、钾和维生素 C 等保护血管的营养素摄入减少。

（二）冠心病

冠心病又称缺血性心脏病，是指供给心脏营养物质的冠状动脉血流减慢，血管发生严重粥样硬化或痉挛，使冠状动脉狭窄或形成血栓，造成管腔闭塞，导致心肌缺血、缺氧而引起的心脏病。

1. 冠心病的危险因素

吸烟、高血压、高血脂、肥胖、缺少体力活动、遗传等，其中吸烟、高血压及高脂血症是三个主要的危险因素。

2. 冠心病的临床类型及主要表现

（1）隐匿型：患者无临床症状，但有心肌缺血的心电图改变或有放射性核素心肌显像改变。此型亦称无症状性冠心病。

（2）心绞痛：是冠状动脉供血不足、心肌急剧、暂时的缺血缺氧所引起的临床综合征。患者有阵发性的胸骨后压榨样疼痛，可放射至心前区与左上肢，常发生于劳动或情绪激动时，持续数分钟，休息或用硝酸酯制剂后缓解。

（3）心肌梗死：此型病情危重，为冠状动脉阻塞、心肌急性缺血性坏死所引起。患者有剧烈而持久的胸骨后疼痛、发热和进行性心电图变化，可发生心律失常、休克或心力衰竭。

（4）缺血性心肌病：长期心肌缺血所导致的心肌逐渐纤维化，表现为心脏增大、心律失常和（或）心力衰竭。

（5）猝死：突发心脏骤停而死亡，多为心脏局部发生电生理紊乱或起搏、传导功能发生障碍，引起严重心律失常所致。

3. 膳食因素与冠心病的关系

（1）脂类：脂肪与动脉粥样硬化的关系主要体现在对血浆胆固醇和甘油三酯的影响上。血浆胆固醇含量与冠心病的发病率和死亡率呈正相关，膳食中胆固醇含量与血浆胆固醇水平呈明显正相关。饱和脂肪酸尤其是碳链长度为12～16的饱和脂肪酸，被认为有升高血胆固醇的作用，而单不饱和脂肪酸一般认为不会促进血浆胆固醇水平的升高。多不饱和脂肪酸有降低血浆胆固醇水平的作用。高反式脂肪酸摄入量可增加冠心病的危险性。

（2）碳水化合物：高密度脂蛋白胆固醇（HDL－C）水平降低及甘油三酯（TG）升高是冠心病的危险因素。膳食碳水化合物供能比与HDL－C水平呈负相关，高淀粉膳食，只要不伴随体重降低，都有降低血HDL－C水平和升高甘油三酯水平的作用。低血糖指数膳食可增加Ⅱ型糖尿病病人对胰岛素的敏感性，降低血胆固醇、低密度脂蛋白胆固醇（LDL－C）水平，可溶性膳食纤维在水中可形成胶状，并具有较强的降低血浆LDL－C水平的作用。

（3）维生素、矿物质：维生素C和B族维生素具有改善脂质代谢、保护血管结构与功能的作用。镁是心血管系统的保护因子，为维护心脏正常功能所必需，缺镁易发生血管硬化、心肌损害，软水地区居民心血管疾病发病率高，与饮水中含钙、镁少有关。

（三）脑卒中

1. 定义和分类

脑卒中俗称中风，又称脑血管意外。凡因脑血管阻塞或破裂引起的脑血流循环障碍和脑组织功能或结构损害的疾病都可以称为脑卒中。

缺血性脑卒中占脑卒中患者总数的60%～70%，主要包括脑血栓形成和脑栓塞。前者是由于脑动脉系统中的粥样硬化和血栓形成使动脉管腔狭窄或闭塞导致脑组织局部动脉血液灌注减少或终止所引起的局部脑组织坏死。后者脑部的血管本身无病变，大多数的栓子来源于心、肺，以风湿性心脏病、二尖瓣狭窄、冠状动脉硬化性心脏病伴有房颤时左房内附壁血栓脱落形成栓子最多见。不论是脑血栓形成还是脑栓塞可统称为脑梗死。出血性脑卒中根据出血部位不同又分为脑出血和蛛网膜下腔出血。脑出血是由于脑内动脉破裂，血液溢出到脑组织内引起颅内压升高。蛛网膜下腔出血则是脑表面或脑底部的血管破裂，血液直接进入蛛网膜下腔和脑池中。

无论哪种类型的脑卒中，都会造成不同范围、不同程度的脑组织损害，因而产生多种多样的神经精神症状，严重的还会危及生命，治愈后多留有后遗症。

2. 脑卒中危险因素

（1）高血压：是最主要的危险因素，血压的高低与脑卒中的发生率呈正相关。

（2）心脏病：各种原因所致的心脏损害，如风湿性心脏病、二尖瓣狭窄、冠状动脉硬化性心脏病以及先天性心脏病均可增加脑卒中的危险，在任何血压水平上，有心脏病的人患脑卒中的危险性增加2倍以上。

（3）糖尿病：糖尿病患者发生脑卒中的概率是健康人群的4～10倍；在发病年龄上，糖尿病患者发病较普通人群提早10～20年。

（4）血脂异常：高胆固醇血症、低密度脂蛋白增高以及高密度脂蛋白降低都是危险因素。

（5）吸烟、饮酒：脑卒中危险性与持续吸烟的量和吸烟历史长短有关。少量饮酒并不对发生脑卒中构成危险，但长期过量饮酒增加出血性脑卒中的危险已得到公认。

二、心脑血管疾病膳食指导

（一）防治高血压合理膳食

1. 高血压的膳食营养防治

（1）控制能量摄入，维持理想体重。

减轻体重对各型高血压患者均有效。减肥可降低血压，而且有利于降低血糖和血脂；减肥与药物治疗有协同作用，可作为药物治疗的辅助措施。因此超过理想体重15%以上的高血压患者都应控制能量摄入，维持理想体重。

（2）使用低钠高钾膳食。

对高血压患者，推荐用适量限盐膳食。适量限盐膳食足以使大部分1级高血压患者血压达到正常，用药患者限盐可提高降压药物的有效性。适当增加钾的摄入量，多吃香蕉、橘子汁、花生、豆类及其制品。

（3）补钙、镁。

补钙对原发性高血压治疗有一定作用，以供给1g/d为宜。高血压患者宜选用低脂奶粉和含镁丰富的食品，如绿色蔬菜、粗粮、干豆、用胆水（主要含氯化镁）制作的豆腐、坚果等植物性食物。

（4）以植物性食物为主，限制脂类摄入。

含膳食纤维高的食物，如标准粉、玉米、荞麦、小米等可促进肠蠕动，加速胆固醇排出，对防治原发性高血压有利。蔬菜、水果富含维生素C等多种维生素，可改善心脏功能和血液循环。脂肪供给量为40～50g/d，同时患高脂血症及冠心病者，应限制动物脂肪的摄入。

（5）限制饮酒。

2. 防治高血压食物选择

（1）多吃降血压、降血脂的食物。

能降血压的食物：芹菜、胡萝卜、番茄、荸荠、黄瓜、木耳、海带、香蕉等。能降血脂的食物：山楂、香菇、大蒜、洋葱、海鱼、绿豆等。草菇、平菇、蘑菇、银耳等食物营养丰富，味道鲜美，对防治高血压、脑出血、脑血栓有较好效果。

（2）禁忌食物。

所有过咸食物及腌制品、蛤贝类、虾米、皮蛋，含钠高的绿叶蔬菜，烟、酒、浓茶、咖啡以及辛辣的刺激性食品均在禁忌之列。

（3）注意营养素与药物的相互作用。

治疗高血压时，常用单胺氧化酶抑制剂如帕吉林（优降宁）等，用药期间患者不宜食用高酪胺食物，如扁豆、蘑菇、腌肉、腌鱼、干酪、酸牛奶、香蕉、葡萄干、啤酒、红葡萄酒等。这是因为酪胺可能使去甲肾上腺素大量释放，使血压急剧升高而发生高血压危象。进行降血压治疗时，患者不宜服用天然甘草或含甘草的药物，因甘草酸可引起低钾血症和钠潴留。

（二）防治冠心病合理膳食

冠心病的基础病变大多为动脉粥样硬化，多数患者伴有高脂血症及肥胖症。因此，在冠心病的防治中绝不可忽视饮食疗法，只有将饮食、运动及药物疗法紧密结合起来，才能发挥有效预防和控制冠心病的积极作用。

1. 冠心病的膳食营养防治

（1）注意总热量平衡，保持理想体重。日常生活中一日三餐要有规律，不要过饥或过饱，有一基本的定量，具体定量依据平时饮食习惯。另外要注意食品品种丰富，不可过分单调和偏食。这样才能做到膳食营养均衡，热能相对平衡。如果伴有肥胖症，就要注意控制体重，通过限食及运动相结合使体重降下来，至少应使体重不再增加。

（2）限制碳水化合物（糖类）的过量摄入，尤其是单双糖的摄入量。碳水化合物在总热量中构成比应为50%～65%，是主要的热能物质。如果大量摄入糖类特别是单双糖，则易使甘油三酯升高，促进动脉粥样硬化发生。而普通饮食中的谷类、稻米、小麦等所含为多糖，多糖对甘油三酯的影响不明显，并且含大量多糖的谷物常富含膳食纤维，有降低甘油三酯和胆固醇的效果。因而，每日主食应以谷米为主，不要过分强调精米细面，并且要少吃高糖、高脂食品。

（3）限制饱和脂肪酸，增加不饱和脂肪酸。对于脂类的摄入，总的原则是低脂饮食，使脂肪比例仅占总热量的15%～25%，其中饱和脂肪酸与不饱和脂肪酸的比值为1～1.5，胆固醇控制在每日300mg内。动物脂肪主要含饱和脂肪酸，摄入过多可使总胆固醇升高，应加以限制。豆油、菜籽油、芝麻油、花生油、米糠油及鱼油等富含不饱和脂肪酸，长期摄入可降低胆固醇及甘油三酯水平。这些油具有保护心脏和预防动脉粥样硬化的作用，可作为机体脂类的主要来源及烹调食物的主要用油。

（4）增加水果、蔬菜的摄入量，以增加膳食纤维和维生素的摄入。对于冠心病患者来说，每日主食的总量可比健康人少一些，但水果、蔬菜不能少。水果和蔬菜中含有丰富的膳食纤维和维生素，其中可溶性纤维素具有降血脂和保护血管的作用，维生素C、维生素E、维生素A也能保护心血管，对预防冠心病极为有益。

（5）低盐及适宜蛋白质。一方面食盐摄入量与冠心病发病呈正相关，另一方面高血压与冠心病常相伴而行，因而冠心病患者不宜摄盐过多，每日在5克以下为宜。蛋白质与总热量构成比为10%～15%，除少量为动物蛋白外，建议增加植物蛋白的摄入量，如大豆蛋白质，可起到防治动脉粥样硬化和冠心病的积极效应。

2. 冠心病患者在日常饮食中应选择的食物

（1）燕麦：含蛋白质15%、脂肪9%，且富含亚油酸、燕麦胶和可溶性纤维，常食可降低胆固醇，也可使过高血糖下降。

（2）玉米：玉米具有抗血管硬化的作用，脂肪中亚油酸含量高达60%以上，还有卵磷脂和维生素E等，具有降低血清胆固醇，防治高血压、动脉硬化，防止脑细胞衰退的作用，有助于血管舒张，维持心脏的正常功能。

（3）荞麦：荞麦中含有芦丁、叶绿素、苦味素、荞麦碱以及黄酮类物质。芦丁具有降血脂、血压的作用，黄酮类物质可以加强和调节心肌功能，有增加冠脉血流量、防止心律失常等作用。

（4）大豆和花生：大豆及豆制品含有皂草碱类纤维素，具有减少体内胆固醇的作用。花生含有多种氨基酸和不饱和脂肪酸，经常食用可防止冠脉硬化。

（5）洋葱：洋葱含有前列腺素A及可增强纤维蛋白溶解的活性成分，能够扩张血管，降低外周血管和心脏冠状动脉的阻力，对抗体内儿茶酚胺等升压物质以及促进钠盐排泄等作用。实验证明，冠心病患者每日可食用100g洋葱，其降血脂作用较好。

（6）生姜：生姜中主要含有姜油，姜油中的有效成分是油树脂和胆酸螯合物，能够阻止胆固醇吸收，并增加胆固醇的排泄。生姜中的姜醇、姜烯、姜油萜、姜酚等，可促进血液循环。

（7）大蒜：大蒜中含有大蒜精油，精油中含硫化合物的混合物，对血脂过高有明显的降脂作用，大蒜还具解毒功能，每日食用大有好处；除消炎、解毒外，还有预防癌症的功能。

（8）甘薯：甘薯含有丰富的糖类、维生素 C 和胡萝卜素，可提供大量的粘多糖和胶原物质，这类物质能够有效地维持人体动脉血管的弹性，保持关节腔的润滑，防止肾脏结缔组织萎缩。常吃甘薯能够防止脂肪沉积、动脉硬化等。

（9）茄子：茄子含有丰富的维生素，紫色茄子还含有维生素 PP。常吃茄子可以防止胆固醇升高，茄子纤维中含有皂草碱，可增加微血管的弹性。

（10）胡萝卜：胡萝卜含有丰富的胡萝卜素和多种营养素，实验证明可增加冠状动脉血流量，降低血脂，促进肾上腺素合成，因此具有降血压、强心等作用。

（11）芹菜：芹菜主要含有挥发油、甘露醇等，具有降压、镇静、健胃、利尿等作用。

（12）韭菜：韭菜含有丰富的纤维素、挥发性精油和含硫化合物，能够促进肠蠕动，减少胆固醇的吸收，具有降血脂的作用。

（13）菇类和食用菌：蘑菇等食用菌富含蛋白，低脂肪，不含胆固醇，具有明显的降脂降压作用。黑木耳能够防止血栓形成，防止动脉硬化和冠心病。

（14）藻类：海带、紫菜、石花菜等，均含有丰富的矿物质和多种维生素，尤其是褐藻酸盐类具有降压作用，淀粉类的硫酸酯具有降脂功能。

（15）山楂：山楂含有三萜类黄酮类、金丝桃碱等成分，具有降低血清胆固醇、降压作用，又有扩张血管、促进气管纤毛运动、排痰平喘的功能。

（16）茶叶：经常饮茶能够加强毛细血管韧性，促进甲状腺功能，降低血清胆固醇浓度，调整胆固醇与磷脂比值等，能够防治动脉硬化，增强心脏收缩，加快心率，改善心肌功能。

（三）防治脑卒中合理膳食

脑血管病患者的饮食科学合理，可以增加脑血管患者机体的抵抗力，有利于早日康复。脑血管患者饮食的基本原则可归纳为：三多、两适量、四限制。即多吃含钾、钙的食物，多吃新鲜蔬菜、水果；适量补充蛋白质，适量进食海产类食物；限制食物热量，限制脂肪吸收，限制食盐用量，限制刺激性食物。

1. 多吃含钾、钙丰富的食物

土豆、茄子、海带等含钾较高。牛奶、酸牛奶、虾皮等含钙丰富，都是脑血管患者比较理想的食物。

2. 多吃新鲜蔬菜、水果

蔬菜、水果含有丰富的维生素，特别是维生素 C，胡萝卜素，矿物质钙、磷、钾、镁等以及较多的膳食纤维。维生素 C 可以降低胆固醇，增强血管的致密性；钙可防止骨骼和牙齿疏松；镁参与心肌酶的代谢；钾能维持体内渗透压的平衡，参与酶系统的活动，对脑血管起保护作用。建议脑血管患者每天进食新鲜蔬菜的量不少于 400g，水果 200～400g。蔬菜以新鲜、深绿色或黄色为佳。草莓、橘子、猕猴桃含维生素 C 较多，芒果、杏含胡萝卜素多。

3. 适量补充蛋白质

每周吃 2～3 次鱼类蛋白质，可以改善血管弹性和通透性，改善中枢神经系统对血压的调节功能，促使钠离子从尿中排出，从而降低血压，降低脑血管病的发病率。建议多吃富含优质蛋白的食物，如鱼、牛奶、鸡蛋、豆腐等，尽量少吃动物内脏，如肝、肾、鱼子等。如高血压合并肾功能不全时，应限制蛋白质的摄入。

4. 适当进食海产类食物

海鱼含有不饱和脂肪酸，能使胆固醇氧化，从而降低血浆胆固醇，还可延长血小板的凝聚，抑制血栓形成，防止中风。海鱼还含有较多的亚油酸，对增加微血管的弹性、防止血管破裂、防止高血压并发症有一定的作用。另外，海带、紫菜等海产品钾的含量较高，对缓解脑血管病情也有比较好的作用。

5. 限制食物热量

过量摄入碳水化合物，可能在体内转化为甘油三酯，使血脂升高。长期的高血脂，可引起高血压、动脉硬化。脑血管患者体型肥胖者较多，再加上平时运动量较少，因此饮食一定要有节制，不能暴饮暴食。

6. 限制脂肪摄入量

脑血管病患者多数血脂偏高，对脂肪尤其是饱和脂肪的摄入一定要严格限制。肥肉、动物油脂、内脏、奶油、黄油以及胆固醇含量高的食物含有大量的饱和脂肪酸，能使血中的胆固醇、甘油三酯升高，引起动脉硬化。因此这类食物尽量不要食用，以免加重病情。在食用植物油时也要注意用量。

7. 限制食盐用量

膳食含盐量较高，很容易引起高血压，进而导致脑血管病。据报道，在日本北海道地区，居民的食盐用量相当大，每天 15～20g，结果 84％的成人患上了高北海道血压，脑血管病的发病率也很高。我国北方有些地区也有类似情况。对脑血管患者来说，限制食盐用量显得尤其重要，每天用盐量应该降到 5g 以下。

8. 限制刺激性食物

尽量少吃辛辣食物，酒精和咖啡更应该尽量不沾。酒精对血管起扩张作用，使血流加快，脑血流量增加，因此酒后常常出现急性脑出血发作。咖啡不但具有兴奋作用，而且可以引起脑血管收缩，使大脑血流量逐渐减少。所以脑动脉硬化、高血压、短暂性脑缺血、脑梗死等疾病的患者，如果饮用咖啡，有引发病情恶化的危险。

同步训练

根据情境导入案例，教师引导学生分组讨论王奶奶存在的主要问题，并给予她科学合理的膳食指导。

任务四

骨质疏松症膳食指导

情境导入

余婆婆现年 80 岁，因高血压、心衰、慢性阻塞性肺疾病等长期卧床，起床翻身都由儿女细心辅助，唯恐其摔倒、跌伤。最近天气多变，偶尔咳嗽几声，家人没在意，但近两天她总说胸口疼，呼吸困难，到医院就诊，检查发现有三根肋骨骨折。

任务描述

请分析上述情境中老年人为什么这么容易发生骨折，并给予合理的膳食指导。

相关知识

骨质疏松症已成为我国面临的重要公共卫生问题，我国 60 岁以上的老年人骨质疏松症患病率为 30%左右，其中男性为 8%，女性高达 45.9%。目前公认的骨质疏松症诊断标准是基于 DXA 测量的结果，其主要测量部位是中轴骨，包括腰椎和股骨近端。

一、骨质疏松症概述

（一）骨质疏松症的定义

骨质疏松症是一种骨量减少，骨组织微结构破坏，骨骼脆性增加和易发生骨折的全身性疾病。骨骼是活的组织，不断地新陈代谢，旧的骨质被吸收，由新组成的骨质所代替，吸收期过多或过快，骨质疏松症便会出现。皮质骨逐渐变薄，松质骨的骨小梁逐渐消失，孔隙不断变大及增多，形成“骨质疏松症”。骨质疏松症是一种与增龄相关的骨骼疾病，随着年龄增长发病率增高，其最严重的后果是骨质疏松性骨折。

（二）骨质疏松症的危险因素

1. 饮食

骨量的维持很大程度上依靠营养及矿物质的补充，蛋白质及钙尤为重要。钙摄入减少、吸收不良、排出增加是造成负钙平衡的主要原因。中国人膳食以谷物为主，钙含量不高，长期低钙饮食，导致普遍缺钙。长期蛋白质营养缺乏，造成血浆蛋白降低，其骨基质蛋白合成不足，新骨生成落后，如果同时再有钙缺乏，骨质疏松就会加快出现。维生素 C 是骨基质羟脯氨酸合成不可缺少的，若缺乏即可使骨基质合成减少。维生素 D 能帮助小肠吸收钙，还可以促进骨胶原的合成，加速骨形成，在防治骨质疏松中具有重要作用。

2. 年龄

女性 50～60 岁，男性 60～70 岁发病率会升高，80 岁以上达到高峰。据估计，儿童与青少年在生长发育期间对膳食中钙的吸收率可高达 75%，孕妇可达 50%，成人仅 30%左右。70 岁以后钙的吸收减少，维生素 D 活性降低，调控钙的激素也随年龄而变化，因此，骨质疏松症发病率会升高。

3. 运动

缺乏运动也是危险因素之一。运动能使肌肉收缩，对骨的生长和重建产生积极效应。从骨的横断面进行比较，体力活动多者较体力活动少者骨密度较高。体力活动或体育锻炼，不论对青年人、中年人或老年人，均有益于骨的健康。

4. 性别

雌激素是骨质疏松的保护因素，妇女进入绝经期，雌激素的分泌减少，骨质流失加快。在绝经后的头几年里，骨量流失的速度可达每年 2%～3%，约 5 年以后，流失的速度减慢到每年 1%。因此，女性的骨质疏松发病率较男性的高，骨质疏松发生的年龄也比男性早。在绝经期后若干年内适时补钙，对防止骨钙迅速丢失相当重要。

5. 疾病

许多疾病，如糖尿病、甲亢、肾脏疾病及一些药物（如类固醇激素）等，可导致骨质疏松。

6. 不良习惯

长期酗酒，吸烟，嗜食咖啡因食物，如咖啡、浓茶、可乐等可导致钙质流失。

（三）骨质疏松症的表现

1. 腰酸背痛

腰背痛是原发性骨质疏松症患者最常见的症状，占疼痛患者中的70%～80%。

2. 容易骨折

容易骨折是退行性骨质疏松症最常见和最严重的并发症。

3. 身长缩短、驼背

多在疼痛后出现。脊椎椎体前部几乎多为松质骨组成，而且此部位是身体的支柱，负重量大，容易压缩变形，使脊椎前倾，背曲加剧，形成驼背。驼背不仅会影响外形，还会妨碍肺部扩张，加速肺功能衰退。

4. 其他表现

在安静休息时（如晚间入睡时）会有出虚汗现象；走路较多、爬楼、下肢受凉时，腓肠肌发生抽搐；牙槽骨骨质疏松会出现牙齿松动，进一步发展可致牙齿脱落。

（四）膳食因素与骨质疏松症的关系

1. 钙

钙是骨的主要成分。身体中总钙量的99%存在于骨质之中，成年人全身钙总量为1 000～1 200g。正常人钙的需要量为每天600～1 000mg，即可维持正常钙平衡。老年人每天需要钙1 000～1 500mg。

2. 磷

人体全身磷总量为600～900g，85%～95%存在于骨骼和牙齿中。每人每天磷的推荐摄入量为720毫克。血浆磷浓度不稳定，常受年龄、饮食、代谢等因素的影响而有所波动，但血浆钙、磷之间处于相对恒定状态。

3. 维生素D

成年人每人每日应摄入维生素D10μg，老年人每天需要15μg。人类从食物中可以获得维生素D，但主要来源是通过紫外线照射，使皮肤内的7-脱氢胆固醇转变为维生素D_3。维生素D主要作用于肠、肾、骨，可以刺激肠上皮细胞产生钙结合蛋白，增加钙质在肠内的吸收。

二、防治骨质疏松症的合理膳食

（一）保证钙的摄入

一般成人每天从饮食中需要获得800mg钙，更年期后的妇女和老年人，每天摄入的钙要更高些，以1 000～1 500mg为宜。含钙丰富的食物有：牛奶、鱼类、虾蟹、青菜、乳制品、虾皮、芝麻酱、黑芝麻、海带、木耳、大豆及制品、瓜子、核桃等。

（二）适量摄入磷

每天从食物中摄入 720mg 磷，不宜过高，过高的磷可以引起钙的吸收率降低。

（三）维生素 D 的供给

人体在接受阳光紫外线照射后由皮肤自然生成维生素 D。每天接受 15min 的日光，对人体生成并存储所需的维生素 D 已经足够，但对于绝经后妇女，维生素 D 转化功能减退，因此需要增加日照时间，每日至少半小时，可以选择室外散步、体育锻炼、日光浴等方式。

（四）避免摄入过量的膳食纤维

大量摄入膳食纤维会影响钙的吸收，增加粪钙的排出。因此，每日膳食纤维摄入量为 30g 左右。

（五）避免吸烟、饮酒

应避免吸烟，限制饮酒，以免吸烟、饮酒影响钙和维生素 D 的代谢。

（六）避免过量饮用咖啡、碳酸饮料

过量的咖啡因会阻止钙吸收，碳酸饮料中有大量磷酸盐，会影响钙的吸收。

同步训练

根据情境导入案例，教师引导学生分组讨论余婆婆易发生骨折的原因，并给予她合理的膳食指导。

任务五

高脂血症膳食指导

情境导入

王爷爷，63 岁，身高 170cm，退休在家。一个月前因冠心病发作住院，住院后还检查出高血压和高脂血症。该患者退休前每天的应酬多，酒量好，有近 30 年的烟龄。老伴是典型的贤妻，家务活从不用他插手。王爷爷特别爱吃肉，不管是牛肉、羊肉，还是肥得流油的红烧肉，统统接纳，体重从十年前一直保持在 90kg 左右。

任务描述

请分析上述情境中老年人身体出现问题的原因，并给予合理的膳食指导。

相关知识

人的血液中，血浆内所含的脂类称为血脂，包括胆固醇、胆固醇脂、甘油三酯、磷脂和未脂化的脂酸等多种，由于脂类代谢或运转异常使血浆中一种或多种脂质高于正常的现象称为高脂血症。由于脂质不溶或微溶于水，必须与蛋白质结合以脂蛋白形式存在，因此，高脂血症常为高脂蛋白血症，表现为高胆固醇血症、高甘油三酯血症或两者兼有。高脂血症是动脉粥样硬化的主要发病因素，常因损害重要器官而引起严重的后果，如冠心病、糖尿病、脑血管意外、顽固性高血压及肾病综合征、胰腺炎、结石症、脂肪肝等，动脉硬化的发生和发展与血脂过高有着密切的关系。

一、高脂血症概述

（一）高脂血症的诊断

高脂血症主要根据血浆（清）总胆固醇（TC）、甘油三酯（TG）水平、低密度脂蛋白胆固醇（LDL－C）和高密度脂蛋白胆固醇（HDL－C）浓度进行诊断，见表 6－1。

表 6－1　高脂血症的诊断指标

血脂水平 mg/dL（mmol/L）		分类	血脂水平 mg/dL（mmol/L）		分类
TC	＜200（5.2）	合适范围	LDL－C	＜120（3.12）	合适范围
	201～219（5.23～5.69）	边缘升高		121～139（3.15～3.61）	边缘升高
	＞220（5.72）	升高		＞140（3.64）	升高
HDL－C	＞40（1.04）	合适范围	TG	＜150（1.7）	合适范围
	＜35（0.91）	降低		＞150（1.7）	升高

（二）膳食营养因素对血脂代谢的影响

1. 膳食脂肪和脂肪酸

许多大规模的流行病学调查均证实，人群血清 TC 均值分别与其膳食总脂肪和饱和脂肪酸所占能量的比例呈显著正相关。我国调查资料表明，当动物性食品和油脂消费量增加，脂肪提供的能量增加 5%，人群平均血胆固醇水平升高 10%。虽然含饱和脂肪酸高的食物可导致 TC 升高，但是饱和脂肪酸碳链的长度不一样，对血脂的影响也不同。

（1）饱和脂肪酸：饱和脂肪酸可以显著升高血浆 TC 和 LDL－C 的水平，但是不同长度碳链的饱和脂肪酸对血脂的作用不同。碳原子少于或等于 12、大于或等于 18 的饱和脂肪酸对血清 TC 无影响，而含 12～16 个碳原子的饱和脂肪酸可明显升高男性和女性的血清 TC、LDL－C 水平。

（2）单不饱和脂肪酸：动物实验和人群研究均证实单不饱和脂肪酸有降低血清 TC 和 LDL－C 水平的作用，同时可升高血清 HDL－C，膳食中单不饱和脂肪酸主要是油酸。

（3）多不饱和脂肪酸：包括 n－6 的亚油酸、n－3 的 α－亚麻酸以及长链的 EPA 和 DHA。研究表明，用亚油酸和亚麻酸替代膳食中的饱和脂肪酸，可使血清中 TC、LDL－C 水平显著降低，并且不会升高 TG。

（4）反式脂肪酸：反式脂肪酸是在氢化油脂中产生的，如人造黄油。增加反式脂肪酸的摄入量，可使 LDL－C 水平升高，HDL－C 降低，使 TC/HDL－C 比值增高，LDL－C/HDL－C 比值增加，以及脂蛋白（a）升高，明显增加心血管疾病的危险性，反式脂肪酸致动脉粥样硬化的作用比 SFA 更强。目前认为反式脂肪酸应＜1％总能量。

2. 膳食碳水化合物

进食大量糖类，使糖代谢加强，细胞内 ATP 增加，使脂肪合成增加。过多摄入碳水化合物，特别是能量密度高、缺乏纤维素的双糖或单糖类，可使血清 VLDL－C（极低密度脂蛋白胆固醇）、TG、TC、LDL－C 水平升高。高碳水化合物还可使血清 HDL－C 下降，膳食碳水化合物摄入量占总能量的百分比与血清 HDL－C 水平负相关。我国膳食中碳水化合物的含量较高，人群中甘油三酯血症较为常见。膳食纤维有调节血脂的作用，可降低血清 TC、LDL－C 水平。可溶性膳食纤维比不溶性膳食纤维的作用更强，前者主要存在于大麦、燕麦、豆类、水果中。

3. 矿物质

镁具有降低胆固醇、降低冠状动脉张力、增加冠状动脉血流量等作用。缺钙会引起血 TC 和 TG 升高，补钙后，可使血脂恢复正常。缺锌会引起血脂代谢异常，血清锌含量与 TC、LDL－C 呈负相关，而与 HDL－C 呈正相关。铬是葡萄糖耐量因子的组成成分，是葡萄糖和脂质代谢的必需微量元素。缺铬可使血清 TC 增高，并使 HDL－C 下降。补充铬后，使血清 HDL－C 升高，TC 和 TG 水平降低。血清铬与 HDL－C 水平呈明显正相关。

4. 维生素

目前认为对血脂代谢有影响的维生素主要是维生素 C 和维生素 E。维生素 C 促进胆固醇降解，降低血清 TC 水平，增加脂蛋白脂酶活性，加速血清 TG 降解。维生素 E 能影响参与胆固醇分解代谢的酶的活性，有利于胆固醇的转运和排泄，对血脂水平起调节作用。

二、高脂血症的膳食营养防治

调整饮食和改善生活方式是各种高脂血症治疗的基础，尤其对原发性高脂血症患者，更应首先选择饮食治疗。即使在进行药物降脂治疗时，饮食疗法也要同时进行。饮食疗法能使血浆胆固醇降低，提高降脂药物的疗效，还具有改善糖耐量、恢复胰岛功能、减轻体重等多方面作用。

（一）高胆固醇血症

即仅有血胆固醇含量增高，而甘油三酯含量正常的患者。

（1）严格限制胆固醇：饮食治疗的要点是限制食物胆固醇，每天总摄入量少于 200mg。一方面，患者应忌吃或少吃含胆固醇高的食物，如动物的脑、脊髓、内脏，蛋黄、贝壳类（如蚌、螺蛳等）和软体类；另一方面，患者应该摄食适量的胆固醇含量不高的食物，如瘦的猪肉、牛肉、鸭肉、鸡肉、鱼类和奶类。

（2）限制动物性脂肪，适当增加植物油：烹调不用动物油，每人每月吃植物油 500～750g 比较理想。

（3）多吃蔬菜、瓜果，以增加膳食纤维的摄入量。

（4）多吃些有降胆固醇作用的食物，如大豆及其制品、洋葱、大蒜、金花菜、香菇、木耳等。这些食物中，有的还同时具有抗凝血作用，对预防血栓形成和冠心病也有好处。

（二）高甘油三酯血症

即仅有血甘油三酯含量增高，而血胆固醇含量正常的患者。其饮食治疗的要点与上面不同。

（1）限制进食量，降低体重：这是关键措施，老年人要达到并维持在标准范围的体重。

（2）限制甜食：此类患者对糖类特别敏感，吃糖可使其甘油三酯含量明显增高。因此，白糖、红糖、水果糖、蜜糖以及含糖的食品和药物等应尽量少吃或不吃。

（3）禁酒：酒可使这类患者的甘油三酯含量增高。

（4）适当增加蛋白质，尤其是大豆蛋白。

（5）适当限制胆固醇，每天低于300mg，每周可吃3个鸡蛋，其他含胆固醇食物也可适当食用，只要总摄入量不高于上述界限即可。

（6）适当限制脂肪，尤其是动物脂肪。

（三）混合型高脂血症

此型患者血胆固醇和甘油三酯含量都增高，饮食治疗的要点是将上面两种结合起来。即适当限制胆固醇和动物脂肪，控制食量以降低体重，忌吃甜食，戒酒，适当增加植物油、豆类及其制品，多吃蔬菜、瓜果和某些有降脂作用的食物。

同步训练

根据情境导入案例，教师引导学生分组讨论王爷爷身体出现问题的原因，并给予他合理的膳食指导。

任务六

痛风膳食指导

情境导入

夏爷爷，65岁，退休在家，无诱因于8年前出现手指、足趾关节肿痛，尤夜间痛为甚，右手指关节僵硬破溃已两年。夏爷爷8年前经常出差，频频饮酒，大量进食油脂肉食，时感手指、足趾肿痛，因工作较忙，未在意。以后每于饮酒或劳累、受寒之后，即疼痛剧增，右手指关节及左足拇指内侧肿痛更甚，以夜间痛为剧，即去医院就诊，以类风湿关节炎处理，疼痛有所缓解，时轻时重，未根治。两年前，右手指近端破溃，流出白色物质，血尿酸高达0.92mmol/L，确诊为痛风。

任务描述

请分析上述情境中老年人痛风形成的可能原因，并指出其在膳食上需要注意哪些问题。

相关知识

痛风是由于嘌呤代谢障碍或尿酸排泄减少而使代谢产物在血液中积聚，血浆尿酸浓度超过饱和限度而引起组织损伤的一种疾病。痛风是一种终身性疾病，无肾功能损害或关节畸形者经有效治疗一般都能维持正常生活和工作，更不会影响寿命。但如果治疗不当，急性关节炎的反复发作会引起较大痛苦。有关节畸形和肾石病者，生活质量会受到一定的影响，肾功能损害严重者，预后较差。由于体内嘌呤有部分是来自饮食，因此，是否进行饮食控制与预后关系密切。

一、痛风概述

（一）痛风的主要表现

（1）高尿酸血症：正常人血液中尿酸钠的饱和度上限，在体温 37℃、血 pH 值 7.4 时，约为 0.38mmol/L。女性高于 0.36mmol/L、男性高于 0.42mmol/L 即为高尿酸血症。

（2）急性关节炎反复发作：急性痛风性关节炎是痛风最常见的首发症状，典型表现是骤然起病，通常第一次发作是夜间，85%～90%是单关节受累，最常侵犯的部位是第一跖趾。在几小时内受累关节变得热、暗红、肿胀、刀割或咬噬样疼痛，疼痛高峰可持续 24～48h，病程持续时间可在数小时或数日不等。

（3）痛风石与慢性痛风性关节炎：尿酸盐形成痛风石沉积与高尿酸血症的程度或时间呈正相关，痛风石的核心是尿酸钠，在其周围可出现慢性炎症反应，其内有巨噬细胞、上皮肉芽肿纤维增生等。痛风石为黄白色赘生物，形态无规则，痛风石表面的皮肤非常薄，破溃长期不愈，有白色物排出，可析出尿酸钠结晶。痛风石可发生在许多部位，甚至可累及心脏，典型部位在耳轮、第一大足趾、指、腕、膝、肘等，它们直接侵犯关节及肌腱而使关节运动受限，造成肢体畸形和功能障碍。

（4）肾尿酸结石、痛风性肾病：体内尿酸主要是由肾脏排泄，当嘌呤代谢紊乱，尿酸生成过多，出现高尿酸血症时，尿酸盐在肾脏内沉积可引起肾脏的病变。20%左右的痛风患者有慢性进展性肾脏病，这种肾病与病程的长短及治疗控制的好坏有直接关系。临床表现有腰痛、浮肿、高血压、轻度蛋白尿、尿呈酸性或血尿等，晚期可出现氮质血症及尿毒症。

（二）与痛风相关的膳食营养因素

（1）肥胖、高脂肪膳食：能量摄入增多，嘌呤代谢加速导致血尿酸浓度升高。

（2）碳水化合物：碳水化合物为痛风患者热能的主要来源，热量不足导致脂肪分解产生酮体等酸性代谢产物，抑制尿酸排泄，诱发痛风发作。

（3）高嘌呤饮食：增加外源性嘌呤。

（4）饮酒：血清尿酸值与饮酒量呈高度正相关，饮酒是血清尿酸值升高的重要原因之一。乙醇代谢产生的乳酸可抑制肾脏对尿酸的排泄；酒精饮料中含有嘌呤，在体内代谢生成尿酸等。嘌呤含量依酒精饮料种类不同而各异，一般规律为：陈年黄酒＞啤酒＞普通黄酒＞白酒。

（5）药物：如利尿剂、小剂量水杨酸、滥用泻药等会引起血尿酸升高。

（6）饮水不足：液体摄入不足，易导致尿酸结晶。

（三）常见的诱发加重因素

激烈运动、酗酒、缺氧、外科手术、放疗化疗、受凉、减体重过快等。

二、痛风的膳食营养防治

（一）痛风合理膳食指导

1. 限制嘌呤饮食

急性期：嘌呤摄入量＜150mg/d，减少外源性核蛋白摄入。根据食物中嘌呤含量的多少，将食物分为以下四类：

（1）无嘌呤食物。

（2）低嘌呤食物：每 100g 嘌呤含量＜75mg。

（3）中嘌呤食物：每 100g 嘌呤含量 75～150mg。

（4）高嘌呤食物：每 100g 嘌呤含量 150～1 000mg。

食物中嘌呤的含量规律为：内脏＞肉、鱼＞干豆、坚果＞叶菜＞谷类＞淀粉类、水果。

在急性发作期，宜选用无嘌呤或低嘌呤的食物，以牛奶及其制品，蛋类、蔬菜、水果、细粮为主；在缓解期，可适量选含嘌呤中等量的食物，如肉类食用量每日不超过 120g，尤其不要在一餐中进食过多。不论在急性或缓解期，均应避免含嘌呤高的食物。

2. 控制总能量，防治超重或肥胖

总能量一般为 20～25kcal/kg・d，脂肪＜50g/d。肥胖者减少能量摄入应循序渐进，防痛风急性发作，可按阶段减少，每阶段减少 500kcal，并与实际活动消耗保持平衡，使体重逐步达到适宜体重。

3. 蛋白质不宜过多

因为合成嘌呤核苷酸需要氨基酸作为原料，高蛋白食物可过量提供氨基酸，使嘌呤合成增加。蛋白质的摄入应以植物蛋白为主，有肾脏病变者应采用低蛋白饮食。动物蛋白可选用不含核蛋白的牛奶、奶酪、脱脂奶粉、蛋类的蛋白部分。

4. 多食用素食为主的碱性食物

蔬菜、水果多属碱性食物，可以增加体内碱储量，使体液 pH 值升高，防止尿酸结晶形成并促使其溶解，增加尿酸的排出量，防止形成结石并使已形成的结石溶解。蔬菜、水果多富含钾元素，而钾可以促进肾脏排出尿酸，减少尿酸盐沉积。新鲜蔬菜和水果的摄入与高尿酸血症呈显著负相关，是高尿酸血症的保护因素。

5. 控制盐的摄入量

钠盐有促使尿酸沉淀的作用，且痛风多伴有高血压病、冠心病及肾脏病变等，所以痛风患者应限制每日钠盐摄入量。

6. 禁酒、水分摄入充足

水分摄入量充足增加尿酸溶解，有利于尿酸排出，预防尿酸肾结石，延缓肾脏进行性损害。每日应饮水 2 000ml 以上，伴肾结石者最好能达到 3 000ml，饮料以普通开水、淡茶水、矿泉水、鲜果汁、菜汁为宜。

7. 养成良好的饮食习惯

暴饮暴食或一餐中进食大量肉类常是痛风性关节炎急性发作的诱因，要定时定量，也可少食多餐。注意烹调方法，少用刺激调味品，肉类煮后弃汤可减少嘌呤量。

（二）食品中嘌呤含量分类

1. 嘌呤含量少或不含嘌呤的食物

（1）精白米、精白面包、馒头、面条、通心粉、苏打饼干、玉米；

（2）卷心菜、胡萝卜、芹菜、黄瓜、茄子、甘蓝、莴苣、南瓜、西葫芦、西红柿、萝卜、山芋、土豆；

（3）各种牛奶、奶酪、酸奶，各种蛋类；

（4）各种水果及干果类；

（5）各种饮料，包括汽水、茶、巧克力、咖啡、可可等；

（6）各种油脂、果酱、泡菜、咸菜等。

2. 嘌呤含量 50～75mg

蘑菇等菌菇类、花菜、芦笋、菠菜、豌豆、四季豆、青豆、菜豆、麦片、鸡肉、羊肉、白鱼、花生、花生酱、豆类及制品。

3. 嘌呤含量 75～150mg

鲤鱼、带鱼、鳕鱼、鳝鱼、大比目鱼、鲈鱼、梭鱼、鲭鱼、鳗鱼，贝壳类水产，熏火腿、猪肉、牛肉、鸭、鹅、鸽子、鹌鹑，扁豆、干豆类（黄豆、蚕豆等）。

4. 嘌呤含量 150～1 000mg

动物肝脏、肾脏、胰脏、脑，沙丁鱼、凤尾鱼、鱼子、虾类、蟹黄，酵母、火锅汤、鸡汤、肉汤、肉馅。

同步训练

根据情境导入案例，教师引导学生分组讨论夏爷爷痛风形成的可能原因，并指出他在膳食上需要注意哪些问题，帮助其制订合理的膳食计划。

任务七

癌症膳食指导

情境导入

全球疾病负担癌症合作中心最新统计结果显示，2015 年全球癌症新发病例 1 750 万例；其中，我国癌症新发病例 429 万例，约占全球癌症新发病例的 1/4。2006 年世界卫生组织（WHO）将癌症列入慢性病的范畴，其发病率呈逐年上升趋势。癌症病人从确诊到治疗结束后的康复阶段，会面临不同的症状困扰，包括疾病相关症状和治疗相关症状。越来越多的研究表明，饮食、营养和体力活动等生活方式因素在这些疾病的预防过程中扮演着重要作用。《中国居民膳食指南科学研究报告（2021）》不仅报告了平衡膳食模式，也报告了可降低或增加恶性肿瘤发病风险的膳食种类及生活方式。

任务描述

请分析我们日常饮食习惯中哪些是防癌的，哪些是致癌的。

相关知识

肿瘤是机体在内外致瘤因素作用下，细胞失去控制的异常增长而形成的异生物（或称赘生物）。其生长与周围正常组织不一致，并表现为结构、功能和代谢异常。肿瘤分为良性肿瘤和恶性肿瘤。恶性肿瘤能够发生转移，就是我们所说的癌症。

一、癌症概述

（一）癌症的病因

癌症的病因目前尚不清楚，很可能是多因素作用的结果。世界卫生组织的专家分析了大量的研究资料之后，指出癌症也是一种生活方式疾病，即由于人们不健康的生活方式长期作用而引起的疾病（如心脑血管病、癌症和糖尿病等）。目前公认的与癌症发生发展有关的生活方式为：不合理的膳食、吸烟、心理紧张和压力、缺少运动。

（二）膳食营养因素与癌症的关系

1. 营养缺乏是恶性肿瘤的一个发病因素

（1）膳食纤维：膳食纤维能促进排便，使摄入体内和在体内合成的致癌物能及时排出，膳食纤维缺乏可以减少排便量，延长排便时间，从而也延长了致癌物与结肠接触的时间。

（2）维生素：食道癌、肺癌、乳腺癌患者血液中的维生素A水平均降低；肺癌、结肠癌、直肠癌的发生与维生素E缺乏有关；食道癌、喉癌、宫颈癌的发生与维生素C的缺乏有关。

（3）矿物质：硒缺乏与结肠、直肠、胰腺、乳腺、卵巢、前列腺、胆囊、肺等部位的癌和白血病的发生有关；长期缺铁性贫血的高发地区食管上段癌的发病率很高；由于食品中缺碘，地方性甲状腺肿的地区，甲状腺癌发生的危险性明显增高。

2. 营养过度是恶性肿瘤的重要发病因素

营养过度是指摄入某些营养素过多，或摄入的营养素的比例失调。研究显示，高脂肪、高蛋白的饮食可使结肠癌和乳腺癌的发病率增高。

3. 食物加工过程中产生的有致癌作用的物质

（1）糖精：食用糖精过量可能引起膀胱癌。

（2）聚氯乙烯：存在于包装材料内，可引起胃、中枢神经系统和腺体癌。

（3）黄曲霉素：存在于霉变的谷类、花生、玉米和牛奶中，可引起食道和肝脏癌症。

（4）亚硝胺：存在于储存过久和腐烂的蔬菜、腌制食品中，可引起消化道癌症。

（5）丁羟茴香醚：是油脂和饼干加工使用的保护剂，可致消化道癌症。

（6）多环芳烃：存在于熏烤食品中，可引起多部位的癌症。

4. 食物中有抗肿瘤作用的非营养成分

（1）类黄酮：存在于蔬菜、水果、坚果、大豆中。

（2）多酚类：主要分布在蔬菜、水果中。

（3）皂苷类：大豆中含量丰富。

（4）有机硫化物：主要存在于葱蒜类食物中。

二、世界癌症研究基金会饮食防癌14项建议

（1）每天合理多样化饮食，植物性食物为主，如蔬菜、水果、豆类等。

（2）维持适宜体重，避免体重过低或超重，成年期增重在5kg以下。

（3）体力活动：如工作中很少活动或轻度活动，每天应有1h快走或类似的运动，每周至少1小时出汗的剧烈运动。

（4）蔬菜和水果：吃各种蔬菜和水果，每天要吃400～800g，不包括薯类、根茎类和香蕉类。

（5）其他植物性食物：每天吃富含淀粉和蛋白质的植物性食物600～800g，如谷类、豆类，包括含淀粉的香蕉、根茎类和薯类食物，最好吃粗加工的食物，限制精糖的摄入。

（6）烟酒：戒烟，限制过量饮酒。

（7）肉类食物：如果喜欢吃肉，瘦肉摄入量每天应该少于90g，多吃鱼、家禽肉。

（8）脂肪和油：限制高脂食物，特别是动物内脏的摄入，多食植物油并节制用量。

（9）盐和腌制食物：限制腌制食物的摄入及烹饪、调料用盐。

（10）妥善贮藏：不吃常温下储存时间过长、可能受到真菌毒素污染的食物，保存食品应避免霉变。

（11）保质保鲜：用冰箱和其他恰当的方法保存易腐食物，吃不完的食品最好冷冻保存。

（12）添加剂及残留物：食物中的添加剂、污染物和其他残留物要进行有效控制，添加剂乱用或使用不当会影响健康，这在发展中国家尤为常见。

（13）烹调方法：不吃烧焦的食物。直接在火上烤的鱼和肉、熏肉只能偶尔食用。

（14）营养补品：对大多数人来说，服营养补品对减少癌症的危险性并没什么帮助，要通过膳食保证营养素的摄取。

同步训练

根据情境导入案例，教师引导学生分组讨论并汇报常见的防癌或致癌的饮食生活习惯。

任务八

老年性痴呆膳食指导

情境导入

李爷爷，70岁，近两年逐渐出现各种行为异常。主要表现如下：

1. 每天反复整理自己的东西，把有些东西藏起来。

2. 不愿意别人说其患病或者记性不好；如果给他一些算术题，他不太配合。

3. 几乎忘了刚刚做过的所有事情，但是远期记忆却很清晰。

4. 不记得时间和年月。

5. 逻辑思维尚在，能与人进行正常逻辑的交流（除了反复重复一件事或忘记刚刚的谈话内容外）。

任务描述

请分析上述情境中老年人可能存在的健康问题，并给予合理的膳食指导。

相关知识

认知症是大脑细胞萎缩退化而引发的不可逆转的器质性疾病，是一种大脑退行性功能失调症，常呈慢性进行性发展，脑部病理变化为弥散性脑萎缩。由于脑神经细胞的大量死亡，造成认知障碍、判断力削弱、方向感迷失、执行功能退化、语言混乱不清乃至人格发生改变。随着社会人口老龄化，老年痴呆症的发病率急剧增加，我国60岁以上老年人老年性痴呆的发病率已达3%，女性高于男性，北方地区高于南方地区，而且年龄越大，患病率越高。

老年性痴呆致残率较高，给家庭和社会带来极大的负担。虽然目前尚无有效的治疗方法和预防措施，但观察发现，有效的饮食调理可缓解老年性痴呆的症状。值得一提的是，在我国，不少患者都患有脑动脉硬化、脑血栓、高血压、糖尿病、便秘等慢性疾病，这些疾病对脑部的供血会产生较大影响，若长期脑供血不足，也极易致病。

一、老年性痴呆概述

（一）老年性痴呆的前兆表现

（1）记忆障碍：记忆障碍出现在早期，尤其是近记忆障碍，几小时甚至数分钟前发生的事情都无法回忆。患者日常生活表现为丢三落四、说完就忘，反复提问相同的问题或反复述说相同的事情。

（2）语言障碍：找词困难往往是老年痴呆症中最早出现的语言障碍，主要表现在说话时找不到合适的词语，由于缺乏实质词汇而表现为空话连篇；或由于找词困难而用过多的解释来表达，最终唠唠叨叨。

（3）视觉空间技能障碍：在老年性痴呆症早期即可有视觉空间技能障碍，其症状包括不能准确地判断物品的位置，有些痴呆患者在疾病的早期就可能在熟悉的环境中迷路。

（4）书写困难：因书写困难而导致写出的内容词不达意，如写信不能写清含义，这常常是引起家属注意的首发症状，特别是一些文化修养较好的老年人。研究认为，书写错误与远记忆障碍有关。

（5）失认和失用：失认是指不能辨认物体，尽管此时对物体的触觉或视觉要素都能辨认；失用是指虽有正常的活动能力与主观愿望，但不能执行已经学会的有目的的行动。检查老年性痴呆患者的失用和失认很困难，有时难以将其失用和失认与由于失语、视空间技能障碍和遗忘所造成的后果区别开。

（6）计算障碍：计算障碍常在老年性痴呆中期出现，但在早期即可能有所表现，如购物时不会算账或算错账。计算障碍出现的原因有很多种，可能是由于视觉空间障碍或因失语不理解算术作业要求，也可能是原发性计算不能。

（7）判断力差，注意力分散：老年性痴呆症患者可能在早期出现判断力差、概括能力丧失、注意力分散等现象。

（8）精神障碍：精神症状在早期可表现为患者以自我为中心、狂躁、幻觉妄想、抑郁、性格改变、谵妄等，情绪不易控制。

（9）性格改变：性格改变在一部分患者中非常显著，多变得极为敏感多疑或非常恐惧，或变得越来越暴躁、固执。

（10）行为改变，运动障碍：老年性痴呆症患者的运动在早期常表现正常，疾病中期患者行为可见幼稚笨拙，常进行无效劳动，无目的劳动。

（二）膳食因素与老年性痴呆的关系

神经细胞活动和记忆需要足够的蛋白质、能量、卵磷脂、胆碱、维生素、钾、钠、磷及微量元素，所以应注意营养素的补充。不良饮食习惯，如暴饮暴食、嗜酒抽烟、长期油腻辛辣饮食，以及维生素C、维生素 B_{12}、叶酸、锌等营养物质的长期缺乏，会使老年性痴呆症的发病率增高。另外，据研究发现，某些微量元素，如铝、铜等若摄入过量并长期沉积于脑内，也是诱发老年性痴呆症的重要因素。

二、老年性痴呆的膳食营养防治

老年性痴呆患者在膳食上要做到“三定、三高、三低和两戒”。“三定”即定时、定量、定质，“三高”即高蛋白、高不饱和脂肪酸、高维生素，“三低”即低脂肪、低热量、低盐，“两戒”即戒烟、戒酒。

（一）老年性痴呆合理膳食指导

（1）日常饮食宜多样化，不宜过饱。要做到高蛋白、高维生素、高纤维、低胆固醇、低脂肪、低糖、低盐饮食。另外如果吃得过饱，全身的血液过多地集中在胃肠从事消化工作，大脑供血不足，会影响人的思维记忆，使学习和记忆能力下降，老年人则易患痴呆症。

（2）多吃鱼。健康的老年人血液中鱼脂酸的成分远远高于痴呆的老年人。

（3）多吃各类坚果。花生、核桃、松子、榛子、葵花籽也含丰富的亚油酸，对神经细胞有保护作用。

（4）多吃富含卵磷脂的食物，如大豆类制品、蘑菇。卵磷脂是神经元之间依靠化学物质传递信息的一种最主要的“神经递质”，可增强记忆、思维、分析能力，并可延缓脑力衰退。

（5）吃富含维生素的食物。维生素C与维生素E是天然的抗氧化剂、防衰老剂。

（6）吃富含纤维素的食物。如谷类、麦类，特别是含有丰富纤维素的燕麦。

（二）补髓健脑膏

桑葚、黑芝麻、核桃肉各150g，枣花蜂蜜1 000g。将前三味药研细，和入蜂蜜，搅匀，用小火熬成膏。每次服1匙，早、晚各1次，温开水化服。本膏有益肾填精、补髓健脑的作用，适合老年性痴呆症患者服用。配方中桑葚补血滋阴、生津润燥。芝麻有补肝肾、益精血、润肠燥作用。核桃仁有补肾、温肺、润肠的作用，另外核桃仁还有降血脂及抗衰老作用。国外报道，蜂蜜中所含蔗糖酶、淀粉酶、葡萄糖转化酶、过氧化氢等酶类，可以增加食欲和帮助消化，特别是对老年人更为适宜；所含乙酰胆碱和大量的胆碱，有增加食欲和保护大脑的功能，能增强记忆力和防止老年性痴呆。

同步训练

根据情境导入案例，教师引导学生分组讨论李爷爷的健康问题，并给予他合理的膳食指导。

项目小结

指导慢性疾病老年人合理膳食项目包括肥胖症膳食指导、糖尿病膳食指导、心脑血管疾病膳食指导、骨质疏松症膳食指导、高脂血症膳食指导、痛风膳食指导、癌症膳食指导、老年性痴呆膳食指导八个任务。本项目主要内容包括各类老年常见慢性病的特点介绍、各疾病与膳食营养关系以及合理膳食指导。其中针对各种老年慢性病制定的合理膳食指导是本项目的重点，是以营养手段防治各种老年慢性病的重要依据，应在理解各疾病特征及其与膳食营养关系的基础上重点把握，并达到能熟练为老年人制定科学食谱的学习目标。

教学做一体化训练

重要概念

BMI　肥胖

课后讨论

1. 老年人常见的营养相关疾病有哪些？
2. 高脂高能量膳食与哪些疾病的发生发展有关？

课后自测

一、选择题

1. 蔗糖摄入过多的主要危害是（　　）。
   A. 糖尿病　B. 冠心病　C. 高脂血症　D. 以上都是
2. （　　）是糖尿病患者的典型症状之一。
   A. 肥胖　B. 多尿　C. 高血压　D. 佝偻病
3. 预防动脉硬化应增加（　　）的摄入。
   A. 饱和脂肪酸　B. 不饱和脂肪酸
   C. 甘油三酯　D. 胆固醇
4. 有预防癌症作用的物质是（　　）。
   A. 黄曲霉素　B. 类黄酮
   C. 亚硝胺　D. 糖精
5. （　　）能够降低胆固醇和胆酸的吸收，具有降低血脂的作用。
   A. 膳食纤维　B. 淀粉
   C. 双糖　D. 寡糖
6. （　　）可加快冠状动脉血流量，保护血管壁的结构和功能，有利于防治心血管疾病。

教学做一体化训练

A. 大剂量的维生素 A　　B. 大剂量的维生素 E
C. 大剂量的维生素 D　　D. 大剂量的维生素 C

7. 老年人动物性蛋白最好的来源是（　　）。
A. 鱼　　B. 牛肉　　C. 羊肉　　D. 猪肉

8. 预防骨质疏松症需要注意增加（　　）的摄入。
A. 粗膳食纤维　　B. 磷
C. 维生素 D　　D. 碳酸饮料

9. 食盐的摄入量与（　　）的发病率呈正相关。
A. 骨质疏松　　B. 癌症
C. 高血压病　　D. 痛风

10. 某成人体质指数为 26，他的体重程度为（　　）。
A. 消瘦　　B. 正常
C. 超重　　D. 肥胖

二、简答题

1. 简述膳食能量对动脉粥样硬化的影响。
2. 哪些膳食因素与癌症的发生有关？
3. 痛风的饮食营养防治措施有哪些？
4. 世界癌症研究会提出的预防癌症 14 条膳食与保健建议的主要内容是什么？
5. 为什么建议老年人适当多晒太阳？

三、案例分析题

陈奶奶，65 岁，体检结果显示体重 75kg，身高 160cm，甘油三酯 4.5mmol/l，胆固醇 5.1 mmol/l，血压 165/100mmHg。

（1）计算该老年人的 BMI 值，判断其营养状况。

（2）请给予科学的饮食指导。

参考文献

[1] 中国营养学会.《中国居民膳食指南科学研究报告（2021）》简本 [J]. 营养学报，2021，43（2）：102.

[2] 周芸.临床营养学 [M]. 4 版.北京：人民卫生出版社，2017.

[3] 滕卫平.防治碘缺乏病与碘过量 [J]. 中华内分泌代谢杂志，2002，18（3）：237-240.

[4] 中国营养学会.中国居民膳食指南（2022）[M]. 北京：人民卫生出版社，2022.

[5] 中华医学会骨质疏松和骨矿盐疾病分会.维生素 D 及其类似物的临床应用共识 [J]. 中华内分泌代谢杂志，2018，34（3）：187-201.

[6] 景兴科，练成，查璐琴.营养与膳食 [M]. 北京：中国科学技术出版社，2017.

[7] 养老机构老年人营养不良照护研究现状 [J]. 解放军护理杂志，2021，38（10）：57-60.

[8] 丁钢强，马爱国，等.中国居民膳食指南科学研究报告 2021 [R]. 中国营养学会，2021，1：8-55.

[9] 中华人民共和国国家卫生健康委员会.中国居民营养与慢性病状况报告（2020 年）[J]. 营养学报，2020，42（6）：521.

[10] 中华人民共和国国家统计局.中国统计年鉴 2021 [M]. 北京：中国统计出版社，2021.

[11] 蔡圆圆，林丹，等.温州市居民膳食结构及食物消费量调查分析 [J]. 现代预防医学，2020，47（2）：241-243+255.

[12] 李忠友，周为文，等.广西城乡居民《中国居民膳食指南》知晓率及其对居民膳食结构的影响分析 [J]. 营养学报，2021，43（1）：22-26.

[13] 中华人民共和国国家统计局.中国统计年鉴 2020 [M]. 北京：中国统计出版社，2020.

[14] 杨慧君.中老年人慢性疾病的健康饮食指导——评《老年膳食与营养配餐》[J]. 食品工业，2020（9）：350.

[15] 晓雪.解读“健康中国行动（2019—2030 年）”——老年健康促进行动 [J]. 中老年保健，2020（1）：14-19.

[16] 张燕红.中老年人慢性病的健康饮食指导 [J]. 饮食保健，2020，7（5）：217.

[17] 徐婷，董恩宏，郭丽君，鲍勇.老年慢性病患者延续性健康管理需求及影响因素研究 [J]. 中国全科医学，2021，24（13）：1665-1670.

附　　录

表 1　中国居民膳食能量需要量（EER）

年龄（岁）/生理阶段	男性 PAL						女性 PAL					
	轻（Ⅰ）		中（Ⅱ）		重（Ⅲ）		轻（Ⅰ）		中（Ⅱ）		重（Ⅲ）	
	MJ/d	Kcal/d	MJ/d	kcal/d	MJ/d	kcal/d	MJ/d	kcal/d	MJ/d	kcal/d	MJ/d	kcal/d
0～	—	—	0.38[a]	90[b]	—	—	—	—	0.38[a]	90[b]	—	—
0.5～	—	—	0.33[a]	80[b]	—	—	—	—	0.33[a]	80[b]	—	—
1～	—	—	3.77	900	—	—	—	—	3.35	800	—	—
2～	—	—	4.60	1 100	—	—	—	—	4.18	1 000	—	—
3～	—	—	5.23	1 250	—	—	—	—	5.02	1 200	—	—
4～	—	—	5.44	1 300	—	—	—	—	5.23	1 250	—	—
5～	—	—	5.86	1 400	—	—	—	—	5.44	1 300	—	—
6～	5.86	1 400	6.69	1 600	7.53	1 800	5.23	1 250	6.07	1 450	6.90	1 650
7～	6.28	1 500	7.11	1 700	7.95	1 900	5.65	1 350	6.49	1 550	7.32	1 750
8～	6.90	1 650	7.74	1 850	8.79	2 100	6.07	1 450	7.11	1 700	7.95	1 900
9～	7.32	1 750	8.37	2 000	9.41	2 250	6.49	1 550	7.53	1 800	8.37	2 000
10～	7.53	1 800	8.58	2 050	9.62	2 300	6.90	1 650	7.95	1 900	9.00	2 150
11～	8.58	2 050	9.83	2 350	10.88	2 600	7.53	1 800	8.58	2 050	9.62	2 300
14～	10.46	2 500	11.92	2 850	13.39	3 200	8.37	2 000	9.62	2 300	10.67	2 550
18～	9.41	2 250	10.88	2 600	12.55	3 000	7.53	1 800	8.79	2 100	10.04	2 400
50～	8.79	2 100	10.25	2 450	11.72	2 800	7.32	1 750	8.58	2 050	9.83	2 350
65～	8.58	2 050	9.83	2 350	—	—	7.11	1 700	8.16	1 950	—	—
80～	7.95	1 900	9.20	2 200	—	—	6.28	1 500	7.32	1 750	—	—
孕妇（1～12 周）	—	—	—	—	—	—	7.53	1 800	8.79	2 100	10.04	2 400
孕妇（13～27 周）	—	—	—	—	—	—	8.79	2 100	10.04	2 400	11.29	2 700
孕妇（≥28 周）	—	—	—	—	—	—	9.41	2 250	10.67	2 550	11.92	2 850
乳母	—	—	—	—	—	—	9.62	2 300	10.88	2 600	12.13	2 900

注：“—”表示未制定。

[a] 单位为：兆焦每天每公斤体重（MJ/（kg・d））。

[b] 单位为：千卡每天每公斤体重（kcal/（kg・d））。

表 2　中国居民膳食蛋白质参考摄入量　　单位：克每天（g/d）

年龄（岁）/生理状况	男性		女性	
	EAR	RNI	EAR	RNI
0～	—	9[a]	—	9[a]
0.5～	15	20	15	20
1～	20	25	20	25
2～	20	25	20	25
3～	25	30	25	30
4～	25	30	25	30
5～	25	30	25	30
6～	25	35	25	35
7～	30	40	30	40
8～	30	40	30	40
9～	40	45	40	45
10～	40	50	40	50
11～	50	60	45	55
14～	60	75	50	60
18～	60	65	50	55
孕妇（1周～12周）	—	—	50	55
孕妇（13周～27周）	—	—	60	70
孕妇（≥28周）	—	—	75	85
乳母	—	—	70	80

注：“—”表示未制定。

[a] AI值。

表 3　中国居民膳食脂肪、脂肪酸参考摄入量和可接受范围　单位：能量百分比（%E）

年龄（岁）/生理状况	脂肪	饱和脂肪酸	$n-6$多不饱和脂肪酸[a]		$n-3$多不饱和脂肪酸	
	AMDR	U-AMDR	AI	AMDR	AI[b]	AMDR
0～	48[c]	—	7.3	—	0.87	—
0.5～	40[c]	—	6.0	—	0.66	—
1～	35[c]	—	4.0	—	0.60	—
4～	20～30	<8	4.0	—	0.60	—
7～	20～30	<8	4.0	—	0.60	—
18～	20～30	<10	4.0	2.5～9.0	0.60	0.5～2.0
60～	20～30	<10	4.0	2.5～9.0	0.60	0.5～2.0
孕妇和乳母	20～30	<10	4.0	2.5～9.0	0.60	0.5～2.0

[a] 亚油酸的数值。

[b] α-亚麻酸的数值。

[c] AI值。

表 4　中国居民膳食碳水化合物参考摄入量和可接受范围

年龄（岁）/生理状况	碳水化合物		添加糖
	EAR g/d	AMDR %E	AMDR %E
0～	—	60[a]	—
0.5～	—	85[a]	—
1～	120	50～65	—
4～	120	50～65	＜10
7～	120	50～65	＜10
11～	150	50～65	＜10
14～	150	50～65	＜10
18～65	120	50～65	＜10
孕妇	130	50～65	＜10
乳母	160	50～65	＜10

[a] AI 值，单位为克（g）。

表 5　中国居民膳食常量元素参考摄入量　　单位：毫克每天

年龄（岁）/生理状况	钙			磷			镁		钾	钠	氯
	EAR	RNI	UL	EAR	RNI	UL	EAR	RNI	AI	AI	AI
0～	—	200[a]	1 000	—	100[a]	—	—	20[a]	350	170	260
0.5～	—	250[a]	1 500	—	180[a]	—	—	65[a]	550	350	550
1～	500	600	1 500	250	300	—	110	140	900	700	1 100
4～	650	800	2 000	290	350	—	130	160	1 200	900	1 400
7～	800	1 000	2 000	400	470	—	180	220	1 500	1 200	1 900
11～	1 000	1 200	2 000	540	640	—	250	300	1 900	1 400	2 200
14～	800	1 000	2 000	590	710	—	270	320	2 200	1 600	2 500
18～	650	800	2 000	600	720	3 500	280	330	2 000	1 500	2 300
50～	800	1 000	2 000	600	720	3 500	280	330	2 000	1 400	2 200
65～	800	1 000	2 000	590	700	3 000	270	320	2 000	1 400	2 200
80～	800	1 000	2 000	560	670	3 000	260	310	2000	1 300	2 000
孕妇（1～12 周）	650	800	2 000	600	720	3 500	310	370	2 000	1 500	2 300
孕妇（13～27 周）	810	1 000	2 000	600	720	3 500	310	370	2 000	1 500	2 300
孕妇（≥28 周）	810	1 000	2 000	600	720	3 500	310	370	2 000	1 500	2 300
乳母	810	1 000	2 000	600	720	3 500	280	330	2400	1 500	2 300

注：“—”表示未制定。

[a] AI 值。

表 6　中国居民膳食微量元素参考摄入量

年龄（岁）/生理状况	铁 mg/d			碘 μg/d			锌 mg/d			硒 μg/d			铜 mg/d			钼 μg/d			铬 μg/d
	EAR	RNI	UL	EAR	RNI	UL	EAR	RNI	UL	EAR	RNI	UL	EAR	RNI	UL	EAR	RNI	UL	AI
0～	—	0.3[a]	—	—	85[a]	—	—	2[a]	—	—	15[a]	55	—	0.3[a]	—	—	2[a]	—	0.2
0.5～	7	10	—	—	115[a]	—	2.8	3.5	—	—	20[a]	80	—	0.3[a]	—	—	15[a]	—	4.0
1～	6	9	25	65	90	—	3.2	4.0	8	20	25	100	0.25	0.3	2.0	35	40	200	15
4～	7	10	30	65	90	200	4.6	5.5	12	25	30	150	0.30	0.4	3.0	40	50	300	20
7～	10	13	35	65	90	300	5.9	7.0	19	35	40	200	0.40	0.5	4.0	55	65	450	25
11～（男）	11	15	40	75	110	400	8.2	10.0	28	45	55	300	0.55	0.7	6.0	75	90	650	30
11～（女）	14	18					7.6	9.0											35
14～（男）	12	16	40	85	120	500	9.7	12.0	35	50	60	350	0.60	0.8	7.0	85	100	800	30
14～（女）	14	18					6.9	8.5											
18～（男）	9	12	42	85	120	600	10.4	12.5	40	50	60	400	0.60	0.8	8.0	85	100	900	30
18～（女）	15	20					6.1	7.5											
50～（男）	9	12	42	85	120	600	10.4	12.5	40	50	60	400	0.60	0.8	8.0	85	100	900	30
50～（女）							6.1	7.5											
孕妇（1周～12周）	15	20	42	160	230	600	7.8	9.5	40	54	65	400	0.7	0.9	8.0	92	110	900	31
孕妇（13周～27周）	19	24	42																34
孕妇（≥28周）	22	29	42																36
乳母	18	24	42	170	240	600	9.9	12	40	65	78	400	1.1	1.4	8.0	88	103	900	37

注："—"表示未制定。

[a] AI值。

表 7　中国居民膳食脂溶性维生素参考摄入量

年龄（岁）/生理状况	维生素 A μg RAE/d					维生素 D μg/d			维生素 E mg α-TE/d		维生素 K μg/d
	EAR		RNI		UL	EAR	RNI	UL	AI	UL	AI
	男	女	男	女							
0～	—		300[a]		600	—	10[a]	20	3	—	2
0.5～	—		350[a]		600	—	10[a]	20	4	—	10
1～	220		310		700	8	10	20	6	150	30
4～	260		360		900	8	10	30	7	200	40
7～	360		500		1 500	8	10	45	9	350	50
11～	480	450	670	630	2 100	8	10	50	13	500	70
14～	590	450	820	630	2 700	8	10	50	14	600	75
18～	560	480	800	700	3 000	8	10	50	14	700	80
50～	560	480	800	700	3 000	8	10	50	14	700	80
65～	560	480	800	700	3 000	8	15	50	14	700	80
80～	560	480	800	700	3 000	8	15	50	14	700	80
孕妇（1 周～12 周）		480		700	3 000	8	10	50	14	700	80
孕妇（13 周～27 周）		530		770	3 000	8	10	50	14	700	80
孕妇（≥28 周）		530		770	3 000	8	10	50	14	700	80
乳母		880		1 300	3 000	8	10	50	17	700	85

注："—"表示未制定。

[a] AI 值。

表 8 中国居民膳食水溶性维生素参考摄入量

年龄（岁）/生理状况	维生素 B_1 EAR mg/d		维生素 B_1 AI mg/d	维生素 B_1 RNI mg/d		维生素 B_2 EAR mg/d		维生素 B_2 AI mg/d	维生素 B_2 RNI mg/d		维生素 B_6 EAR mg/d	维生素 B_6 AI mg/d	维生素 B_6 RNI mg/d	维生素 B_6 UL mg/d
	男	女		男	女	男	女		男	女				
0～	—	—	0.1	—	—	—	—	0.4	—	—	—	0.2	—	—
0.5～	—	—	0.3	—	—	—	—	0.5	—	—	—	0.4	—	—
1～	0.5	0.5	—	0.6	0.6	0.5	0.5	—	0.6	0.6	0.5	—	0.6	20
4～	0.6	0.6	—	0.8	0.8	0.6	0.6	—	0.7	0.7	0.6	—	0.7	25
7～	0.8	0.8	—	1.0	1.0	0.8	0.8	—	1.0	1.0	0.8	—	1.0	35
11～	1.1	1.0	—	1.3	1.1	1.1	0.9	—	1.3	1.1	1.1	—	1.3	45
14～	1.3	1.1	—	1.6	1.3	1.3	1.0	—	1.5	1.2	1.2	—	1.4	55
18～	1.2	1.0	—	1.4	1.2	1.2	1.0	—	1.4	1.2	1.2	—	1.4	60
50～	1.2	1.0	—	1.4	1.2	1.2	1.0	—	1.4	1.2	1.3	—	1.6	60
65～	1.2	1.0	—	1.4	1.2	1.2	1.0	—	1.4	1.2	1.3	—	1.6	60
80～	1.2	1.0	—	1.4	1.2	1.2	1.0	—	1.4	1.2	1.3	—	1.6	60
孕妇（1周～12周）		1.0	—		1.2		1.0	—		1.2	1.9	—	2.2	60
孕妇（13周～27周）		1.1	—		1.4		1.1	—		1.4	1.9	—	2.2	60
孕妇（≥28周）		1.2	—		1.5		1.2	—		1.5	1.9	—	2.2	60
乳母		1.2	—		1.5		1.2	—		1.5	1.4	—	1.7	60

续表

年龄（岁）/生理状况	维生素 B_{12}			泛酸	叶酸				烟酸					烟酰胺	
	EAR μg/d	AI μg/d	RNI μg/d	AI mg/d	EAR μgDFE/d	AI μgDFE/d	RNI μgDFE/d	UL μg/d	EAR mgNE/d		AI mgNE/d	RNI mgNE/d		UL mgNE/d	UL mg/d
									男	女		男	女		
0～	—	0.3	—	1.7	—	65	—	—	—	—	2	—	—	—	—
0.5～	—	0.6	—	1.9	—	100	—	—	—	—	3	—	—	—	—
1～	0.8	—	1.0	2.1	130	—	160	300	5	5	—	6	6	10	100
4～	1.0	—	1.2	2.5	150	—	190	400	7	6	—	8	8	15	130
7～	1.3	—	1.6	3.5	210	—	250	600	9	8	—	11	10	20	180
11～	1.8	—	2.1	4.5	290	—	350	800	11	10	—	14	12	25	240
14～	2.0	—	2.4	5.0	320	—	400	900	14	11	—	16	13	30	280
18～	2.0	—	2.4	5.0	320	—	400	1 000	12	10	—	15	12	35	310
50～	2.0	—	2.4	5.0	320	—	400	1 000	12	10	—	14	12	35	310
65～	2.0	—	2.4	5.0	320	—	400	1 000	11	9	—	14	11	35	300
80～	2.0	—	2.4	5.0	320	—	400	1 000	11	8	—	13	10	30	280
孕妇（1 周～12 周）	2.4	—	2.9	6.0	520	—	600	1 000		10	—		12	35	310
孕妇（13 周～27 周）	2.4	—	2.9	6.0	520	—	600	1 000		10	—		12	35	310
孕妇（≥28 周）	2.4	—	2.9	6.0	520	—	600	1 000		10	—		12	35	310
乳母	2.6	—	3.2	7.0	450	—	550	1 000		12	—		15	35	310

续表

年龄（岁）/生理状况	胆碱			生物素	维生素 C			
	AI mg/d		UL mg/d	AI mg/d	EAR mg/d	AI mg/d	RNI mg/d	UL mg/d
	男	女						
0～	120	120	—	5	—	40	—	—
C.5～	150	150	—	9	—	40	—	—
1～	200	200	1 000	17	35	—	40	400
4～	250	250	1 000	20	40	—	50	600
7～	300	300	1 500	25	55	—	65	1 000
11～	400	400	2 000	35	75	—	90	1 400
14～	500	400	2 500	40	85	—	100	1 800
18～	500	400	3 000	40	85	—	100	2 000
50～	500	400	3 000	40	85	—	100	2 000
65～	500	400	3 000	40	85	—	100	2 000
80～	500	400	3 000	40	85	—	100	2 000
孕妇（1 周～12 周）		420	3 000	40	85	—	100	2 000
孕妇（13 周～27 周）		420	3 000	40	95	—	115	2 000
孕妇（≥28 周）		420	3 000	40	95	—	115	2 000
乳母		520	3 000	50	125	—	150	2 000

注 1：“—”表示未制定。

注 2：有些维生素未制定 UL，主要原因是研究资料不充分，并不表示过量摄入没有健康风险。

图书在版编目（CIP）数据

老年人营养与膳食/臧少敏，隋海涛，石金武主编
．—2 版．—北京：中国人民大学出版社，2023.1
新编 21 世纪高等职业教育精品教材．智慧健康养老服
务与管理系列
ISBN 978-7-300-31164-7

Ⅰ.①老… Ⅱ.①臧… ②隋… ③石… Ⅲ.①老年人
－营养卫生－高等职业教育－教材②老年人－膳食营养－
高等职业教育－教材 Ⅳ.①R153.3

中国版本图书馆 CIP 数据核字（2022）第 200300 号

北京劳动保障职业学院国家骨干校建设资助项目
总主编　王建民
新编 21 世纪高等职业教育精品教材·智慧健康养老服务与管理系列
老年人营养与膳食（第二版）
主　编　臧少敏　隋海涛　石金武
副主编　杜　庆　武燕燕
参　编　龙飞鸿　邹泽宇　裘　云
Laonianren Yingyang yu Shanshi

出版发行	中国人民大学出版社		
社　　址	北京中关村大街 31 号	**邮政编码**	100080
电　　话	010－62511242（总编室）		010－62511770（质管部）
	010－82501766（邮购部）		010－62514148（门市部）
	010－62515195（发行公司）		010－62515275（盗版举报）
网　　址	http://www.crup.com.cn		
经　　销	新华书店		
印　　刷	北京密兴印刷有限公司	**版　　次**	2015 年 10 月第 1 版
开　　本	787 mm×1092 mm　1/16		2023 年 1 月第 2 版
印　　张	16.25	**印　　次**	2025 年 1 月第 6 次印刷
字　　数	432 000	**定　　价**	48.00 元